全国高等学校物联网技术应用系列教材

食品安全物联网

主　编　霍　红　张春梅　顾福珍
副主编　孙　璐

中国物资出版社

图书在版编目（CIP）数据

食品安全物联网/霍红，张春梅，顾福珍主编．—北京：中国物资出版社，2011.4

（全国高等学校物联网技术应用系列教材）

ISBN 978-7-5047-3538-6

Ⅰ.①食…　Ⅱ.①霍…②张…③顾…　Ⅲ.①计算机网络—应用—食品卫生—高等学校—教材　Ⅳ.①R155-39

中国版本图书馆CIP数据核字（2010）第160790号

策划编辑　秦理曼
责任编辑　秦理曼
责任印制　方朋远
责任校对　孙会香　杨小静

中国物资出版社出版发行
网址：http://www.clph.cn
社址：北京市西城区月坛北街25号
电话：（010）68589540　邮政编码：100834
全国新华书店经销
三河市西华印务有限公司印刷

开本：787mm×1092mm　1/16　印张：15.5　字数：358千字
2011年4月第1版　2011年4月第1次印刷
书号：ISBN 978-7-5047-3538-6/R·0084
印数：0001—3000册
定价：28.00元
（图书出现印装质量问题，本社负责调换）

本系列教材编委会

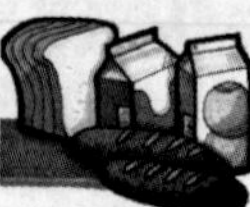

前　言

食品是人类赖以生存和发展的最基本的物质条件，故民以食为天。在我国国民经济体系中，食品工业早已成为第一大支柱产业。食品安全管理又是一个系统工程，它涉及食品的生产、加工、储藏、流通和消费等诸多环节，其中任何一个环节的失控，都会影响食品安全的全局。同时，食品安全还受社会经济发展、科学技术进步以及人们生活水平等多种因素的制约，因此，要想保证食品安全，就必须健全食品安全管理体系，统筹运作，以达到和实现安全的目的。我国是一个人口多、生产资源相对不足的农业大国，同时也是食品的生产大国和消费大国。无论从食品的质量安全还是从食品的数量安全来说，食品安全管理问题都是关系到我国十几亿人口生存与发展的重大问题，同时也会对全球食品安全产生很大影响。因此建立我国的食品安全和保障体系非常重要，而体系的建立需要有好的食品安全管理模式。借鉴国内外的食品安全管理模式对我国具有重要意义。目前，对食品供应链安全管理的手段还不是很多，传统的方法无法实现追溯管理，某些食品行业中用到了条码技术以进行安全追溯。但这种方法一般均采用人工方法近距离读取条码，无法做到实时快速地获得大批量食品的质量信息，而且其在流通环节上也无法提供食品所处环境信息的实时记录。

在目前的食品工业中，食品从生产到最终被消费，需要经过一系列的加工、运输和储存环节。如果任何一个环节出现漏洞，就有可能使食品处于不安全的状态，如接触到传染源或储存不当导致食品变质。理想的食品安全系统应该能为销售商提供供货顺序的咨询建议，为消费者提供食品质量安全报告，为生产商提供销路分析报告等。食品安全物联网中所应用的RFID技术为解决这一问题提供了有效的技术途径，利用它可以实现食品安全管理、追溯和评估。通过搜索国内专利申请情况，可以看到如果分别搜索关键词“食品安全”和“食品管理”，可得到14项和8项专利，若同时搜索“食品安全”和“射频识别技术”，则只有中科院自动化研究所的1项专利，可见，RFID在食品安全领域亟待进一步推广。

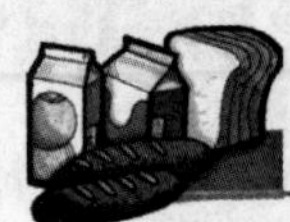

根据RFID技术的特点，本书提出了基于RFID技术的食品安全可追溯系统解决方案。从食品种植、养殖及生产加工环节开始加贴电子标签，记录包括运输、包装、分装、销售等流转过程中的全部信息，能随时随地自动获得食品供应链上的信息，在流通过程中自动识别目标对象并读写相关数据，并可自动判断食品是否安全。

本书由霍红、张春梅、顾福珍担任主编，孙璐担任副主编，参加编写的有刘莉、曹明慧、冯琨、刘乙等。本书的第一章、第二章由刘莉编写，第三章、第四章、第五章、第六章由张春梅编写，研究生曹明慧、冯琨、刘乙参与了资料收集工作，全书由霍红、顾福珍统稿。本书在编写过程中，引用了大量的参考文献，在此，向这些作者、译者表示感谢。由于编者水平有限，缺点、错误在所难免，欢迎广大读者提出宝贵意见和建议。

编　者

2010年12月

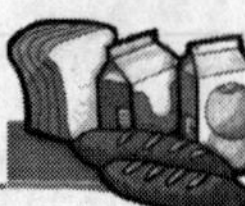

目　录

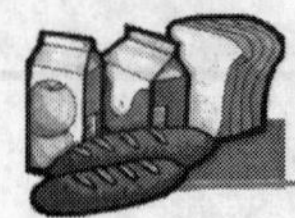

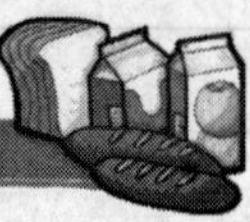

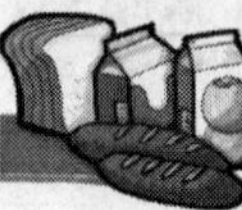

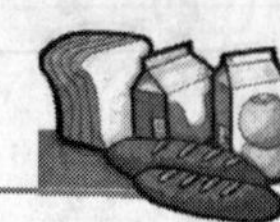

第一章　食品质量与安全基础

食品是人类赖以生存和社会发展的最基本物质。有句古训"国以民为本，民以食为天"，也就是说，人类祖先早已把饮食提到了治国安邦的高度。就当今社会而言，食品与能源、人口、环境和国防，并列为世界五大发展主题。因此，食品工业被誉为"不败工业"或"朝阳产业"。但是，随着环境的日益恶化和新工艺、新技术、新产品的广泛使用，食品安全问题已成为威胁人类健康的主要因素。目前，不论是发达国家还是发展中国家，保障食品安全已成为政府工作的重点、公众关注的焦点、企业界和科技界义不容辞的责任，是全球关注的公共卫生问题。

第一节　食品

食品，作为人类的第一物质需要，其概念是如何定义的？食品对人体具有哪些功能？包括哪些种类？必须符合哪些要求？发展历史及趋势如何？这些都是应首先了解的问题。

一、食品的概念

通俗来讲，食品（food）是除药品外，通过人口摄入，供人充饥和止渴的物料的统称。从来源来看，食品既包括农业生产供人食用的农产品（如粮食、蔬菜、水果、肉、奶、蛋、鱼等，通常称其为食物），也包括食品工业生产的商品（如罐头、饼干、面包、奶粉、火腿肠、方便面、酱油、食醋、啤酒等），还包括公共食堂、餐馆、饭店所制作的饭菜。从基本功能来看，食品既包括供人充饥的物质（即通常所说的食品），也包括供人饮用的物质（即通常所说的饮料），还包括调味物质（即通常所说的调味品）。此外，还包括某些嗜好品，如口香糖、白酒、茶叶、咖啡等。

通常人们对供人食用的物质的称谓有"食品"和"食物"。从功能方面来看，食品和食物并无根本性差别，但从经济学和我国历史角度来看，两者是不同的。首先，食品属于商品范畴，具有商品的属性，是用来交换的劳动产品，即是具有使（食）用价值的劳动产品；是供他人消费即社会消费的劳动产品；是必须通过交换才能到达他人手中的劳动产品。而在我国改革开放之前，实行的是计划经济，规定农民生产的农产品必须"统购统销"，不能作为商品随便销售，即认为它们不是商品。故有人认为，将供食用、未经加工（除简单的分类、包装等外）的农产品称为食物，而将工业化（包括以营利为目的的餐馆、饭店）加工的供人食用的产品称为食品。不过现在这两个词语通常混用。

另外，按中国工程院院士卢良恕的观念，粮食与食物的内涵不同，粮食主要指稻谷、小麦、玉米、高粱、谷子及其他杂粮（薯类、豆类等），而食物包括谷物类、块根（茎）类、油料类（含豆类）、瓜果蔬菜类、糖料作物类、畜禽类、水产类等。

《中华人民共和国食品卫生法》第五十四条规定：食品是“指各种供人食用或者饮用的成品和原料以及按照传统是食品又是药品的物品，但是不包括以治疗为目的的物品”。《中华人民共和国食品安全法》（草案）第九十五条规定：“食品，指用于人食用或者饮用的经加工或者未经加工的物质，包括饮料、口香糖和已经添加、残留于食品中的物质，但不包括只作为药品使用的物质。”我国《食品工业基本术语》将食品定义为：“可供人类食用或饮用的物质，包括加工食品、半成品和未加工食品，不包括烟草或只作药品用的物质。”这几个定义主要是从法律的角度规定了食品的范围，即哪些物品属于食品，哪些物品不属于食品。这对人们界定食品的范围具有重要意义。

国家之所以强调食品与药品的区别，是因为近年来随着人们生活水平的改善和提高，在食用品市场上出现了一类介于食品与药品之间的产品，即保健食品（health food）或功能食品（funclional food）。由于保健食品生产有关的技术措施不够完善，立法滞后，加之部分生产者和销售者盲目追求高利润，混淆食品、保健食品和药品的界限，导致市场混乱，出现不少问题，如产品质量良莠不齐、部分产品质量低劣、广告宣传名不符实、虚假夸大、审批管理混乱等，严重影响了我国保健食品市场的正常发展，危及消费者的身体健康。

二、食品的基本功能与要求

1. 食品的基本功能

(1) 营养功能

即食品具有能够为人体提供所需热能和营养成分的功能。

(2) 感官功能

即食品能够刺激人的味觉、嗅觉、视觉、触觉，甚至听觉等感觉器官，从而具有增进食欲、促进消化吸收和稳定情绪的功能。

(3) 调节功能

即能够刺激和活化处于诱病态（又称为“第三态”、“亚健康状态”）的人体潜在的生理调节功能，促进人体向健康态转变。

其中营养功能和感官功能是所有食品的最基本功能，而调节功能则主要是保健食品所必须具备的功能，一般食品对此功能无要求。但从现代食品的发展趋势来看，在非保健食品研制开发时，应适当考虑这一功能。

2. 食品的基本要求

(1) 营养性

即含有丰富的能量物质和营养素，具有一定的营养价值。这是人们对食品的最基本要求，也是食品必须具有的最基本功能特征，否则它们就不是食品。

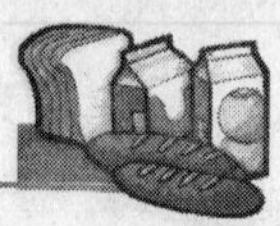

食品营养价值的高低，取决于食品中所含营养素的种类是否齐全，数量的多少及其相互比例是否适宜。在自然界，可供人类食用的食品种类繁多，但是除母乳能满足4～6个月以内婴儿的全部营养需要外，没有哪一种食物含有人体所需要的全部营养素。从而便存在食物营养价值高低的问题。一般认为食品中含有一定量的人体所需的营养素，则其有一定的营养价值，否则即无营养价值。如有些所谓的"饮料"由某些食品添加剂（色素、香精、甜味剂、酸味剂等）和水配制而成，即无营养价值。而那些含有较多营养素且质量较好的食品，其营养价值就较高，如乳及乳制品、蛋及蛋制品、大豆及其制品等。

（2）感官性

即具有良好的色、香、味、形和质构，以满足人们在消费食品时感官上的需要，使人赏心悦目。

（3）安全性

随着人类社会的进步，人们的生活水平不断提高，人们便对食品提出了更高的要求，不仅要吃饱，还要吃好、吃得有营养、吃得卫生安全，即要求食品在为人们提供所必需的能源物质和营养素的同时，不得对人体产生任何伤害和毒害，不得存在任何潜在危害。

因此，《中华人民共和国食品卫生法》在第六条规定："食品应当无毒、无害，符合应当有的营养要求，具有相应的色、香、味、形及质构等感官性状。"

三、食品的分类

1. 根据食品的来源不同分类

（1）植物性食品

即可供人食用的植物的根、茎、叶、花、果实及其加工制品。可大致将其分为粮食及其加工品、油料及其加工品、蔬菜及其加工品、果品及其加工品、茶叶及其加工品等。

（2）动物性食品

即可供人食用的动物体、动物产品及其加工品。可大致将其分为畜肉及其加工品、禽肉及其加工品、乳及乳制品、蛋及蛋制品、水产品及其加工品等。

（3）矿物性食品

即可供人食用的矿产品及其加工品，如食盐、食碱、矿泉水等。

（4）微生物性食品

即可供人食用的微生物体及其代谢产品。如食用菌及其加工品；食醋、酱油、酒类、味精等发酵食品。

（5）配方食品

即并不明显以某种自然食品为原料，而是完全根据人的消费需要设计加工出来的一类食品。这类食品生产原料来源特殊或多样，具有较严格的配方，故称其为配方食品。

比如，果味饮料、碳酸饮料、人造蛋、人造肉等。

（6）新资源食品

指在我国首次研制、发现或者引进的，在我国本无食用习惯，或者仅在个别地区有食用习惯的，符合食品基本要求的食品。

2. 根据加工程度和食用方便性不同分类

（1）自然食品

指可供人直接食用或经简单加工后可供人食用的来自自然界的产品，主要是来自自然界或农林牧渔业的产品，如粮食、蔬菜、果品、食用菌、鱼、虾、蟹、贝类等。它们有些可以直接食用（即生食），如某些蔬菜、果品等，但大多数均需一定加工后方可食用。自然食品是加工食品生产的主要原料，故又称为原料性食品、初级食用农产品或食物。

（2）初加工食品

即以自然食品为原料，经简单或初步加工后所得的产品。一般不可直接食用，食用前需进一步加工。如面粉、大米、油脂、面条、粉条（丝）、净菜、白条肉等。

（3）深加工食品

即以自然食品或初加工食品为原料经进一步加工或加工深度较大、技术含量和原料利用率相对较高的产品。如罐头、果汁、蔬菜汁、色拉油、香肠、火腿、奶粉等。

（4）方便食品

一般指经工业化加工，可供人直接食用，且食用的随意性较大，不受时间、场所限制的食品。如方便面、方便米饭、火腿肠、糖果、面包、糕点、饼干及其他小食品等，也称其为即食食品（instant food）。现在也将传统的在家庭、饭店等厨房内完成的加工工作工业化后所加工的产品称为方便食品，如冻饺、净菜等。

3. 根据食品的原料和加工工艺不同分类

我国按照食品的原料和加工工艺不同将食品分为28大类525种。这28大类食品是粮食加工品，食用油、油脂及其制品，调味品，肉制品，乳制品，饮料，方便食品，饼干，罐头，冷冻饮品，速冻食品，薯类和膨化食品，糖果制品（含巧克力及其制品），茶叶，酒类，蔬菜制品，水果制品，炒货食品及坚果制品，蛋制品，可可及焙烤咖啡产品，食糖，水产制品，淀粉及淀粉制品，糕点，豆制品，蜂产品，特殊膳食食品及其他食品。

4. 根据食品的功能特性不同分类

（1）嗜好性食品

指不以为人体提供营养素为基本功能，而具有明显独特的风味特性，能满足人们某种嗜好的食品。如酒类（尤指白酒）、茶叶、咖啡、口香糖等。

（2）营养性食品

营养性是所有食品的基本功能，但不同的食品所含营养素的种类及其含量的多少有较大差异，自然食品及绝大多数加工食品往往存在这样或那样的营养缺陷，不能满足人

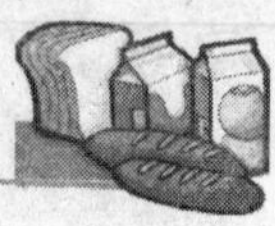

们对营养素的全面需要，或由于某种或某些营养素的缺乏，导致这种食品的整体营养价值较低。这里所说的营养性食品主要是指从营养学的观点出发，根据营养平衡原理在食品中人为添加某种或某些营养素，或将营养特性不同的几种食品按照一定比例组合搭配，而生产出的营养素种类、含量及比例更趋科学合理、营养价值更高的食品，又称为营养强化食品（nutrient fortified food）或强化食品，如目前市场上的AD钙奶、富铁饼干、多维食品等。

（3）保健食品

保健食品又称为功能食品，是一类新型食品，目前国际上还无统一的定义。1989年日本厚生省将其定义为："功能食品是具有与生物防御、生物节律调整、防止疾病、恢复健康等有关功能因素，经设计加工，对生物体有明显调整功能的食品。"我国《保健食品管理法》（1996）将其定义为："保健食品是指具有特定保健功能的食品。即适宜于特定人群食用，具有调节机体功能，不以治疗疾病为目的的食品。"即指除了满足食品应有的营养功能和感官功能外，还具有明显的调节人体生理功能的一类食品。

（4）特殊膳食用食品

指为满足某些特殊人群的生理需要或者某些疾病患者的营养需要，按特殊配方专门加工的食品。这类食品的成分或成分含量应当与可类比的普通食品有显著不同。

（5）休闲食品

即主要供人们在娱乐时间或旅游途中等，不以充饥为主要目的而消费的一类食品。通常又称其为小食品（snack food），如各类瓜子、口香糖、泡泡糖等。

5. 根据食品包装情况不同分类

（1）预包装食品

《中华人民共和国食品安全法》（草案）第九十五条规定："预包装食品，指预先包装或者制作在包装材料和容器中，可直接提供给消费者或者直接用于餐饮服务的食品。"

（2）散装食品

指没有预包装的食品、食品原料及加工半成品，但不包括新鲜蔬菜、水果，以及需清洗后加工的原粮、鲜冻畜禽产品和水产品等。

6. 根据食品的安全性不同分类

根据食品的安全性不同可将食品分为常规食品、无公害食品、绿色食品、有机食品、普通食品、不安全食品和假冒伪劣食品等。详见本章第三节。

四、食品的发展概述

人类在对食品需求永不满足的同时，也不断地促进和发展了食品的生产。在现代社会中，"食品"已不限于其本身的含义，它还蕴涵着文化和物质文明的意义。

在人类的生活实践中，人类食品的获取可划分为两个时期，即"食物采集时期（food-gathering period）"和"食物生产时期（food-gathering period）"。"食物采集时期"是公元前8000年以及更久远的时代，人类以生吃肉食、采集野生植物为主；"食物生产时期”是公元前8000年以后，包括现代，食物的种类和生产技术随着社会技术的进步而不断发展。据文献介绍，啤酒酿造可以追溯到公元前7000年。早在公元前3000年，人类就学会了饲养家畜，生产牛奶、黄油、奶酪、盐制肉和鱼等食品生产技术。祖先将这些食品生产技术一直沿用至今。当然，现代食品种类、食品生产经营及其食用方式都体现了现代社会习俗和文明的进步。

关于现代食品的溯源问题，没有一个准确的说法。然而，在1742—1786年Carl Wilhelm对氧和甘油的发现，1778—1829年Humphry Davy对钾、钠、钙等元素的发现，以及1778—1850年Jo Seph Louis建立的碳、氮、氧测定方式，可说是为现代食品的生产和发展奠定了科学基础。

现代食品生产不单是通过农业生产来获取初级食品，更为重要的是利用现代科学技术和工程技术对初级食品进行加工、改造，生产出不同于初级食品的新型食品，以及利用现代新理念、新技术、新资源设计生产全新形式的食品。也就是说，现代食品工业不仅仅是农业或牧业的延续，它还具有制造工业的性质，从而使现代食品的种类远远超出“前人食谱”，新奇诱人。如利用基因工程技术可以生产出“免疫乳”；利用植物及细菌培养技术可以生产虫草菌丝代替天然生长的虫草；利用微生物技术，可以生产β-胡萝卜素；利用现代食品科技知识，生产“仿生食品”；利用生命科学及相关知识，可以生产出适用于不同人群的“保健食品”，此外还有“细菌食品”、“疫苗食品”、“藻类食品”、“调理食品”、“工程食品”等。这些食品也反映出了现代人的生活方式和特点。

现代食品的生产不限于一个单位、一个部门或一个国家，具有跨部门、跨地区、跨国界的商品经济的属性。现代科学技术的运用，如现代食品的自动化生产，适合市场的包装、运输、储存等技术，以及现代生活方式的需求，促进了食品生产的社会化发展，也为国际食品“交流”提供了条件。现在，我国市场上有美洲、欧洲、亚洲等许多国家生产的食品，同样，在世界各地也有中国特色的各种食品。

第二节　食品质量

随着世界科学技术的迅猛发展，市场竞争剧烈，而竞争的核心是科学技术的竞争、质量的竞争。质量是产品进入世界市场的“国际通行证”，是社会物质财富的重要内容，是社会进步和生产力发展的一个标志。提高质量可以增强国家经济实力和满足人民物质文化生活提高的需要。质量是企业的生命，没有质量，企业就不能生存和发展。以质量求生存，以品种求发展，是现代企业经营管理的正确道路。质量是改善企业经营管理、降低成本、提高经济效益和增强企业竞争能力的重要途径，是企业参加国际商品市场交换和竞争，开辟世界市场，发展外向型经济和对外贸易的重要保证。质量问题不仅是一个经济问题、技术问题，也是一个社会问题，质量对于人民生命财产、社会安定以及一个国家在国际上的声誉都有着很大的影响。所以，食品质量是食品的根本，也是食品产业的生命。

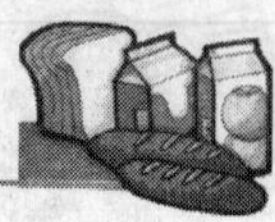

一、质量的概念

质量（quality）又称为“品质”。质量的概念随着经济的发展和社会的进步在不断地得到深化和发展，各国的质量管理专家们给质量下了不同的定义。具有代表性的质量概念主要有：符合性质量、适用性质量和广义质量。

1. 符合性质量

美国著名的质量管理专家克劳士比认为，质量并不意味着好、卓越、优秀等，而意味着对于规范或要求的符合。谈论质量相对于特定的规范要求才是有意义的，合乎规范即意味着具有了质量，而不合格自然就是缺乏质量。

这种“合格即质量”的认识以“符合”现行规范的程度作为衡量依据，对于质量管理的具体工作显然是很实用的，但其局限性也显而易见。规范有先进和落后之分，落后的规范即使百分之百地符合，也不能认为此产品质量好。同时，规范也不可能将顾客的各种需求和期望都规定出来，特别是隐含的需求和期望。仅仅强调规范、强调合格，难免会忽略顾客的要求、忽略顾客要求的变化、忽略组织存在的目的和使命，从而犯下本末倒置的错误，当今这样一个充满竞争和变化的时代，对组织来说，这种错误往往是致命的。

2. 适用性质量

美国著名的质量专家朱兰博士从顾客角度出发，提出了著名的质量即产品的“适用性”的观点。他指出，“适用性”就是产品使用过程中成功地满足顾客要求的程度。对顾客来说，质量就是适用性，而不是“符合规范”。最终用户很少知道“规范”是什么，质量对顾客而言就意味着产品在交货时或使用中的适用性。任何组织的基本任务就是提供能满足用户要求的产品。这是以适合顾客需要的程度作为衡量的依据，即从使用的角度来定义质量，认为产品质量是产品在使用时能成功满足顾客需要的程度。

与“符合性质量”观相比，“适用性质量”观更多地站在用户立场上去反映用户对质量的感觉、期望和利益，恰当地揭示了质量最终体现在使用过程的价值观，对于重视顾客、明确组织存在的根本目的和使命无疑具有极为深远的意义。朱兰的思想很快获得了世界范围的普遍认同，成为用户型质量观的一种代表性理论。

3. 广义质量

显然，只说“质量是适用性”、“质量是使顾客满意”、“质量就是符合要求”都是片面的，它们仅仅表示了质量定义的某些方面。现在的质量工作不仅仅要继续抓好产品质量或服务质量，而且还要抓好组织的质量、体系的质量、人的质量，从某种程度上来说，后者比前者更重要。于是，国际标准化组织总结质量的不同概念，归纳提出一个含义十分广泛的质量定义。即 ISO 9000：2000《质量管理体系基础和术语》中将“质量”定义为：一组固有特性满足要求的程度。

这一定义，既反映了要符合规范的要求，也反映了要满足顾客的要求，综合了符合性和适用性的含义。理解这一定义，要注意以下几个要点：

（1）质量

它可存在于各个领域或任何事物中，质量概念所描述的对象早期大多仅局限于有形产品，以后又延伸到了服务等无形产品，而如今则扩展到了过程、活动、组织乃至它们的组合。因此，质量概念既可以用来描述产品和活动，也可以用来对过程、人员甚至组织进行描述。这个定义突出反映了质量概念的广泛包容性。

（2）定义中的“固有特性”

特性是指“可区分的特征”。特性可以有各种类别，如物理特性（如食品重量、密度、冰点）、感官特性（如食品的气味、滋味、颜色）、行为特性（如礼貌、诚实、正直）、时间特性（如准时性、可靠性、可用性）、人体工效特性（如生理的特性或有关人身安全的特性）等。有关特性还需注意以下几点：

①特性可以是固有的或赋予的。“固有的”就是指某事或某物中本来就有的，尤其是那种永久的特性，如食品中蛋白质等营养素的含量、风味、滋味、颜色等特性。

“赋予特性”不是某事物中本来就有的，而是完成产品后因不同的要求而对产品所增加的特性，如产品的价格、硬件产品的供货时间和运输要求（如运输方式）、售后服务要求等特性。赋予的特性并非是产品、体系或过程的固有特性，不反映在质量范畴中。

②产品的固有特性与赋予特性是相对的。某些产品的赋予特性可能是另一些产品的固有特性。例如，供货时间及运输方式对硬件产品而言属于赋予特性，但对于运输服务而言就属于固有特性。

③特性可以是定性的或定量的。定量的特性是可测量的，可通过一组数量来表示；定性的特性不能用仪器测量，它们可以用形容词如差、好或优秀来修饰。

（3）定义中的“要求”

特性满足要求的程度才反映为质量的好坏。要求是指明示的、通常隐含的或必须履行的需求或期望。

①“明示的”可以理解为规定的要求。如在食品标准中规定的各项质量指标。

②通常“隐含的”是指组织、顾客和其他相关方（相关方是指“与组织的业绩或成就有利益关系的个人或团体”。如顾客、所有者、员工、供方、银行、工会、合作伙伴或社会。一个团体可由一个组织或其一部分或多个组织构成）的惯例或一般做法，所考虑的需求或期望是不言而喻的。如食品必须含有营养素，具有营养性等。一般情况下，相关方的文件中不会对这类要求给出明确的规定，组织应根据自身产品用途和特性进行识别，并做出规定。如肉类食品标准中一般不规定蛋白质含量，米面标准中不规定淀粉含量等。

③“必须履行的”是指法律法规要求的或有强制性标准要求的。如《中华人民共和国食品卫生法》、各项食品卫生国家标准等，组织在产品的实现过程中必须执行这类标准。

④要求可由不同的相关方提出，不同的相关方对同一产品的要求可能是不同的。例

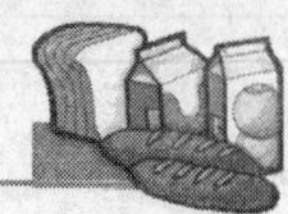

如，对食品来说，顾客要求营养、安全、便宜等，社会则要求既具有较好的经济效益，又具有良好的社会效益（如不对环境产生污染）。组织在确定产品要求时，应兼顾各相关方的要求。要求可以是多方面的，当需要特指时，可使用修饰词表示，如产品要求、质量管理要求、顾客要求等。

由于顾客是产品是否被接受的最终决定者，因此顾客永远是企业的上帝。企业能否取得成功的关键在于是否理解并满足顾客的要求。"要求"是判定产品是否合格的依据，所以满足顾客的要求是质量的根本问题。同时应注意，顾客的要求是不断变化的，所以质量是动态的。提高质量永无止境，质量没有最好，只有更好。

二、质量的特性

1. 质量的基本特性

从广义质量的定义中可以理解到：质量的内涵是由一组固有特性组成的，并且这些固有特性是以满足顾客及其他相关方所要求的能力加以表征。将产品、过程或体系与要求有关的固有特性称为实体的质量特性（quality characteristic），将人们对质量特性的具体要求称为"质量要求"（quality requirements）。不同实体具有不同的质量特性和要求。但总体来看，质量具有广义性、时效性、相对性和经济性等基本特征。

（1）质量的广义性

在质量管理体系所涉及的范畴内，组织的相关方对组织的产品、过程或体系都可能提出要求，而产品、过程和体系又都具有固有特性。因此，质量不仅是指产品质量，也可指过程和体系的质量。

（2）质量的时效性

由于组织的顾客和其他相关方对组织及其产品、过程和体系的需求和期望是不断变化的，例如，原先被顾客认为质量好的产品会因为顾客要求的提高而不再受到顾客的欢迎。因此，组织应定期对质量进行评审，不断地调整对质量的要求，相应地改进产品、体系或过程的质量，才能确保持续地满足顾客和其他相关方的要求。

（3）质量的相对性

组织的顾客和其他相关方可能对同一产品的功能提出不同的需求，也可能对同一产品的同一功能提出不同的需求。需求不同，质量要求也就不同，只有满足要求的产品才会被认为是质量好的产品。

（4）质量的经济性

由于要求会集了价值的表现，价廉物美实际上反映人们的价值取向。物有所值，就是表明质量有经济性的表征。虽然顾客和组织关注质量的角度是不同的，但对经济性的考虑是一样的。高质量意味着该产品可以最少的投入，获得最大效益。

2. 质量特性参数与特性值

质量要求通常用一系列质量特性参数和质量特性值（即质量指标）来表示。

(1) 质量特性参数

对生产企业来说，为了便于内部从事质量管理工作，评价产品质量状况，以便最大程度地满足用户的质量要求，就必须把产品的适用性要求具体加以落实，并定量（或定性）表示。此定量（或定性）表示的质量特性，通常称为质量特性参数，或适用性参数。在质量形成全过程的各个环节，都应从保证使用质量的要求出发，提出定量（或定性）的要求，以便明确质量责任，确保使用质量。如我国目前食品的质量特性参数主要包括感官指标、理化指标、卫生指标、保质期和（或）保存期等。

(2) 真正质量特性与代用质量特性

真正质量特性是用户所要求的使用质量特性。而企业为了便于生产，往往将其转化为生产中用以衡量产品质量的标准或规格。由产品标准所反映的质量特性称代用质量特性。

由于人们的认识受科学水平和各种条件的限制，加上用户的要求往往是多方面的，是不断更新和发展的，因此，企业所制定的质量标准与实际使用质量要求之间存在着既相互适应，又相互矛盾的地方。明确真正质量特性与代用质量特性的区别，经常研究质量标准和实际使用质量要求的符合程度，并作必要的调整和修改，尽可能使代用质量特征符合真正质量特性，才能促进质量的改进和发展。

(3) 质量特性值

质量特性值通常表现为各种数值指标，即质量指标。一个具体产品常需用多个指标来反映它的质量。测量或测定质量指标所得的数值，即质量特性值，一般称为数据。根据质量指标性质的不同，质量特性值可分为计数值和计量值两大类。

①计数值　当质量特性值只能取一组特定的数值，而不能取这些数值之间的数值时，这样的特性值称为计数值。计数值可进一步区分为计件值和计点值。对产品进行按件检查时所产生的属性（如评定合格与不合格）数据称为计件值，每件产品中质量缺陷的个数称为计点值。

②计量值　当质量特性值可以取给定范围内的任何一个可能的数值时，此特性值称为计量值。如用各种计量工具测量的数据（如长度、重量、时间、温度等）。食品质量特性中的理化指标大多采用计量值。

(4) 定性质量特性

食品的某些质量特性，特别是感官质量特性，往往是不能用仪器设备测量的，即目前还不能进行定量表示，只有采用描述的方法进行定性表达，或制备实物标准，通过比照来判断食品的某些质量特性是否符合要求。

不同类的质量特性值所形成的统计规律是不同的，从而形成了不同的控制方法。由于产品数量很大，人们所要了解和控制的对象产品全体或表示产品性质的质量特性值的全体，称为总体。通常是从总体中随机抽取部分单位产品即样本，通过测定样品的质量特性值，以此来估计和判断总体的性质。质量管理统计方法的基本思想，就是用样本的质量特性值来对总体作出科学的推断或预测。

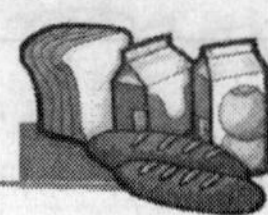

三、质量的表现形式及其特性

1. 产品质量

(1) 产品质量的概念

按国家标准《质量管理体系基础和术语》(GB/T 19000—2000) 的定义，产品(product) 为“过程的结果”，包括服务 (如运输)、软件 (如计算机程序、字典)、硬件 (如机器零部件) 和流程性材料 (如润滑油)。产品质量就是指产品的固有特性满足顾客要求的程度。包括了产品的适用性和符合性的全部内涵。食品质量 (food quality) 就是指食品的固有特性满足消费者要求的程度。

(2) 产品质量特性

产品质量特性通常归纳为以下三方面：一是产品的内在特性，如产品的结构、物理性能、化学成分、可靠性、精度、纯度、安全性等；二是产品的外在特性，如形状、外观、色泽、手感、口感、气味、包装等；三是经济特性，如成本、价格、使用维修费等，以及其他方面的特性如交货期、污染公害等。产品的不同特性，区别了各种产品的不同用途，满足了人们的不同需要。可把各种产品的不同特性概括为功能性、可信性、安全性、适应性、经济性等。

①功能性　即根据产品使用目的所提出的各项功能要求。就食品而言，主要包括营养功能和感官功能。其中营养功能又包括营养成分 (如糖类、蛋白质、脂肪、维生素、矿物质等)、可消化率 (即食品被正常人食用后，人体所能消化吸收的程度) 和发热量 (即食品中的糖类、脂肪和蛋白质等成分经人体消化吸收后产生的热能)。对保健食品或功能食品而言，还应包括其明示保健或特殊功能。感官功能则主要指食品的色、香、味、形及质构。

②可信性　指产品的可用性、可靠性、可维修性等，即产品在规定的时间内和规定条件下，具备规定功能的能力。一般来说，食品应具有足够长的保质期。在标准规定的储运条件下，在保质期内食品的功能不应低于标准规定值。

③安全性　即产品在流通和使用过程中保证安全的程度。包括产品自身的安全和不对人身、环境产生伤害或危害，或将伤害和危害控制在可接受的水平。如食品中食品添加剂的残留量、有害微生物的数量及其他有害物的含量等；食品，特别是饮料包装物的牢固度；食品包装废弃物对环境的危害等。

④适应性　指产品适应外界环境的能力。外界环境包括自然环境和社会环境。如食品在不同温度、湿度、压力、气体等环境中保持其应有功能的程度以及对不同年龄、不同性别、不同民族、不同宗教等消费者的适应程度。

(3) 产品质量的构成

①从产品质量的表现形式上看，由外观质量、内在质量和附加质量构成。

产品的外观质量主要是指产品的外部形态，以及通过感觉器官而能直接感受到的特性。如食品的形状、大小、规格、色泽、质构、气味、风味等。内在质量是指通过测试、实验手段而能反映出来的产品特性或性质，如食品的营养成分及其含量、食品的卫生性等。附加质量则主要是指产品信誉、经济性、销售服务等。

对不同种类的产品，产品的外观质量、内在质量和附加质量三者各有侧重，产品的内在质量往往可能通过外观质量表现出来，并通过附加质量得到更充分的实现。

②从产品质量的形成环节上看，由设计质量、制造质量和市场质量构成。

产品的设计质量是指在生产过程之前，设计部门对产品品种、规格、造型、花色、质地、装潢、包装等方面的设计过程中形成的质量因素。制造质量是指在生产过程中，所形成的符合设计要求的质量因素。市场质量则是指在整个流通过程中，对已在生产环节形成的质量的维护保证与附加的质量因素。

产品的设计质量是产品质量形成的前提条件，是产品质量形成的起点；制造质量是产品质量形成的主要方面，它对产品质量的各种性质起着决定性作用；市场质量是产品质量实现的保证。

③从产品质量的有机组成上看，由自然质量、社会质量和经济质量构成。

产品的自然质量是产品的自然属性给产品带来的质量因素；产品的社会质量是产品的社会属性所要求的质量因素；产品的经济质量是产品消费时投入方面而要考虑的因素。

产品的自然质量是构成产品质量的基础；产品的社会质量是产品质量满足社会需要的具体体现；产品的经济质量则反映了人们对产品质量经济方面的要求。

2. 质量的其他表现形式

(1) 过程质量

按国家标准《质量管理体系基础和术语》(GB/T 19000—2000) 的定义，过程 (process) 是一组将输入转化为输出的相互关联或相互作用的活动，所以过程质量就是整个活动过程的质量。对生产则是生产过程中设计、生产、检验、运输、仓储、保管、原料组织、售后服务等全方位、全过程、全体人员行为的质量和过程中使用设备、原材料的质量。对一个企业的生产过程而言，只有全体员工的行为是高质量的，生产设备、原材料也都是高质量的，同时环境的温度、湿度、灰尘度、地质、地磁、山水、阳光……也都是高质量的，才能保证生产的产品是高质量的。所以过程质量是产品（生产工具）质量、职工行为质量和环境质量相综合的质量，也是保证产品质量认证制度都要对过程质量进行评定，都要审查企业的设计、生产、检验、运输、仓储、保管、原料组织的能力，以及审查生产设备、组织管理和人员的条件。

(2) 工作质量

工作质量是指对产品质量有关的工作对于产品质量的保证程度。工作质量涉及企业所有部门和人员，也就是说企业中每个科室、车间、班组和岗位都直接或间接地影响着产品质量，其中领导者的素质最为重要，起着决定性的作用。当然广大职工素质的普遍提高是提高工作质量的基础，工作质量又是提高产品质量的基础和保证。为保证产品质量，必须首先抓好与产品质量有关的各项工作。

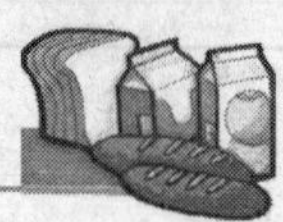

(3) 服务质量

根据 ISO 9000 中"产品"的定义可知，"服务"是与硬件、流程性材料、软件并列的 4 种通用产品之一，即服务是一种产品。按照 ISO 9000 的定义，服务质量应当指服务满足规定或潜在需要的特征和特性的总和。国际标准列举的服务质量特性实例包括：设施、容量、人员的数量和储存量；等待时间、过程的各项时间；卫生、安全、可靠性和保密性；反应、方便、礼貌、舒适、环境美、能力、耐用性、准确性、完整性、技艺水平、可信性和沟通联络等。

(4) 体系质量

体系是相互关联或相互作用的一组要素。一个部门、一个单位、一个企业都是由人、财、物、组织机构等多个要素有机地结合起来形成的一个体系。人的行为质量、设备的质量、内部组织机构分工的合理与制度的健全就决定了这个体系对外的活动能力，也就是这个体系满足要求程度的体系质量。

(5) 行为质量

行为质量是人的行为的质量，它是对人表现出来的才能和品行的评定，所以行为质量实际上是人的质量。人的质量主要决定于人的才能和品行。才能是指人在产品设计、制造、组织管理、科研中的能力。品行的表现是多种多样的，如诚实、勇敢、团结、责任感、敬业等，即人与他人合作及把才能贡献给社会和他人的自觉程度。才能决定于人掌握科学知识的多少和运用知识的灵感。才能与天才和教育有关。品行决定于社会环境和教育。才能是行为质量的基础，品行是发挥才能的条件。一个品行高尚、才能出众的人可以体现出高质量的行为。品行虽高尚但能力小也不能为社会和他人提供高质量的行为；同样，能力虽强但不愿为社会和他人奉献，能力也不能转化为高的行为质量。

人类社会是人创造的，产品是人生产的，行为质量对自然物质量以外的质量起着决定性的作用，没有良好的行为质量，就没有质量的提高。

四、质量管理概述

1. 质量管理的基本概念

(1) 质量体系

"体系"是指相互关联或相互作用的一组要素构成的一个整体（系统）。"管理体系"是建立方针和目标，并实现这些目标的相互关联或相互作用的一组要素构成的一个整体（系统），通常由组织结构、策划活动、职责、惯例、程序、过程和资源组成。那么，质量体系（quality system）即为实施质量管理所需的组织结构、程序、过程和资源构成的一个整体（系统）。

①质量体系不仅包括组织结构、程序等软件，还包括"资源"。"资源"包括：a. 人才资源和专业技能；b. 设计研制设备；c. 制造设备；d. 检验和试验设备；e. 计算机软件；f. 资金。也就是说，质量体系的建立和健全的基础在于人、财、物。

②质量体系是为了实施质量管理而建立和运行的。一个企业的质量体系是包含在该

企业质量管理范畴之内的。

③一个企业的质量体系只有一个。一般来说，每个企业实际上已经固有一个质量体系，也就是说，任一企业都必然客观存在着组织结构、程序、过程和资源。人们期望或要求每个企业都能够按 ISO 9000 标准来建立和健全该企业的质量体系，使之更为完善、科学和有效。

④质量体系的建立与健全必须结合本企业的具体内外环境来考虑，也就是说，不可能也不应该采取同一模式。

质量体系按体系目的可分为质量管理体系和质量保证体系两类。质量管理体系是供方根据本组织质量管理的需要而建立的用于内部管理的质量体系。ISO 9004《质量管理体系业绩改进指南》为任一组织提供了建立质量管理体系的指南。质量保证体系是用于外部证明的质量体系，即当需方对供方提出外部证明要求时，供方为了履行合同，贯彻法令和进行评价，向需方提供实施有关体系要素的证明或证实而建立的质量体系。

（2）质量管理

质量管理（quality management）是确定质量方针、目标和职责，并在质量体系中通过诸如质量策划、质量控制、质量保证和质量改进等实施其全部管理职能的所有活动。

①质量管理是一个企业全部管理职能的一部分，它的职能是负责确定并实施质量方针、目标和职责。质量管理是为保证产品质量所进行的调查、计划、实施、协调、控制、检查和处理及信息反馈等各项活动的总称。

②质量管理的职责由企业的最高管理者承担，企业内各级管理者及全体员工的积极参与是质量管理的保障。

③质量管理的目的是为了满足市场和用户的质量要求，提供适用性产品。企业为达到这个目的所进行的努力均属于质量管理的内容。它的含义非常广泛，既包括质量规划和战略的确定、质量职能的控制，还包括为了达到质量目标所进行的资源分配等一系列活动。

④质量管理从整个社会看可分为宏观和微观两个方面。微观的企业质量管理是整个社会宏观质量管理工作的基础，它包括质量保证、质量控制、质量策划和质量改进等内容。质量管理是企业管理的一个重要组成部分，自 20 世纪中期以来获得了长足发展，作为一门基础理论扎实、体系完备、内容丰富的学科在全世界获得广泛的传播。将专门研究质量管理有关问题的学科称为质量管理学，它包括食品质量管理学等多种分支学科。

（3）质量方针

质量方针（quality policy）即由企业的最高管理者正式发布的该企业总的质量宗旨和质量方向。

①质量方针是一个企业的总的质量宗旨和质量方向，它说明了企业在质量方面所追求的目标及为达到这个目标所遵循的方向和途径。

②质量方针通常是由一系列具体的质量政策和质量目标所支持的。这些具体的质量政策和质量目标是对企业质量方针的细化。

③质量方针是由企业的最高管理者正式颁布的，但质量方针的实施则与各级管理者及企业的每一个成员密切相关。

④质量方针是企业总方针的一个非常重要的组成部分，应用简明语言表述。在日益激烈的市场竞争中，质量方针是否正确、有效，对企业的生存经常起着决定性的作用，因此应重视质量方针的制订。

(4) 质量策划

质量策划（quality planning）即确定质量及采用的质量体系要素的目标和要求的活动。

①质量策划是质量管理的前期活动，是对整个质量管理活动的策划和准备。质量策划的好坏对质量管理活动的影响是非常关键的。

②质量策划首先是对产品质量的策划。这项工作涉及了大量有关产品专业及有关市场调研和信息收集方面的专门知识，因此在产品策划工作中，必须有设计部门和营销部门人员的积极参与和支持。

③应根据产品策划的结果来确定适用的质量体系要素和采用的程度。质量体系的设计和实施应与产品的质量特性、目标、质量要求和约束条件相适应。

④对有特殊要求的产品、合同和措施应制订质量计划，并为质量改进做出规定。

(5) 质量保证

质量保证（quality assurance）即是为了提供足够的信任表明实体能够满足质量要求而在质量体系中实施，并根据需要进行证实的全部有计划和有系统的活动。

①质量保证是质量管理活动的一个方面，是企业对内“取得管理者的信任”和对外“符合用户给定的质量要求”的保证，所以它是一种具有特定要求的质量管理活动。

②质量保证是一种有目的、有计划、有系统的活动。它主要是针对企业外部用户而言的，是企业为承担对用户的保证而进行的各种管理活动。这里的“保证”一词，也可以理解为提供证据或证明，所以质量保证是对所有有关方面提供证据的活动。这些证据或证明可以建立起一种信任感，因为它表明企业的质量职能正在有效而充分地贯彻执行。

③国际上通常把质量保证解释为供需双方通过协商，对质量的要求（无论是标准的或特定的）用合同形式肯定下来，并由供方采取措施予以保证的活动。许多工业发达国家都制定国际公认的标准、规范和指南一类性质的规定。按照这些标准、规定实行质量保证（如取得质量体系认证）的企业，其信誉为国际公认，从而为企业打开国际市场开辟道路。

(6) 质量控制

质量控制（quality control）即为达到质量要求所采取的作业技术和活动。

①质量控制是企业利用科学的方法对产品质量实行控制，以预防不合格产品的产

生，达到规定的质量标准的过程。它是针对企业内部而言的。凡是为达到和保持企业内部质量方针和质量目标范围内的活动都是质量控制的对象。这些作业的技术和活动贯穿于产品形成的全过程。

②上述的质量要求需要转化为质量特性，这些质量特性可用定量或定性的规范来表示，以便于质量控制的执行和检查。

③质量控制也是一种质量管理活动，它强调的是实施过程和方法，即把控制论的理论引申到质量管理的工作中，并着重运用数理统计方法来控制质量。朱兰博士把它解释为：质量控制是人们测量实际质量的结果与标准对比，并对差异采取措施的管理过程。可见，质量控制的重点在于实际执行的质量管理活动。质量控制和质量保证的某些方面是重叠的，即某些质量活动既满足了质量控制的要求，同时也满足了质量保证的要求。

(7) 质量改进

质量改进（quality improvement）即为向本企业及其顾客提高更多的实惠，在整个企业内所采取的旨在提高活动和过程的效益和效率的各种措施。

①企业通过开展质量改进活动，既可以为顾客带来好处，同时企业自身也受益。

②质量改进的对象是企业内的活动和过程，使其更加有效和更加快捷。

③与质量控制相比，质量改进更强调了寻求各种机会、改变现状，以达到更高的质量水平，提高经济效益和社会效益。

2. 全面质量管理

质量管理自开始萌芽至今已经历了相当长的历史时期，大致可将其划分为 5 个阶段。即操作者质量控制阶段、工段长质量控制阶段、检验质量控制阶段、统计质量控制阶段和全面质量管理阶段。

当企业为获得更好的质量和更低的成本，以充分满足用户要求而建立起专门决策体系并采取适当行动时，必须要把质量形成的全过程作为一个完整体系去进行分析研究。全面质量管理（Total Quality Management，TQM）不仅对正在生产的产品质量、进料、加工制造、售后服务等全过程的质量职能进行协调控制，而且对将要生产的产品也要进行质量控制。在整个质量控制过程中大量采用统计质量控制工具，包括各种计量技术、可靠性的质量信息设备、质量激励等各种现代质量控制方法，使质量控制渗透到产品设计、制造、销售等全部生产业务活动的各个领域。当今，所谓全面质量管理除了全面质量控制渗透到整个组织的生产业务活动外，还对产品质量的经营决策和战略目标的制订与实施承担管理职能，因此，包括了比全面质量控制更广泛的质量职能。实际上，它融合了全面质量的观点和方法，使质量管理跃向一个更新的阶段。这就是进入 20 世纪 80 年代后质量管理的主要方式。随着经济国际化趋势的进展，促进国际技术经济合作，消除贸易技术壁垒已成为世界各国的共同需要。国际标准化组织（ISO）质量管理与质量保证标准化技术委员会（ISO/TC 176）1987 年颁布的 ISO 9000 质量管理与质量保证系列标准，适应了时代的要求，已为许多国家所采用，它标志着现代质量管理向着规范化、系列化、科学化的新高度不断地深入和发展。我国于 1992 年颁布了等同上述

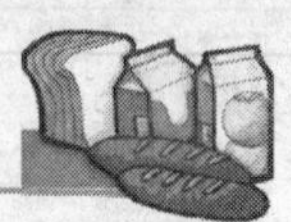

国际标准 ISO 9000 的国家标准《质量管理体系》(GB/T 19000) 系列标准，并要求在全国重点推行此系列标准。为与国际惯例接轨，我国正在大力开展以 GB/T 19000 系列标准为基础的质量认证，这必将大大有助于广大企业加强基础质量管理和建立健全质量体系的实践。质量管理科学将随着世界经济贸易的发展不断发展。质量管理的各个发展阶段之间就其过程而言，大部分是彼此首尾重叠的，是不断继承、扩展和完善的过程。质量管理的领域也将不断扩大，并与现代科学技术发展紧密相连。

3. 食品质量管理的特性

食品质量管理是质量管理的理论、技术和方法在食品生产经营过程中的应用。但是食品是一类特殊的商品，与人类的健康关系更为密切。因此，食品质量管理除了符合一般有形产品质量管理的特征外，还有其独有的特殊性，具体表现在如下几个方面：

(1) 食品质量管理在时空上具有广泛性

食品质量管理在空间上包括从田间、工厂、运输、仓库、商店，直到消费者的餐桌等多个环节，除了每个环节客观上需要经历一定时间外，为了保证常年消费和加工生产，也需要对食品，特别是对初级农产品及其他原辅料进行必要的储备，而在这每一道环节中，食品都会受到各种因素的影响，有可能发生各种各样的质量变化，使其食用价值降低，甚至丧失。

(2) 食品质量管理对象的复杂性

如前所述，食品不仅种类繁多，生产、加工、消费等在时间、空间上有很大的差异，而且其质量特性因子很多，性能差异很大，且影响因素众多，任何一个质量特性因子的变化都可能导致食品食用价值降低或丧失。此外，食品还具有较强的文化性和社会性，即不同的民族、宗教、文化、历史、风俗习惯等，不同年龄、性别、生理状态（如孕妇、患者)、工作性质、工作环境等对食品质量均有一些特殊的要求。因此，在食品质量管理上还要严格尊重和遵循有关法律、道德规范、风俗习惯，不得擅自更改；还要对供特殊人群食用的食品进行特殊规范和管理。

(3) 安全性是食品质量的首要问题

虽然与其他有形产品相似，食品质量特性也包括功能性、可信性、安全性、适应性、经济性和时间性等，但作为维持人类生命与健康的食品对安全性的要求更为突出。一种食品，不管其他质量特性怎么样，只要其安全性不符合国家要求或人们的期望，它便丧失了食用价值。而影响食品安全性的因素不仅繁多，而且相当复杂，因此，必须将食品安全性放在首位。

(4) 食品质量监测难度大

这除了由于食品质量特性复杂、需要监测的项目多、涉及学科和技术领域广以外，关键是感官检验目前仍主要凭借评审人员的经验来完成，还没有专门的仪器设备；微生物指标检验、毒理学检验、功能评价等费时间；有的还需要进行动物或人体试验。

(5) 食品质量管理难度大

其主要体现在如下几个方面：一是食品从业人员文化素质相对较低；二是基础设施

落后，目前我国大型现代化食品企业很少，大多数食品企业设备陈旧、技术含量低；三是企业管理水平落后，许多食品企业还停留在经验管理阶段；四是行政监管法规、制度不健全，管理人员水平、素质、职业道德等还需进一步提高。

第三节 食品安全与安全食品

“病从口入”，饮食不卫生已成百病之源。因此，食品安全是人类关注的重要问题。在古代，人们就重视食品安全问题，并通过法律手段来约束人们的行为，以保障人身安全。然而近年来，有关食品安全的重大事件屡屡发生，食品安全已成为一个亟待解决的重大社会问题，并引起了各级党政的高度重视。

一、食品安全的概念与特性

1. 食品卫生的概念

目前人们对食品安全概念的认识差异主要在于怎么处理食品安全、食品质量、食品营养和食品卫生的关系上。前面已对食品质量和食品营养有了介绍，为了便于正确理解食品安全的含义，在具体讨论食品安全的概念之前，有必要先搞清楚什么是食品卫生。

1996 年，世界卫生组织在其发表的《加强国家级食品安全性计划指南》中将食品卫生定义为：“为确保食品的安全性和适合性，在食物链的所有阶段必须采取的一切条件和措施。”我国《食品工业基本术语》将食品卫生定义为：“为防止食品在生产、收获、加工、运输、储藏、销售等各个环节被有害物质污染，使食品有益于人体健康所采取的各项措施。”Norman G. Marrjott（美）在其《食品卫生原理》（第四版）中指出，对食品工业而言，“卫生”一词的意义是创造和维持一个卫生而且有益于健康的生产环境。为了提供有益健康的食品，须在清洁环境中，由身体健康的食品从业人员加工食品，防止因微生物污染食品而引发食源性疾病，同时使引起食品腐败的微生物的繁殖减少到最低程度。有效卫生就是指能达到上述目标的过程。他还指出，食品卫生是一门应用卫生科学，与食品的加工、制备和处理有关。卫生的应用是为了使食品加工始终在清洁并且有益健康的环境中进行而采取的卫生操作。

可以看出，虽然人们对食品卫生的描述存在差异，但仍存在许多共同之处。也就是说，目前人们对食品卫生具有如下几个方面的共识：

（1）强调食品卫生的目的在于为人们提供有益于健康的食品，使食品保持清洁状态，主要是将食品中所含的外来有害物质控制在一定的范围（包括种类和数量）内，以确保不会对人体产生危害。

（2）食品卫生的对象是食品从生产、收获、加工、运输、储藏到销售的整个过程。包括在这些过程中的人员卫生、环境卫生、设备和器具卫生等。

（3）保证食品卫生的手段是采取必要的措施控制外来物质对食品的污染。

（4）食品卫生强调要控制的有害物质主要是外来物，并没有包括食品本身可能存在

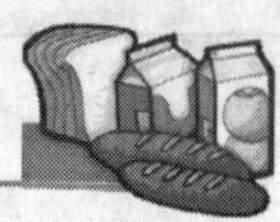

的对人体有害的物质。

将专门研究有关食品卫生问题的学科称为食品卫生学（food hygiene）。食品卫生学是研究食品中可能存在的，威胁人体健康的有害因素及其预防措施，提高食品卫生质量，保护消费者安全的一门科学。

2. 食品安全的基本含义

安全是指“没有危险；不受威胁；不出事故”。可以看出，对某一研究对象来说，安全具有两个方面的含义：一方面是指研究对象本身处于一个非危险的状态和非危险的环境中，它没有受到外来威胁，它不会出任何事故，即研究对象本身是安全的；另一方面则是指研究对象对其作用对象是没有威胁的，不会使其作用对象受到伤害，即研究对象对其作用对象是安全的。安全是人生存的基本条件。对人来说，安全可以理解为没有伤害（包括现实的和潜在的）人体健康（包括后代健康）的事情发生，是对人的人身、健康、财产、名誉乃至最低限度的物质生活的庇护与保障。可对人体健康产生伤害的因素很多，就食品而言，有足够数量的食品不致使人忍饥挨饿，所食用的食品能给人提供必要营养物质而不致使人出现营养不良，所食用的食品中不存在对人体有害的物质而不致使人生病或中毒等，那么，就可以认为食品对人是安全的。否则就是不安全的。

如果将食品作为研究对象，那么食品安全的一层含义便是食品没有受到外来因素的威胁（如腐败、污染、受热、受冻等），食品的固有特性（如营养性、功能性、卫生性等）没有发生变化。否则该食品便是不安全的，如食品受到外来污染，使食品非固有物质含量增加（如超出有关标准的规定范围）；食品受腐败微生物的作用而腐败变质等。食品是人类的基本物质资料，食品的作用对象主要是人，那么食品安全的另一层含义便是食品不会对人产生伤害（包括现实的和潜在的），不会对人体健康（包括后代健康）产生负面影响。否则该食品也是不安全的，如食品中有有毒物质存在使人中毒，有致病菌存在使人生病等。

以上分析说明，讨论食品安全，既要讨论食品对人的安全问题，还要讨论食品自身的安全问题。不过，目前人们关注的焦点是食品对人的安全性及与此有关的食品的自身安全性（如农药、致病菌等对食品的污染），而对食品腐败变质等问题讨论的较少。如《中华人民共和国食品安全法》（草案）第九十五条将食品安全定义为：“食品安全，是指食品无毒、无害、符合应当有的营养要求，对人体健康不造成任何急性、慢性和潜在性的危害。”《中华人民共和国农产品质量安全法》第二条规定：“农产品质量安全，是指农产品质量符合保障人的健康、安全的要求。”

食品安全既包括生产安全，也包括经营安全；既包括结果安全，也包括过程安全；既包括现实安全，也包括未来安全。

3. 食品安全的内涵及概念演变

任何事情都是在不断发展变化的，特别是在科学技术飞速发展的今天，食品安全的内涵及概念也不例外。随着科学技术和人类社会的发展变化，属于食品安全的问题也在变化，旧的问题解决了，新的问题又产生了，从而食品安全的内涵及概念也在不断演变和发展。

(1) 食品数量安全

食品安全首先是数量安全，即必须保证人们有足够的食品食用，能够填饱肚子。20世纪70年代，基于当时世界性粮食危机，特别是贫穷的非洲遭受最严重的粮食短缺，联合国粮食与农业组织（FAO）于1974年11月在以保障粮食供应为主题的罗马世界粮食大会上，首次正式提出了“食品安全”的定义：“保证任何人在任何地方都能够得到为了生存和健康所需要的足够食品。”到20世纪80年代，世界性粮食危机基本得到解决，一些发展中国家主要是外汇短缺和购买国力不足，FAO于1983年对“食品安全”的定义作了修改：“确保所有的人在任何时候既能买得到又能买得起所需要的基本食品。”所以，这阶段“食品安全”的英译名为“food secularity”。

我国属于发展中国家，一直很重视粮食安全问题。从改革开放初期至今实行的“联产承包”及其他一系列有关农业的政策，均是为了促进农业、农村及食品发展。《中共中央关于“十五”计划的建议》中指出：“要高度重视保护和提高粮食生产活力，建设稳定的商品粮基地，建立符合我国国情和社会主义经济要求的粮食安全体系，确保粮食供求基本平衡。”“粮食安全”的概念第一次出现在中央五年计划的建议文件中，也是第一次出现在党和国家的正式文件之中。

(2) 食品营养安全

食品营养安全问题主要表现为营养平衡和合理饮食。在20世纪80年代，通过大多数国家的共同努力，发展中国家的食品供给量基本上得到满足，特别是贫困人口获得粮食的能力显著提高，但由于发展中国家的食品构成不合理，特别是食品中蛋白质含量不足，造成较为严重的营养不良。而在发达国家却出现了营养过剩问题，使得肥胖症、高血压、心血管病等疾病大幅度增加，可见营养平衡成为食品安全的主要问题之一。于是，1992年联合国粮食与农业组织（FAO）和世界卫生组织（WHO）共同召开了“国际营养大会”，1996年FAO又召开“世界粮食首脑会议”，并提出了“要有足够、平衡的，并且含有人体发育必需的营养元素供给，以达到完善的粮食安全”的概念，把食品安全和营养问题直接联系起来，人人获得足量而富有营养的食品成为食品安全的主要内容。1996年FAO将粮食安全定义改为：“每个人在任何时候都能得到安全而富有营养的食物，以维持健康而有活力的生活，且不损及自然资源的生产能力、生态系统的完整性以及环境的品质。”这一概念不但包括了确保生产足够数量的粮食、稳定粮食供应、确保所有需要粮食的人都能获得粮食等具体目标，还特别提出了营养问题，并将粮食安全的范围扩展到了整个食品的安全，同时还引入了可持续发展的内容，使粮食安全这一概念涉及的范围更加广泛和全面。

此外，过量酗酒、长期偏食、盲目补充某些营养素等不良饮食习惯及不科学减肥等均对人体健康不利。因此，科学饮食也是食品营养安全的重要内容。

(3) 食品卫生安全

近年来，农药残留、食品添加剂滥用、有害微生物污染、食源性疾病、掺杂制假及

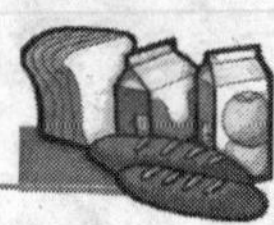

环境污染等问题严重影响了食品安全，对人身健康造成了严重危害，并威胁到经济和社会的安定与发展，引起了有关国际组织和各国政府的高度重视，成为当今食品安全问题的焦点。1984年，世界卫生组织（WHO）在《食品安全在卫生和发展中的作用》中，将“食品安全”和“食品卫生”视为同义语，并定义为“生产、加工、储存、分配和制作食品过程中，确保食品安全、可靠、有益于健康并且适合人消费的种种必要条件和措施”。1996年，WHO在《加强国家级食品安全性计划指南》中，把“食品安全”和“食品卫生”作为两个概念加以区别，前者是对最终产品而言，其定义为“对食品按其原定用途进行制作和（或）食用时不会使消费者健康受到损害的一种担保”，而后者是对食品生产过程而言，其英译名为“food hy—giene”，定义为“为确保食品安全性和适合性在食物链的所有阶段必须采取的一切条件和措施”。近年来，WHO又提出了“食品安全”新概念，即“食品中有毒有害物质影响人体健康的公共卫生问题”，其英译名改为“food safety”，包括两个关键词：“有毒有害物质”和“影响人体健康”。1996年，联合国粮食与农业组织（FAO）在《粮食安全罗马宣言》中指出：“让所有的人在任何时候都能在物质上和经济上获得足够、有营养和安全的食物，来满足其积极和健康生活的膳食需要及食物喜好，才实现了粮食安全。”这一概念中的“安全”不再是指“数量安全”，而是指“卫生安全”，可见这一概念不仅涉及粮食供应数量问题、食品营养问题，还强调了食品卫生安全问题，同时还考虑到消费者的经济支付能力问题。

可以明显看出，在“粮食安全”概念提出的30多年间，其内涵在不断发展变化，到目前粮食（食品）安全涉及数量问题、营养问题、卫生问题，以及消费者支付能力问题和粮食生产的可持续发展问题等。此外，在我国目前“粮食总量大体平衡，丰年有余”的情况下，我国的粮食安全还包含有结构合理和平衡问题，主要包括粮食在地区间平衡、城乡间平衡、贫富人间平衡及粮食种类的构成平衡等方面。

（4）食品质量安全

为了能有效遏制食品污染、假冒伪劣等对人身健康、经济发展及社会稳定的严重影响，我国于2002年起开始实施“食品质量安全（Quality Safety，QS）认证制度”，于是，食品质量安全成为近年来的一个重要话题。关于食品质量安全目前有如下几种表述：其一，农产食品质量安全是指“农产食品中含有的可能损害或潜在损害人体健康的农药兽药残留、重金属、致病菌等有毒有害物质或因素应符合有关的法律法规和强制性标准，在合理食用方式或正常食用量的情况下，不会对消费者的身体健康和（或）生命安全造成危害或潜在的危害”。其二，“食品质量安全是指食品质量状况对食用者健康、安全的保证程度”。用于消费者最终消费的食品，不得出现因食品原料、包装问题或生产加工、运输、储存过程中存在的质量问题对人体健康、人身安全造成或者可能造成任何不利的影响。

从广义质量的定义——“一组固有特性满足要求的程度”来看，食品质量安全的内涵相当丰富，它不仅包括了食品的卫生特性要满足人们现实的和潜在的要求，而且包括食品的感官特性、营养特性、保健食品的功能特性等食品的“固有特性”也要符合有关

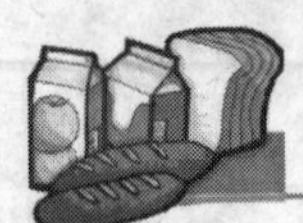

要求。

概括来讲，食品安全包括食品量的安全和食品质的安全两个方面，现在后一个含义的突出和前一个含义的弱化，反映了我国在基本解决食品量的安全的同时，食品质的安全越来越引起全社会的关注。

4. 食品安全的特性

(1) 食品安全的相对性

不考虑食品量的因素，单从食品质的方面来看，食品安全具有相对性。美国学者Jones建议将食品安全区分为绝对安全与相对安全两种：绝对安全是指不因食用某种食品而危及健康或造成伤害，即食品绝对没有风险或称零风险；相对安全则指一种食物或食物成分在合理食用方式和正常食量情况下不会导致对健康的损害。但事实上，绝对对人体无危害或零风险的食品是难以得到的，因为一种食品或食品成分对人体是有害还是有益，受多种因素的影响。首先与摄入量和方式有关，事实已经证明，人体对各种营养素的需要是在一定的范围内的，如果过量摄入会对人体产生副作用，如过量食用食盐对人体有害、长期偏食会造成营养不良等；其次与各人的身体素质有关，如有的人对牛奶过敏、有的人对水产品过敏等；再次与食品的加工方法和程度有关，如食用烹调不到位的食品会使人生病等。此外，许多天然食品中本身含有对人体有毒或有害的成分，这些成分又很难从食品中分离出去或除掉，但只要对食品加工的方法和程度得当、适量食用并不会对人体产生危害。人类生存的环境中存在着形形色色的有害物质，可以说人们生活在有害物质的汪洋大海中，不可能，也没有必要要求食品中完全不含有有害物质，否则人们将失去许多食物，人类可能又会面临饥饿的威胁。还应该注意人体有一定的清除能力和修复能力，食品中的有害物质含量低时并不能造成机体的损害，所以任何有害成分发生危害时总是和剂量联系在一起的，如氰化钾是剧毒物质，人服用100mg就可以导致死亡，但0.01mg的氰化钾就可能对人体没有任何危害，而白糖是食品，但过量也会对健康造成危害。

强调食品安全，并不是一定获得绝对安全的食品，而主要是要求人们，在食品生产、加工、储藏、运输、销售及食用过程中，不要人为地加入对人体有毒有害的物质，科学合理使用食品添加剂、农药、兽药、化肥等，尽可能避免或减轻有毒有害物质对食品的污染等，以便为人们提供无急性或慢性危害的食品，并不是要求食品中绝对不含有有毒有害成分；希望力求将风险降低到最低限度，而不是非要达到零风险。更重要的是，应该研究食品中的有害物质在多大的摄入量时才会造成对人体的危害，在多大的摄入量时就可以对人体完全无害，并制定出食品的安全限量标准，以保障人体的健康。

(2) 食品安全的动态性

从食品安全的内涵与概念演变过程可以明显看出，食品安全不是一个固定不变的概念，而是处在不断的发展变化之中，具有动态特性。此外，随着现代分析技术及设备的发展，以及动物试验、临床研究、毒理学研究等的不断进行，人们对食品成分及某些可能危及人身安全因子的认识将会更加深入，必然会解除对某些因子的怀疑，也可能会产

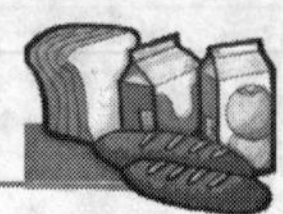

生新的疑点。随着现代生产技术、分离技术的发展与应用和管理体制的健全，对食品可能产生污染或危害的因子减少、污染程度减轻、污染概率减少，食品的安全性将会有所提高。但在旧的问题解决后，新的问题有可能出现。随着社会的进步，人们生活水平的提高，人们对食品的安全程度要求也会越来越高，某些从目前来看不是问题的问题可能成为重要问题。在旧技术存在的安全问题解决后，新开发的技术安全问题又有可能出现。

(3) 食品安全的社会性

首先，不同国家以及不同时期，食品安全所面临的突出问题和治理要求有所不同。目前，在发达国家，食品安全所关注的主要是因科学技术发展所引发的问题（如转基因食品）及营养过剩问题（如肥胖症）；而在发展中国家，食品安全所侧重的则是因市场经济发育不成熟所引发的问题（如假冒伪劣、非法生产经营），生产技术、设备和管理落后所带来的问题及因相对贫穷所带来的营养不良。其次，食品安全问题的产生，不仅仅是由技术原因所引起的；目前更多且危害最严重的还是由于职业道德、文化修养及管理等社会原因所引起的。再次，食品安全问题的出现，不仅对人们的身体健康和企业经济效益造成损害，还会引起社会的动荡，是一种不可忽视的社会因素。

(4) 食品安全的法律性

食品安全具有相对性，那么食品安全程度的大小除在分析研究过程中需要通过动物试验、人体临床试验等来评价外，在实际工作和生活中，则主要是通过依据研究结果制定相关的法律法规和标准，再依据这些法律法规和标准来判断食品是否安全。如《中华人民共和国食品卫生法》、《中华人民共和国食品安全法》（草案）、各种食品卫生标准等，均对有关食品安全问题做了具体规定。

(5) 食品安全的经济性

首先，从目前的现状来看，要生产安全程度高的食品（如绿色食品、有机食品），不论从原辅料的使用上，还是生产工艺技术、设备和环境上，以及生产管理上的要求及耗费均要高于普通食品。那么，依据价值规律，高安全性食品的价值及价格将自然要比普通食品高，更高于劣质和假冒食品。其次，如前所述，食品安全包含有人们要有足够的收入来购买安全食品的含义。那么，不管社会上食品的总量有多少，其质量也不管有多高，如果消费者没有足够的收入来购买足够的食品，这对消费者来说仍是不安全的。此外，对低收入人群来说，他们购买食品，一般首先考虑的是价格高低，数量的多少，只有价格在其可接受的范围之内时，才会去考虑食品的品质如何、卫生状态如何、用餐环境如何。因此，这个层次的人群受食品安全风险的影响更大。

(6) 食品安全的综合性

作为种的概念，食品安全涉及食品卫生、食品质量、食品营养等相关方面的内容和食品（食物）种植、养殖、加工、包装、储藏、运输、销售、消费等环节。而作为属概念的食品卫生、食品质量、食品营养等（通常被理解为部门概念或者行业概念）均无法涵盖上述全部内容和全部环节。食品卫生、食品质量、食品营养等在内涵和外延上存在许多交叉，由此造成食品安全的重复监管。

5. 食品安全与食品营养、食品卫生、食品质量等的关系

(1) 食品安全与食品营养的关系

食品营养（指食品的营养价值和营养密度）是构成食品质量与食品安全的重要内容之一，或者说食品营养包含于食品质量与食品安全。一种优质和安全的食品，它必须能保证向人提供必要的营养成分，满足人们对这种营养素的要求，一种缺乏营养的所谓食品是无质量可言的。显然，人们食用这种食品是不安全的。但食品安全所研究讨论的问题远较食品营养宽广。换句话说，食品安全内涵除有毒有害物质外，还应包括“因长期食用某种必需营养成分缺乏或整体营养成分比例失调的食品所带来的健康损伤”。因此，FAO/WHO 国际营养会议宣称“获得营养足够且安全的食品是一项人权”。就我国而言，总体上生活已达到小康水平，以“营养平衡为核心的膳食结构改善”便凸显其重要性和紧迫性。

(2) 食品安全与食品卫生的关系

食品安全与食品卫生具有密切关系，但又不同于食品卫生，它们之间存在一定的差异。世界卫生组织（WHO）对食品卫生与食品安全定义的几次修订即表明了这一点。食品安全和食品卫生的差异主要表现在两个方面：一是范围不同，食品安全包括食品（食物）的种植、养殖、加工、包装、储藏、运输、销售、消费等环节的安全，而食品卫生通常并不包含种植、养殖环节的安全；二是侧重点不同，食品安全是结果安全和过程安全的完整统一，食品卫生虽然也包含上述两项内容，但更侧重于过程安全。所以，《食品工业基本术语》将食品卫生定义为“为防止食品在生产、收获、加工、运输、储藏、销售等各个环节被有害物质污染，使食品有益于人体健康所采取的各项措施”。概括来讲食品安全包括了食品卫生，但较食品卫生的内容更丰富、更完善；而食品卫生只是食品安全研究的重要内容之一。食品安全与食品卫生随着人们认识的变化也在不断地发展变化。

(3) 食品安全与食品质量的关系

人们通常所说的“食品质量”指的是食品的“质”，并未包含“量”的含义。从前述的现代质量或广义质量的概念来看，食品质量包括了产品质量、过程质量和服务质量，食品质量特性包括了功能性、可信性、安全性、适用性、经济性等。目前食品安全问题除了量的问题外，主要是食品营养平衡问题、清洁卫生问题、新资源和新技术安全性问题等方面，而这几个方面的问题均属于或最终归结到食品质的问题上，属于食品质量中的产品质量范畴。

世界粮食安全委员会在“食品质量和安全性对发展中国家的重要性”（1999）一文中指出：食品的安全性是食品质量的一个基本要求。“食品安全性”是指没有污染物、杂物、天然毒素或可能对健康造成急性或慢性伤害的任何其他物质或者其程度是可以接受的和安全的。食品质量可视为决定食品价值或消费者对食品的可接受性的一个复杂特征。除了安全性之外，质量特性还包括：营养特性，外观、色泽、结构、口味等感官特

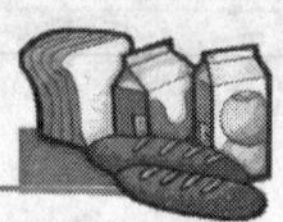

性及功能性质。联合国粮食与农业组织（FAO）和世界卫生组织（WHO）在《保障食品的安全和质量：强化国家食品控制体系》中指出："食品安全"和"食品质量"两词有时令人混淆不清。食品安全涉及那些因食品对消费者健康构成危害（无论是长期的还是马上出现的危害）的所有可能因素，这些因素必须消除，毫无商量余地。食品质量包括可影响产品消费价值的所有其他特性。其包括一些不利的品质特性，如腐烂、脏物污染、变色、变味等，以及一些有利的特性，如食品的产地、颜色、香味、质地以及加工方法。

从目前人们对食品安全的理解和要求来看，重点在于消除或预防、避免所食用的食品对人体健康可能产生的危害。那么，作为食品质量主要构成部分的外观质量，特别是食品的色泽、风味、外观形态和质构不应属于食品安全的范畴。虽然食品的外观在一定程度上反映了食品的内在品质，且在现实的食品生产和经营中，人们往往要通过使用食用色素、食用香精和其他食品添加剂，以及某些技术手段来改善食品的外观，这些食品添加剂和技术的应用有可能危及食品的安全。但这是由食品添加剂和技术本身的安全性及其应用和管理是否恰当所引起，并不是食品的外观与食品的安全性有什么直接关系。因此，认为食品质量中的外观质量不属于食品安全的范畴。

从以上分析可以看出，食品质量与食品安全之间是一种交叉重叠关系。如果排除食品安全中量的问题，而将食品安全狭义理解为食品质的问题，那么狭义食品安全则是食品质量的一个重要方面，包含于食品质量之中。这种认识基本符合当前的实际情况。综上所述，食品质量包括了食品营养、食品卫生和食品安全。

二、安全食品

1. 安全食品的产生背景

安全食品起因于日益加重的环境污染和生态破坏已经直接危及人类的生命与健康，并对持续发展带来直接或潜在的威胁。自第二次世界大战特别是绿色革命以来，由于大规模采用现代科技手段，世界发达国家农业生产取得了令人瞩目的成就，同时也面临着一系列严重问题，主要表现在：

（1）农业生产中大量使用化肥、农药等化学物质，不仅污染环境还在农产品上残留，并通过在土壤、水体中的残留，造成有毒有害物质富积，再通过物质循环进入农畜水产品中，最终损害人体健康。

（2）过分依赖机械和化肥投入，加上不合理地耕作造成水土流失、土壤板结、盐碱化、沙漠化，恶化了土壤理化性状，降低了土地生产能力。

（3）过度加大商品投入物，提高了农业生产成本，减少了农业收入。1962 年，雷切尔·卡森的发人深思的著作《寂静的春天》向人们提出警告：农业生产中使用的化肥对于环境和人类的健康会产生严重的影响。

随着人们收入水平和生活水平的显著提高，温饱问题基本解决，人们对食品质量的要求越来越高，主要表现在：一是对品质要求越来越高，包括品种要优良、营养要丰富、风味和口感要好；二是对卫生和安全性要求越来越高，拒绝滥用食品添加剂（如防腐剂、人工合成色素）的食品，关注食品中农药残留、重金属污染、细菌超标等问题。

为解决这些问题和矛盾，人们进行了很多探索，其中以生产有机农产品、减缓常规农业方式给资源和环境造成的严重压力为主要目标的替代农业是其中较为有效的方式之一。如生态农业、有机农业、自然农业、生物农业、再生农业、低投入农业等。特别是进入 20 世纪 80 年代以来，可持续发展思想得到世界各国响应，一股寻求经济发展与环境和自然资源相协调的浪潮在全世界掀起，可持续发展成为各国人民的共识，表明了人类文明发展又步入了一个全新阶段。可持续发展思想的基本要点包括两个主要方面：一是强调人类追求健康而享有生产成果和生活成果的权利，应当坚持与自然和谐的方式统一而不应凭借手中的技术和资金，采取耗竭资源、破坏生态和污染环境的方式来追求这种发展权利的实现；二是强调当代人不应以当今资源与环境大量消耗型的发展与消费，剥夺后代人发展的权利和机会。

受可持续发展思想的影响，可持续农业的概念得以确立。1987 年世界环境与发展委员会（WCED）提出了“2000 年转向可持续农业的全球政策”，1988 年联合国粮食与农业组织制定了“可持续农业生产：对国际农业研究的要求”文件，1991 年联合国粮食与农业组织在荷兰召开的“农业与环境国际会议”上通过了“关于持续农业和农村发展的丹波宣言、行动纲领”，给可持续农业的定义是：管理和保护自然资源基础，调整技术和体制变化的方向，以确保获得和持续满足当代人和后代人的需要。这种持续发展能够保护土地、水、植物和动物资源，不造成环境退化，同时要在技术上适宜，经济上可行，能够被社会所接受。目标是：建立节约资源的生产系统，保护资源和环境；实施清洁生产，提高食物质量，增进人体健康；实现生态效益、社会效益和经济效益的同步增长。

欧、美、日等发达国家以及一些发展中国家进一步加快了各类替代农业方式的实践，以解决农业生产过程中由于农用化学品不合理使用引起的食品污染和品质下降，以降低农业生产对生态环境的影响为主要目的的有机农业成为其中的主流。有机农产品的生产和发展在全球成为可持续农业生产的重要途径之一。

2. 安全食品的概念

安全食品（safe food）是近年来提出的一个新概念，尚未形成大家公认的定义。目前，我国有的学者将安全食品定义为：是指食品的生产、加工、运输等过程符合安全食品所规定的技术要求，食品中安全指标（主要指重金属污染物、非重金属污染物、无机污染物、有机污染物等在食品中的残留量）达到安全食品标准规定的食品。即指没有农药残留、没有污染、无公害、无激素的安全、优质、营养类食品。我国的《食品安全管理体系要求》（SN—T 1443.1—2004）将安全食品定义为：“符合食品安全特性的食品或产品。”“食品安全特性是指满足食品安全要求的固有特性。”显然这只是对安全食品的狭义理解，也就是说只强调了食品中有毒有害物质的含量及其对食用者的危害。实际上，安全食品不只是强调食品中有毒有害物质含量多少，还强调食品的整体安全性。

具体来讲，作为理想的安全食品应包含如下几个方面的含义：

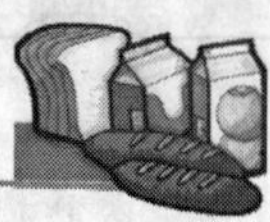

（1）卫生方面的安全性

即安全食品被人食用后不应因食品中存在某些有毒有害因素而对食用者及其后代产生任何威胁或风险。如果一种食品不管其营养多丰富，感官特性多好，只要其中含有有害于人体健康的成分就不是安全食品。如“三鹿毒奶粉”事件，就是因为奶粉中含有对人体有害的三聚氰胺而导致许多婴儿生病，甚至死亡。

（2）营养方面的安全性

安全食品应能满足人体对营养素的需要，即食品所含的营养素从种类到含量上都要符合人体的需要。如果一种所谓的食品不能给人提供所需的营养素则不能算是安全食品，如“阜阳奶粉案”并不是其中含有有毒有害物质，而关键是其中蛋白质等营养素含量过低，与其包装标签不符，误导了消费者，以致造成严重的食品安全事故。

（3）环境方面的安全性

作为安全食品还应符合“可持续发展”原则，在其资源开发利用上不得对生态平衡有负面影响；其生产加工过程及废弃物（如包装物）不得对环境造成污染，不对生态系统造成破坏。

（4）量的安全性

安全对每个人都是必要的。因此，安全食品在量上应是充足的。

（5）经济方面的安全性

从目前来看，安全食品的生产成本及价格较普通食品要高，这无疑对安全食品生产及消费带来不利影响。这就要求人们必须采取有效措施来解决这一问题，降低生产成本和销售价格，避免因经济原因使某些消费者消费不起安全食品，否则安全食品便无任何意义。

此外，一种食品是否是安全食品，必须经有资质的权威机构认定，未经认定的食品难以确认其安全性。

综上所述，安全食品应该是指生产过程和产品质量均符合消费者和社会的要求，并经权威部门认定，在合理食用方式和正常食用量的情况下不会对消费者健康产生威胁的食品。

3. 安全食品的种类

从目前对常规食品、无公害食品、绿色食品和有机食品生产的许可条件和要求情况、对产品的品质和卫生要求的严格程度、对生产投入品的使用要求情况，以及生产对生态和环境的影响程度等方面来看，这四类食品的安全级别是有差异的。且从常规食品、无公害食品、绿色食品，到有机食品安全级别依次升高，如图 1－1 所示。

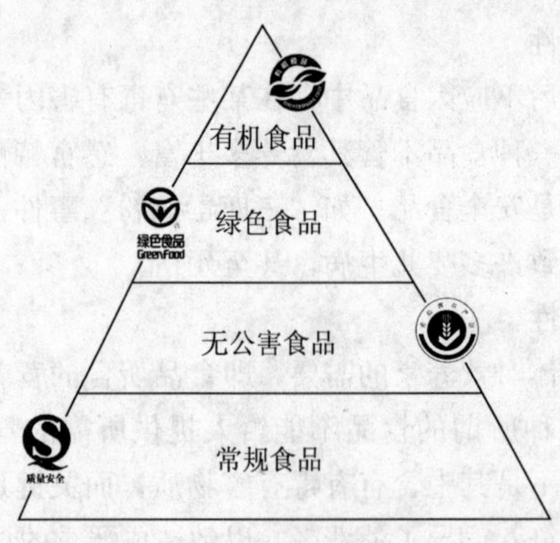

图 1-1　安全食品的关系

(1) 常规食品

常规食品（conventional food）是指在一般生态环境和生产条件下生产和加工的产品，经县级及其以上卫生防疫或质检部门检验，达到了国家现行粮食、食品卫生标准的食品或已通过食品质量安全认证（即 QS 认证），取得"食品生产许可证"的食品。不符合上述要求的所谓食品则不属于安全食品的范畴。常规食品是目前我国大众消费的主要对象，估计占整个食品消费量的 90%以上，也是我国农业和食品加工业的主要产品。

(2) 无公害食品

目前对无公害食品（free—pollutant food）有广义和狭义两种理解：广义的无公害食品包括有机食品、绿色食品和狭义的无公害食品。狭义的无公害食品是指在良好的生态环境条件下，生产过程符合规定的无公害食品生产技术操作规程，产品不受农药、重金属等有毒、有害物质污染或有毒、有害物质控制在安全允许范围内的食品及其加工产品。无公害食品属于大众化消费的、较好的安全食品，在我国须经省级以上农业行政主管部门认证，允许使用无公害农产品标志。这将是我国在今后一定时期内农业和食品加工业的主流产品。

(3) 绿色食品

绿色食品（green food）并非指"绿颜色"的食品。自然资源和生态环境是食品生产的基本条件，由于与生命、资源、环境相关的事物通常冠之以"绿色"，为了突出这类食品出自良好的生态环境，并能给人们带来旺盛的生命活力，因此将其定名为"绿色食品"。它是指遵循可持续发展原则，按照特定生产方式生产，经专门机构认定，许可使用绿色食品标志，无污染、安全、优质、营养类的食品。"遵循可持续发展（sustainable development）原则"是指对绿色资源的开发利用既要满足现代人的需求，又不以损害后代人满足需求的能力为原则。"按照特定生产方式生产"，是指在生产、加工过程中按照绿色食品的标准，禁用或限制使用化学合成的农药、肥料、添加剂等生产资料及其他可能对人体健康和生态环境产生危害的物质，并实施"从土地到餐桌"全程质量控

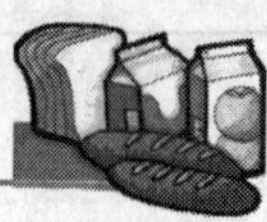

制。这是绿色食品工作运行方式中的重要部分，同时也是绿色食品质量标准的核心。“经专门机构认定”，绿色食品的生产与加工过程及产品必须经过国家有关部门认证认可。“许可使用绿色食品标志”是指未经注册人（中国绿色食品发展中心）许可，任何单位和个人不得使用绿色食品标志。“无污染、安全、优质、营养”是绿色食品的质量特征。“无污染”是指在绿色食品生产、加工过程中，通过严密监测、控制，防范农药残留、放射性物质、重金属、有害生物等对食品生产各个环节的污染，以确保绿色食品产品的洁净。绿色食品的优质特性不仅包括产品的外表包装水平高，更重要的是内在质量水准高；产品的内在质量又包括内在品质优良和营养价值及卫生安全指标高两个方面。

绿色食品分为A级和AA级两类。AA级绿色食品的标准要求：生产地的环境质量符合《绿色食品产地环境质量标准》，生产过程中不使用化学合成的农药、肥料、食品添加剂、饲料添加剂、兽药及有害于环境和人体健康的生产资料，而是通过使用有机肥、种植绿肥、作物轮作、生物或物理方法等技术，培肥土壤、控制病虫草害、保护或提高产品品质，从而保证产品质量符合绿色食品产品标准要求。

A级绿色食品的标准要求：生产地的环境质量符合《绿色食品产地环境质量标准》，生产过程中严格按绿色食品生产资料使用准则和生产操作规程要求，限量使用限定的化学合成生产资料，并积极采用生物学技术和物理方法，保证产品质量符合绿色食品产品标准要求。

(4) 有机食品

有机食品（organic food）是指生产环境未受到污染，生产活动有利于建立和恢复生态系统的良性循环，在原料的生产加工过程中既不使用农药、化肥及生长激素类等化学合成物质，不采用转基因技术及其产品，也不采用其他不符合有机农业原则的技术与材料，通过有机食品认证、使用有机食品标志、可供食用、符合国际或国家有机食品标准的农产品及其加工产品。有机食品是一类真正无污染、纯天然、高品位、高质量的安全食品。

根据我国目前的实际情况，考虑食品安全的相对性、安全食品量和经济方面的安全性，实行常规食品、无公害食品、绿色食品和有机食品不同安全级别的安全食品并存，强制生产常规食品，扩大无公害食品生产，以保证广大消费者的需要；鼓励开发生产绿色食品和有机食品，以满足相对富裕消费者的需要。

此外，我国市场上目前尚有一部分经国家有关有资质的检验或认证机构认定其质量符合国家现行食品卫生标准，但不属于上述几类的食品，可称其为普通食品。随着我国对食品质量与安全监督管理的加强，这类食品将逐渐退出市场。

4. 安全食品与食品安全的关系

食品安全和安全食品是两个不同的概念，主要区别可归纳为以下几个方面：

(1) 从文法方面看，食品安全的主体是“安全”，“食品”则是对此安全的限定，即有关食品的安全，而不是其他方面的安全。而安全食品的主体是“食品”，“安全”则是对此食品的限定，即这类食品在被人们食用后，对人体没有伤害，对人体是安全的。安全食品是有别于“假冒伪劣食品”等对人体有害的“食品”的。

(2) 从目的方面看，食品安全的目的在于设法消除食品中存在的不安全因素。作为食品研制开发者、生产者及经营者，强调食品安全，目的在于为消费者提供一种有关食品安全的承诺、担保。而安全食品的目的在于为消费者生产或提供一种在安全性上可靠的、对消费者无健康危害或少危害的食品。此外，目前强调无公害食品、绿色食品和有机食品生产，还期望减少或消除食品生产对生态、环境的影响和破坏，实现可持续发展。

(3) 从研究内容看，食品安全主要是讨论有关影响食品安全的因素及其对人体的危害、来源，以及预防控制等问题。而安全食品则主要讨论食品的生产加工与管理，即研究讨论采用什么样的方法、技术及管理体制和措施能为消费者提供对其身体无危害或者尽可能少危害的食品。虽然说安全食品和食品安全一样，都离不开食品的安全性问题，但食品安全大多属于事后对食品已存在的安全问题的“治理”，而安全食品则属于事先对食品中可能出现的安全问题的“预防”。

(4) 从技术方面看，食品安全主要采用“各个击破”的战略战术，即一般是通过对影响食品安全的各个因素进行逐个分析研究，然后采取措施逐个加以预防和控制。如果人们能采取某种措施，消除了食品中某一原有的、对人体健康有直接或间接危害的因素，便是食品安全方面的一大技术进步，该食品的安全性也就有所提高。而安全食品则注重整体效应，即它要求必须从食品生产加工的环境、原料、工艺、技术、管理等各个方面全盘考虑，保证每个环节不对食品产生或引入危害因素，以确保食品的安全。如果该食品其他方面都做得很好，而仅一个方面不符合人们的需要或有关规定的要求，这种食品在安全性方面可能比现有的普通食品好，但这种食品仍不能算是安全食品。

(5) 从管理方面看，安全食品实行的是“强制管理”体制，即任何食品要以安全食品的“身份”来生产和销售，必须先经过有关方面的认证，通过认证后，发给认证证书，并允许在食品、包装及促销宣传等中使用有关安全食品标志，否则该食品就不允许以安全食品的名义来生产和销售，即使这种食品在安全性方面较普通食品做得更好。而任何一项食品安全技术研究成功后，只要其不会产生新的、现实的或潜在的安全问题，不需经过认证即可在生产中应用。

食品安全和安全食品又是密不可分的，它们之间的联系可归纳为如下三个方面：

①食品安全和安全食品的最终目标是一致的，即均希望保证消费者的身体健康和安全。

②安全食品同样也存在食品安全问题。即对研制或生产加工的安全食品也必须进行食品安全分析研究，也就是要分析研究其中是否存在有危及消费者身体健康和安全的因素等。

③对安全食品的开发研究也离不开食品安全的有关理论知识和技术。也就是说，要开发研究安全食品，首先得对食品安全问题进行分析研究，找出问题的所在及控制措施或技术，然后在安全食品工艺、技术、环境、原料、包装等各个环节设计安排及管理

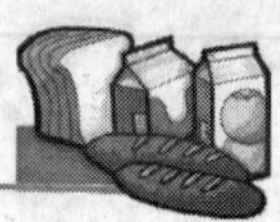

中，对可能存在的不安全因素加以考虑并设法排除。

可见食品安全既是安全食品学的基础，又是安全食品学的重要研究内容之一，食品安全技术是安全食品技术的重要构成部分。

三、加强食品安全管理的意义

食品安全不仅关系到每个人的身体健康，维系着国家之富足与强盛，而且还与政治结下了“不解之缘”。与过去相比，我国食品卫生状况有了显著改善，但长期以来，我国的供应体系主要是围绕解决食品供给量问题建立起来的，对于食品安全（狭义，下同）的关注程度不够。我国食品行业原料供给、生产环境、加工、包装及销售等环节的安全管理，都存在严重的不适性。同其他国家一样，目前由于致病微生物和其他有毒、有害因素引起的食物中毒和食源性疾病仍然对我国的食品安全构成了明显的威胁。为此，必须在对我国食品安全状况进行客观判断的基础上，找出制约我国食品安全的主要因素，对症下药加以治理。

1. 食品安全关系到人们的身体健康与生命安全

衡量食品安全状况的直接指标，就是食源性疾病（food born disease）的发病率。食源性疾病是当今世界上分布最广泛，最为常见，对人类健康危害最大的疾病之一。据世界卫生组织（WHO）统计，全球每年仅 5 岁以下儿童的腹泻病例就达 15 亿例次，造成 300 万儿童死亡，其中约 70%是由于各种致病微生物污染的食品和饮水所致。据美国疾病预防与控制中心（CDC）的统计，美国每年约发生 7600 万例食源性疾病，其中约 32.5%入院治疗，每年约 500 人死于该病。表 1－1 为我国 1998—2007 年上报卫生部食物中毒报告例数、中毒人数和死亡人数。

表 1－1　　1998—2007 年上报卫生部食物中毒报告例数、中毒人数和死亡人数

年份	中毒报告例数	中毒人数	死亡人数
1998	55	5836	88
1999	97	4999	103
2000	150	6237	135
2001	185	15715	146
2002	128	7127	138
2003	379	12876	323
2004	347	12467	274
2005	256	9021	235
2006	596	18063	196
2007	506	13280	258

根据世界卫生组织（WHO）估计，发达国家食源性疾病的漏报率在90%以上，而发展中国家则为95%以上。以此推论，我国目前掌握的食物中毒数据仅为我国实际发生的食源性疾病的“冰山一角”。可见食品安全问题严重威胁着人们的身体健康与生命安全。

2. 食品安全直接影响着经济的发展

食物中毒和其他食源性疾病导致病疾人群增加，直接增加了居民的医疗费用，加重了财政负担，给受害国和地区造成了严重的经济损失。就美国而言，由7种特定病菌所导致生产力的损失估计每年在65亿～133亿美元。在英国发生疯牛病问题后，因宰杀“疯牛”造成的损失高达300亿美元。欧盟为预防疯牛病蔓延，至少支出了30亿欧元。据比利时农业工会统计，1999年比利时“二噁英污染”事件造成的直接损失达3.55亿欧元，如果加上与此关联的食品工业，损失已超过10亿欧元。日本雪印乳业公司停产后，造成的经济损失为200亿日元（约合19亿美元）。

我国目前尚无食源性疾病造成的经济损失的具体数据。但从2004年公布禽流感的情况来看，食品安全问题导致的损失是非常大的。2004年1月27日国内宣布发现禽流感疫情，到2月27日肉鸡的价格从正常的每公斤8.4元降至3元，一只鸡要少卖5元左右，假设这一个月的出栏数为全年出栏数的平均数，损失至少为1.5亿元，再加上对饲料业、餐饮业、加工业和运销业的影响，损失就更大了。广东作为我国活禽出口的第一大省，每年仅经由广东省检验检疫局报检过关的供中国港澳活禽就超过1500万羽，金额超过3000万美元。自2004年广东出现禽流感后，从1月31日起，广东省全面停止对中国香港特别行政区的销售，而转为内部市场销售，价格平均下跌50%～60%。

3. 食品安全制约着食品出口和国际竞争力

食品是我国重要的出口产品之一。食品的国际贸易对于消费者扩大食品的选择范围、改善营养结构也是非常有利的，并可增加食品出口国食品产业行业的发展机会。但是一旦出现食品安全问题，国际贸易将受到严重影响，食品行业也会受到沉重打击。英国曾经因疯牛病影响，牛肉制品的出口下降了99%。

尤其值得注意的是，贸易保护主义会以食品安全隐患为由，建立各种技术性贸易壁垒。目前，技术性贸易壁垒已经成为制约我国农产品和食品出口的主要因素。商务部的调查表明，2002年我国有71%的出口企业、39%的出口产品遭遇到国外技术壁垒的限制，造成损失约170亿美元，相当于当年出口额的5.2%，与2000年相比，上述数据分别增加了5个百分点、14个百分点、60亿美元和0.7个百分点。目前，我国有近90%的食品土畜产品出口企业受到技术贸易壁垒的限制。在技术性贸易壁垒中，食品安全卫生又是最为主要的原因。以2002年第一季度为例，我国被美国食品和药物管理局（FDA）扣留的农产品和食品及饮料占被扣产品总批量的44.65%。从2002年1—3月份FDA对我国产品实施扣留所提出的理由看，与技术性贸易壁垒协议（TBT）有关的达1537批次，占我国产品被扣留总批量的96.24%。其中由于安全、卫生不符合要求的有549批次，占被扣留总批量的34.38%，成为被扣留的最主要原因。

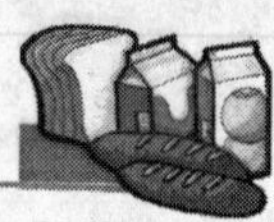

4. 食品安全影响到社会的安定

从国际上的教训来看，食品安全问题在严重危害人类身体健康的同时，也给民众造成了很大的心理恐惧和心理障碍。问题严重时还影响到消费者对政府的信任。如比利时的“二噁英污染”事件导致执政长达40年之久的社会党政府内阁垮台。2001年德国出现疯牛病后，卫生部部长和农业部部长被迫引咎辞职。

第四节 食品安全学概述

一、食品安全学的特性

魏益民等（2007）认为：“食品安全学（food safetiology）是研究食物对人体健康危害的风险和保障食物无危害风险的科学。”食品安全学是食品科学的一个重要分支学科，是在食品安全问题日益严重并受到人们高度重视的情况下产生并发展起来的一门新学科。食品安全问题无疑是食品安全学产生与发展的动力和基础。因此，食品安全学的研究对象是食品安全问题及其发展变化规律、预防与控制食品安全的技术和措施。

食品安全是一个复杂的问题，它在管理层面上属于公共安全问题，在科学层面上属于食品科学问题。因此，对食品安全问题的分析研究与解决，既是一个技术性问题，需要运用许多自然科学的知识和技术，又是一个管理性问题，需要运用管理学、社会学等知识和技术。也就是说，食品安全学的学科基础和学科体系相对较为宽广，学科的综合性较强。由于食品安全的核心问题是保障人类健康，服务对象是人，因此，食品安全学与医学领域的毒理学、公共营养与卫生学、预防医学等学科有关。食品安全学研究对象的载体是食品，因此，食品安全学又与食品原料学、食品微生物学、食品化学、食品工艺学、食品包装学、食品储藏学等密切相关。开展食品安全管理主要依靠法律法规，而食品安全执法又需要标准和检测技术与方法的支持，风险分析也需要以管理学为基础，因此，食品安全学又需要法学、管理学的支持；另外，由于公众的参与意识增强，以及媒体的广泛参与，基于对食品安全事件增加透明度的原则，传媒学也已成为食品安全学学科体系构成的重要成分之一。可见，食品安全学不像数学、化学和物理学等学科那样，学科界线十分清楚，学科内涵相对集中，而是一门涉及多学科的综合性学科。它是以生物化学、食品化学、物理学、微生物学、生理卫生学、毒理学、病理学、环境科学等学科为基础，运用理化检验、微生物检验、仪器分析、管理学、伦理学、社会学等学科的知识和技术，对农业生产、食品加工、食品储藏保鲜、食品包装、食品运输、食品销售等多个领域或环节有关食品安全的问题进行分析研究，以确保食品和人身安全。

影响食品安全的因素是多种多样的，可能产生食品安全问题的领域或环节也很复杂，而且任何有害因素在任何环节对食品产生危害，都可能造成食品失去食用价值，对人身产生伤害，甚至导致死亡。因此，食品安全学又是一门系统学科，要求运用系统工程的原理来分析研究和处理有关食品安全问题。要保证食品“从农田到餐桌”始终处于安全状态，必须对整个过程和各个环节进行监控和管理。

从食品安全学的学科体系可以看出，食品安全学的技术体系也涉及多个学科、多项技术。从食品安全的管理过程来看，食品安全学涉及风险评估技术、检测监测技术、溯源技术、预警技术、全程控制技术、规范和标准实施技术，如图 1-2 所示；从学科领域的角度来看，食品安全学涉及分析化学技术、毒理学评价技术、微生物分析技术、食品卫生检验技术、同位素技术、信息学技术、质量控制技术，以及分子生物学技术等。

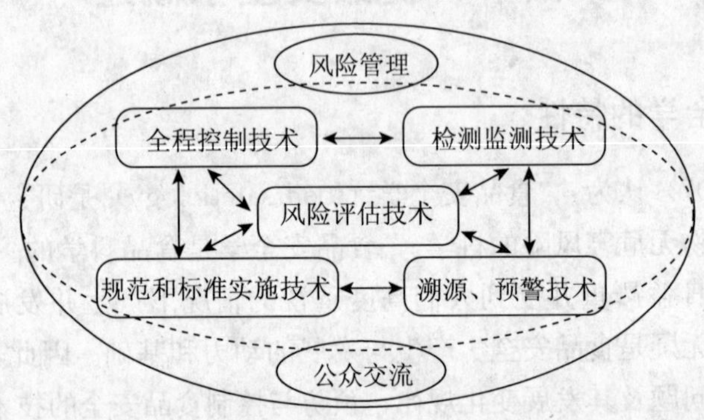

图 1-2　食品安全学的技术体系及其相互关系

二、食品安全学的产生与发展

任何学科都是在科学技术发展过程中产生和发展起来的，其发展的一个最重要的特征就是在高度分化的基础上的高度综合，是分化与综合的高度对立与统一，这是现代学科发展趋势的本质。食品安全学也不例外，其发展也经历了漫长的历史过程。

早在 2500 年前，我国最杰出的思想家孔子就对食品安全有了深刻的见解，提出了著名的“五不食”原则，即“鱼馁而肉败，不食。色恶，不食。臭恶，不食。失饪，不食。不时，不食”（《论语·乡党第十》）。这是文献中有关饮食安全的最早记述与警语。明代人高濂在其著的《饮食当知所损论》中也指出：“凡食，色恶者勿食，味恶者勿食，失饪不食，不时不食。”忽思慧是我国古代著名的营养学家，他撰写的《饮膳正要》一书，是我国甚至是世界上最早的饮食卫生与营养学专著，对传播和发展我国卫生保健知识起到了重要作用。在此书中，第一次提出了“食物中毒”这个词，并设计了不少治疗食物中毒的方法，现在看来还是有效用的。孙思邈的《千金翼方》中对由鱼类引起的组胺中毒有很深刻而准确的描述。“食鱼面肿烦乱，芦根水解。”顾仲在他的《养小记》中从饮食角度将人分为三类，其中第三类为：“养生之人，务洁清，务熟食，务调和，不侈费，不尚奇；食品本多，忌品不少，有条有节，有益无损，遵生颐养，以和于身。日用饮食，斯为尚矣。”《唐律》规定了处理腐败食品的法律准则，即“脯肉有毒曾经病人，有余者速焚之，违者杖九十；若放与人食，并出卖令人病者徒一年；以故致死者，绞。”这些都说明我国在古代已认识到并重视食品安全问题，而且通过法律途径来禁止

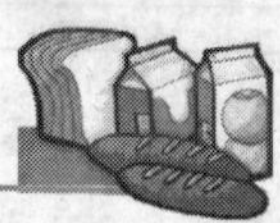

销售有毒有害食品。古代人类对食品安全性的认识，大多与食品腐坏、疫病传播等问题有关，各民族都有许多建立在广泛生存经验基础上的饮食禁忌、警语、禁规，作为生存守则流传保持至今。但古代人对食品安全问题尚只停留在个别现象的认识和经验的总结阶段，尚未进行系统研究，更没有形成一门系统学科。

从 19 世纪初人们对微生物，特别是对微生物对人体健康的危害有了初步认识后，便开始对有关食品安全的问题进行科学研究。随着学科技术和人类社会的不断发展，人们对食品安全问题的认识进一步加深，特别是现代工业的发展使食品安全问题进一步加重，食品安全问题引起了社会各界的关注，于是有关学者便分别从各自所在学科的角度开始对食品安全问题进行探索和研究。随着认识和研究的不断深入，逐渐从不同的学科分化出与食品安全有关的分支学科，如从卫生学分化出食品卫生学、从毒理学分化出食品毒理学、从微生物学分化出食品微生物学，以及食品化学、食品营养学、食品检验学、食品工艺学、食品包装学、食品储藏学、预防医学、应用化学、现代物理学、现代生物学等学科，均对有关食品安全问题进行了研究。

1967 年，在波多黎各自由联邦马亚圭斯召开了关于“食品的重要性和安全性”的国际会议，并将会议录以 *The Safety of Foods* 为名公开出版。自该书出版后，对食品安全性的认识有了引人注目的进展，形成了若干个密切关注的消费者集团，制定规章的机构处事更加谨慎和细致，食品生产者和制造商更加懂得和注意满足消费者正在追求的苛刻要求，并且正在通过全国性的努力使所有的人口营养充足、身体健康，甚至连学校和教堂都已采取措施，使年轻人对食品的营养、卫生和安全性有所了解。1980 年，美国 Horace D. Grahan 根据读者的强烈要求，对会议录进行了修订编辑，再版发行。1987 年，我国黄伟坤对 *The Safety of Foods*1980 年版进行摘译编辑，以《食品安全性》为名在国内出版发行。该书全面地、系统地叙述了食品的安全性问题。书中用一定篇幅介绍了食品中有毒、有害物质，如亚硝胺、多氯联苯和多溴联苯，残留农药，有害金属及真菌毒素的来源，对人体的危害性以及检测方法等，并详细地介绍了对人体致病性微生物，如肉毒梭状芽孢杆菌、葡萄球菌、沙门菌以及病毒等引起食物中毒的原因、机制、预防办法和检测手段，最后还介绍了一些国家及地区的有关食品法规和规定。

直到 20 世纪末人们才逐渐认识到，食品安全是一个系统而复杂的问题，它不仅涉及技术问题，而且涉及伦理道德和科学管理。这就要求人们在认识和解决食品安全问题时，必须全面考虑，实行跨学科研究。即要求人们充分运用自然科学、工程技术和社会科学等各种学科的知识，对食品安全问题及其对人类自身的影响，以及对其进行有效控制的途径和技术进行系统的、综合的研究。近几十年经过世界各国各界的共同努力，现已取得了可喜的成果，也使食品安全学逐渐趋于成熟。近年来，我国出版了多种有关食品安全的专著，如吴永宁主编的《现代食品安全科学》(2003)，孟凡乔主编的《食品安全性》(2005)，田惠光主编的《食品安全控制关键技术》(2004)，金征宇主编的《食品安全导论》(2005)，姚卫蓉、钱和主编的《食品安全指南》(2005)，钟耀广主编的《食品安全学》(2005) 等。

三、食品安全学的任务与研究内容

如前所述，食品安全学的研究对象是食品安全问题及其发展变化规律、预防与控制食品安全的技术和措施。因此，食品安全学的基本任务就是消除各种不良因素对食品安全的影响，确保人们有安全可靠的食品，以保障人身健康。

因此，食品安全学的研究内容主要包括以下几个方面：

1. 影响食品安全的主要因素

食品是人类的第一物质需要，但是在食品中可能含有或者污染有对人体健康有危害的物质。那么要消除这些物质对人体的危害，就需要对包括这些物质的种类、特性、对人体的危害、来源以及进入食品的途径和方式等进行分析研究。涉及的主要学科有食品化学、食品卫生学、环境科学等。

2. 食品安全性的检测与评价

要分析研究食品中可能存在的危害，必须借助于某些现有的和有待开发的检测技术与方法来认识这些有害因素，并对其安全性及食品的风险性进行评价。为食品安全控制、管理与立法提供可靠依据。涉及食品检验学、食品毒理学、免疫学、人体机能学等学科。

3. 食品安全控制技术

要保证食品安全，必须对“从农田到餐桌”的有关环节，甚至整个过程进行控制，以减少或避免有害因素对食品的影响。涉及农艺学、食品工程原理、食品工艺学、食品储藏学、食品包装学等学科。

4. 食品安全管理

食品安全既是一个技术问题，更是一个管理问题，目前许多食品安全事件的发生是由管理不善所引起的。因此，必须对食品安全管理问题进行研究。涉及食品企业管理、食品质量管理、职业道德教育等学科。

5. 食品安全法律法规与标准

依法管理是现代管理的要求和发展趋势，食品安全管理也不例外。因此必须对有关食品安全的法律法规、规范、制度进行研究，建立完善的法律制度体系。涉及法学、标准化、管理学等学科。

6. 安全食品开发

要保证食品安全，除了应对现有食品生产、加工、储藏、运输、销售等技术加强改进和管理外，开发新型的安全食品也是一条有效的途径。

第五节　食品中的危害

食品应具备的基本条件是：卫生安全、无毒无害；含有人体所需要的营养素和有益成分；感官性状良好、可被人体接受。但是食品除了含有人体必需的营养物外，也可能含有身体非必需的甚至有害生物或化学物质，后者总称为外源化学物（xenobiotice）。外源化学物是在人类生活的外界环境中存在，可能与机体接触并进入机体，在体内呈现一定的生物学作用的一些化学物质，又称为“外源生物活性物质”。它既包括在食品生产、加工中人类使用的物质，也包括食物本身生长中存在的物质。蔬菜上的农药残留是有害无益的，但有些外源化学物对健康有利，如大蒜中的大蒜素。所以，不应把外源化学物统统认为是对健康有害的。与外源化学物相对的概念是内源化学物，是指机体内原已存在的和代谢过程中所形成的产物或中间产物。某种物质通过物理损伤以外的机制引起细胞或组织损伤时称为有毒（toxic）。传统上把摄入较小剂量即能损害身体健康的物质称为有毒物质或毒物（toxicants）；它具有对细胞或组织产生损伤的能力称为毒性（toxicity）。有毒物质在一定条件下产生的临床状态称为中毒（intoxication，poisoning）。当前，地球上污染无处不在，工业化学物种类日益增多，它们进入空气、土壤、水、植物、动物和人体中，人们的食物链不断受污染；食品市场是国际的，因此，食品的安全性是世界各国政府共同关心的问题。

国际法典（CAC）于1997年将“危害”定义为：会对食品产生潜在的健康危害的生物、化学或物理因素或状态。国际食品微生物规范委员会（ICMSF）在危害的定义里将安全性和质量都包括了进去。

一、生物性危害

生物性危害主要是指生物（尤其是微生物）本身及其代谢过程、代谢产物（如毒素）、寄生虫及其虫卵和昆虫对食品原料、加工过程和产品的污染。这种污染会对食品消费者的健康造成损害。生物性危害包括有害的细菌、病毒、寄生虫。食品中的生物危害既有可能来自于原料，也有可能来自于食品的加工过程。

1. 细菌、病毒与食品安全

（1）细菌

食源性细菌病原体是引起人类食源性疾病的重要原因，在食品公共卫生上有重要意义。据美国疾病控制中心（CDC）的统计，美国1993年因食源性致病菌而有1000万人发病，约有4000人死亡。在我国，每年向卫生部上报的数千人食物中毒事件中，除意外事故外，大部分均是由致病微生物引起的，常见的重要致病菌有沙门菌、副溶血性弧菌、蜡样芽孢杆菌和金黄色葡萄球菌、肉毒梭菌、李斯特单核细胞增生菌、铜绿假单胞菌和大肠杆菌 O_{157}：H_7 等。

①沙门菌　沙门菌存在于多类食品中，是人们最常见、最熟知的一种食源性病原体，也是各国卫生当局首先控制的最重要的食源性病原体。沙门菌常因污染各种肉类、鱼类、蛋类和乳类食品而引起中毒，其中以肉类为多。当沙门菌随食品进入人体后，可在肠道内大量繁殖，经淋巴系统进入血液。中毒的主要症状为急性肠胃炎，如果细菌已产生毒素，则会引起中枢神经系统症状，出现体温升高、痉挛等表现。

②金黄色葡萄球菌　金黄色葡萄球菌通过产生高度热稳定性的葡萄球菌肠毒素而使

人发病，据美国疾病控制中心的报告，由金黄色葡萄球菌引起的感染仅次于大肠杆菌。金黄色葡萄球菌在自然界中无处不在，食品受其污染的机会很多，被污染后的食品在较高温度下保存时间过长，就能产生足以引起食物中毒的葡萄球菌肠毒素，肠毒素进入人体消化道后被吸收进入血液，刺激中枢神经系统产生急性肠胃炎，主要症状为恶心、反复呕吐，伴有腹部痉挛性疼痛。

③大肠杆菌　大肠杆菌又名大肠埃希菌，一般包括肠产毒素性、肠治病性、肠侵袭性、肠黏附性和肠出血性大肠杆菌五种。大肠杆菌引起的食源性疾病主要由动物性食品引发，包括各类熟肉制品、蛋和蛋制品、奶制品等，中毒的主要原因是食品没有彻底加热或加工过程中有交叉感染。食物中毒后常表现为腹泻、腹痛、肠出血等，肠出血性大肠杆菌 O_{157}：H_7 是目前人们最为关注的血清型。

④副溶血性弧菌　副溶血性弧菌容易污染的食品主要是海产品，它对食品的腐败作用很强，能快速使海产品的鲜度下降而变质。食用前不加热或加热不彻底，可使大量活菌随食物进入人体，引起食物中毒。

⑤肉毒梭菌　肉毒梭菌是致死性最高的病原体之一，通过产生肉毒毒素，引起食物中毒。肉毒毒素是一种神经毒素，是目前已知毒性最强的一种。引起中毒的食品主要有罐装食品、鱼制品、发酵食品等。

⑥蜡样芽孢杆菌　蜡样芽孢杆菌引起中毒的主要原因是食品中带有大量的活菌体和产生的肠毒素。该菌在土壤、空气、灰尘中都有存在，肉、乳、鱼、蔬菜、汤、糕点等多种食品带菌率很高。

（2）病毒

病毒是微生物中最小的一个类群，近年来，关于病毒引起食物中毒的报道逐渐增多。1988 年上海市发生了由于食用毛蚶而引起的甲型肝炎大爆发，在当时上市的毛蚶中就分离到甲肝病毒。病毒是专性寄生微生物，只能在寄生的活细胞中复制，不能在人工培养基上繁殖，但任何食品都可以作为病毒的载体。病毒简单地存在于被污染的食物中，不能繁殖，在数量上并不增长，但一旦被适宜的寄主摄入后即可大量繁殖，引起相应的病毒病，而人体细胞是其最易感染的宿主细胞。目前，从污染食品中已经发现了多种病毒，如肝炎病毒、流感病毒、肠道病毒、禽流感病毒等，那些能以食物为运输工具，经粪—口途径传播的致病性病毒往往具有很大的危害。

病毒传播的主要途径有以下几种：第一种是食品生产经营人员处于无症状的感染或潜伏期，污染食品造成传播；第二种是通过污染的水产品，如毛蚶、牡蛎、泥螺、蟹等引起，特别是水生贝类，在病毒污染的水中生活时，将病毒粒子吸收到体内，加以浓缩，人类食用后引起中毒；第三种是被病毒污染的灌溉用水将病毒留在水果或蔬菜表面，人类生食食品引起中毒。

由病毒引起的食源性疾病分为两大类：病毒性肠胃炎和病毒性肝炎，前者在发达国家比较普遍，后者在发展中国家仍然有很高的发病率。常见的食源性病毒主要有：甲型肝炎病毒、轮状病毒、禽流感病毒、疯牛病病毒、诺沃克病毒等。

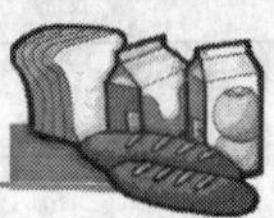

2. 寄生虫、原生动物与食品安全

寄生虫是需要有寄主才能存活的生物，生活在寄主体表或其体内。世界上存在几千种寄生虫。只有约20%的寄生虫能在食物或水中发现，所知的通过食品感染人类的不到100种。常见的食源性寄生虫主要有绦虫（包括囊尾蚴）、旋毛虫、弓形体原虫、华枝睾吸虫、圆形孢子、隐孢子虫等，蛔虫也可通过食品进入人体。其中囊尾蚴、旋毛虫、弓形体原虫等常寄生于畜肉中，鱼贝类中常见的寄生虫有华枝睾吸虫、阔节裂头绦虫等，而姜片虫则常寄生于菱、茭白、荸荠等水生植物的表面，蔬菜瓜果则可引起蛔虫病的传播。饮用含有囊蚴的生水则是感染姜片虫的另一重要途径。感染食源性寄生虫病后可出现不同的症状。隐孢子虫可致严重腹泻，造成宿主死亡；华枝睾吸虫的危害主要是肝受损，轻症者可出现胃肠道不适症状，重者常有肝肿大、肝区疼痛、肝硬变腹水甚至死亡；感染肺吸虫囊蚴后，童虫或成虫在人体组织与器官内移行，若寄生在肺，患者有咳嗽、胸痛，寄居在脑则出现癫痫、偏瘫等，寄居在肝主要表现为肝大、肝痛，寄居在皮下则形成移行性包块或结节；感染姜片虫后可出现腹痛、腹泻、营养不良等。

二、化学性危害

化学性污染来源复杂，种类繁多。主要有：①天然毒素，包括河豚毒素、组胺、麻痹性贝类毒素等；②农药残留，包括有机氯杀虫剂、有机磷杀虫剂、氨基甲酸酯类杀虫剂、拟除虫菊酯类农药、多菌灵杀菌剂和有机汞、有机砷杀菌剂等农药残留；③兽药残留，包括抗生素类、磺胺类、呋喃类等药物残留；④有害元素，包括镉、铅、汞、砷、锌等超标；⑤滥用食品添加剂，包括各种食品添加剂的超量、超范围使用等；⑥食品包装材料、容器与设备，包括塑料、橡胶、涂料、陶瓷、搪瓷及其他材料带来的危害；⑦其他，包括N-亚硝基化合物、多环芳族化合物、多氯联苯等。

化学污染可以发生在食品生产和加工的任何阶段。化学品如农药、兽药和食品添加剂等适当地、有控制地使用是没有危害的，然而一旦使用不当或过量就会对消费者形成危害。

1. 农药污染

农药在生产和使用过程中，可以经呼吸道、皮肤等进入人体，也可以通过食物进入，后者占人体总摄入量的90%左右，是造成人体危害的主要来源。农药对食品的主要污染途径如图1-3所示，主要有以下几种：

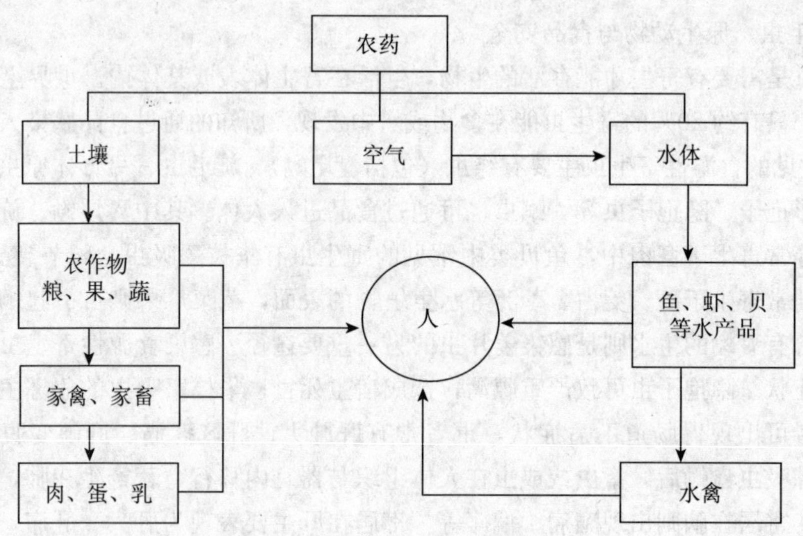

图 1-3　农药污染食品的途径

（1）直接污染

农作物直接施用农药后，渗透性农药主要黏附在蔬菜、水果等作物表面；而内吸性农药可进入作物体内，通过植物的根、茎、叶渗入植物组织的内部，当害虫取食植物组织时将害虫杀死；动物使用杀虫剂后，会在动物体内产生药物残留。另外，粮食、水果、蔬菜等食品储藏、运输期间为防止病虫害、抑制成长而使用农药，也会造成食品农药残留。这种直接污染受农药品种、浓度、剂型、施用次数、施药方法、气象条件、植物的品种等多种因素的影响。一般来讲，蔬菜对农药的吸收能力是根菜类＞叶菜类＞果菜类，黄瓜、菠菜和草莓吸收农药的能力比较强。

（2）间接污染

在农田喷洒的农药，大部分散落在土壤中，小部分漂浮在空气中。研究证实，喷洒后有 40%～60%的农药降落在土壤中。通过植物的根系吸收，土壤中农药转移至植物组织内部和食物中。土壤中农药污染量越高，食物中农药的残留量也越高，但植物中农药的残留量受植物品种、根系分布等多种因素的影响。一般作物只吸收土壤中农药的小部分，而且不同种类的作物从土壤中吸收农药的能力也不同。根菜类、薯类，如胡萝卜、草莓、菠菜、萝卜、马铃薯、甘薯等较易从土壤中吸收农药，而叶菜类、果实类的吸收能力较弱，但黄瓜例外。

（3）由食物链和生物富集作用造成的农药污染

农药对水体造成污染后，使水生生物长期生活在含低浓度农药的水体环境中，水生生物通过多种途径吸收农药，然后逐级浓缩，尤其是一些有机氯农药和有机汞农药。这种食物链的生物浓缩作用，可使水体中微小的污染造成水产品中农药的大量蓄积，从而导致严重的食物农药污染。

另外，饲料中残存农药也会通过食物链和生物富集，转移至畜禽类食品中。通过食

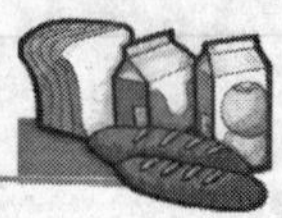

物链的逐级富集后，可使进入人体的残留农药成千倍甚至上万倍的增加，从而严重影响人体健康。

(4) 其他方面原因

食品在运输中，由于运输工具装运过农药后未予清洗或者食品与农药混运等原因，可引起农药对食品的污染。食品在储存中与农药混放，尤其是粮仓中使用的熏蒸剂没有按规定存放，也可导致污染。

2. 兽药残留

动物在使用药物预防或治疗疾病后，药物的原形或其代谢产物可能蓄积、储存在动物的细胞、组织、器官或可食性产品（如蛋、奶）中称为兽药在动物性食品中的残留，简称兽药残留。通常所说的兽药残留指的是有害残留，有害残留一般可在动物机体内产生蓄积性中毒，给肝、肾等器官造成损害或残留在肉及其他畜产品中，人食用后对人体产生一定的毒副作用。

目前，常见的兽药残留主要有下面几类：①抗生素类药物，主要用于防治动物的传染性疾病，如氯霉素、四环素、土霉素、青霉素等；②磺胺类药物，主要用于抗菌消炎，如磺胺嘧啶、磺胺脒、磺胺甲基异噁唑等；③硝基呋喃类药物，主要用于抗菌消炎，如呋喃唑酮、呋喃西林、呋喃妥因等；④抗寄生虫药，主要用于驱虫或杀虫，如左旋咪唑、苯并咪唑、克球酚（氯羟吡啶）、吡喹酮等；⑤激素类药物，主要用于提高动物的繁殖和生产性能，如己烯雌酚、孕酮、睾酮、雌二醇等。

食用含有兽药残留的动物性食品后，一般对人不表现急性毒理作用。但如果长时间摄入低剂量兽药残留的动物性食品，则可造成兽药残留在人体内蓄积，引起各种组织器官发生病变，甚至癌变。兽药残留对人体的危害主要表现在以下几个方面：

(1) 引起人体胃肠道菌群失调

正常人体的胃肠道中，微生物处于菌群抑制状态。如果人体长期摄入少量的抗生素，可使一部分胃肠道内的敏感菌群处于抑制或死亡状态，导致致病菌大量繁殖或体外病原菌的侵入，引起人类胃肠道的感染，从而导致长期腹泻或引起维生素缺乏，对人体造成危害。

(2) 造成人类病原菌耐药性的增强

动物在经常反复摄入某一种抗菌药物后，体内将有一部分敏感菌株逐渐产生耐药性，成为耐药菌株。这些耐药菌株可通过动物性食品进入人体，当人产生这些耐药菌株引起的感染性疾病时，用抗生素治疗就会无济于事。

(3) 直接导致人类疾病的产生

兽药中常用的抗生素可导致敏感人群发生过敏反应。轻者表现为皮疹、发热、关节肿痛，重者出现过敏性休克甚至死亡。氯霉素可导致再生障碍性贫血；四环素类药物能够与骨骼中的钙等结合，抑制骨骼和牙齿的发育；氨基糖苷类抗生素（如庆大霉素、链霉素等）可导致耳蜗神经和前庭神经的损害引起听力下降、眩晕；促生长剂（盐酸克伦特罗）可引起心率加快、血压上升等急性中毒症状。

（4）激素样作用

20 世纪 70 年代以前，欧美等国家和地区多使用激素作畜禽的促生长剂，后来不少专家学者研究发现儿童性早熟及肥胖症与摄入动物性食品残留的激素有关，长期摄入雄激素会干扰人体正常的激素平衡，男性出现睾丸萎缩、胸部扩大、早秃，肝、肾功能障碍或肝肿瘤；女性出现雄性化，月经失调、肌肉增生、毛发增多等。长期摄入雌激素不仅会导致男性女性化、性早熟、抑制骨骼和精子发育，而且雌激素类物质有明显的致癌效应，可导致女性及其女性后代的生殖器畸形和癌变。

（5）急慢性毒性作用和“三致”作用

食品中存在的一些兽药残留物质如果长期或大剂量摄入后，会对人体产生致畸、致癌、致突变作用，如丁苯咪唑、丙硫咪唑、洛硝哒唑、克球酚、硝基呋喃类药物、雌激素等。据 JECFA 的研究报告显示，在 120 种残留的兽药中，有 105 种存在对 1 种或 1 种以上动物有潜在的致畸作用。兽药中的一些致畸物质在极低剂量就具有效应，在胚胎发育的关键阶段甚至短暂接触致畸物质就有可能导致胎儿一生的畸形。

3. 食品添加剂与食品安全

根据联合国食品添加剂法典委员会（CCFA）的规定，食品添加剂为“有意识地加入食品中，以改善食品的外观、风味、组织结构和储藏性能的非营养物质。食品添加剂不以食用为目的，也不作为食品的主要原料，并不一定有营养价值，而是为了在食品的制造、加工、准备、处理、包装、储存和运输时，因工艺技术方面（包括感官方面）的需要，直接或间接加入食品中以达到预期目的，其衍生物可成为食品的一部分，也可对食品的特性产生影响。食品添加剂不包括‘污染物质’，也不包括为保持或改进食品营养价值而加入的物质”。根据我国食品卫生法的规定，食品添加剂是指“为改善食品品质和色、香、味以及为防腐或根据加工工艺的需要而加入食品中的化学或者天然物质”。因此在我国，食品营养强化剂也属于食品添加剂。

在日常生活中，普通人每天常摄入几十种食品添加剂，因此食品添加剂的安全使用极为重要。一般来说，合成添加剂容易存在不安全因素，但天然的食品添加剂也并不都是安全可靠的，有些天然添加剂的毒性远大于合成添加剂。随着食品毒理学和分析化学的发展，一些原来认为无害的食品添加剂，近年来已发现存在慢性毒性或致癌、致畸作用。如色素——奶油黄，甜味剂——甘素等已被禁止使用；有些添加剂本身无毒，但一旦混入杂质，则容易引起中毒；有的添加剂与一些化学物质或者食品中的正常成分会发生相互作用，形成致癌物，如亚硝酸盐。二氧化硫在食品处理过程中可显示出多种技术效果，它可以与有色物质作用对食品进行漂白，也可以降低氧化酶的活性，抑制酶性褐变，还具有防腐、抗氧化作用。长期以来，人们一直认为二氧化硫对人体是无害的。但 1981 年 Baker 等发现亚硫酸盐可以诱使一部分哮喘病人哮喘复发，人们开始重新审查二氧化硫的安全性。经过长期毒理研究发现：亚硫酸盐致癌的危险性较大，它进入人体后发生亚硝化反应，生成致癌物质亚硝胺，使肝脏、食管等发生癌肿。长期食用二氧化硫超标的食品，可以造成人体肠胃功能紊乱、血液酸碱度平衡失调，严重危害身体健康。

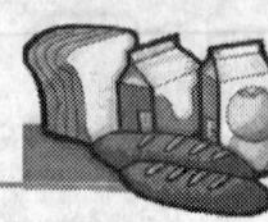

食品添加剂对人体的毒性概括起来有致癌性、致畸性和致突变性。这些毒性的共同特点是要经历较长时间才能显露出来，即可对人体产生潜在的毒害。如动物试验表明甜精（乙氧基苯脲）能引起肝癌、肝肿瘤、尿道结石等。大量摄入苯甲酸能导致肝、胃严重病变甚至死亡。目前在食品加工中广泛存在着滥用食品添加剂的现象，如使用量过多、使用不当或使用禁用添加剂等。另外，食品添加剂还具有积储和叠加毒性，本身含有的杂质和在体内进行代谢转化后形成有毒的产物等，也给食品添加剂的使用带来了很大的安全性问题。如过量摄入色素则会造成人体毒素沉积，对神经系统、消化系统等都会造成不同程度的伤害。过量使用糖精钠，会影响肠胃消化酶的正常分泌，降低小肠的吸收能力，使食欲减退。

由于对某一具体食品添加剂的使用法规是随着人们的研究深入而变化的，因此世界各国的使用法规要求会有很大的差别。可能出现对同一种食品添加剂在有的国家或地区可使用，而在另一国家或地区就是限制使用甚至禁用的。同一国家或地区也可能出现对某一种食品添加剂随着时间的不同有不同的法规要求。如溴酸钾作为面包添加剂的使用就是如此。

4. 天然毒素

许多食物中含有天然存在的有毒物质，它们的存在会降低食物的营养价值，导致人体代谢的紊乱，对健康产生不良的影响。天然毒素主要存在于植物性食品中，动物性食品也可见到，主要集中在海产鱼贝类食品中。

(1) 植物毒素

植物毒素是指某些植物体本身产生的对食用者有毒害作用的成分。根据植物中所含有毒物质的性质，可将植物毒素分为以下几类：

①生物碱类植物毒素　生物碱是一类含氮的有机化合物，绝大多数存在于植物中。生物碱的种类很多，生理作用的差别很大，引起的中毒症状也不同。生物碱分布于100多个科的植物中，如茄科、豆科、夹竹桃科、罂粟科等。含生物碱的有毒植物中毒，大多数侵害中枢神经系统和植物神经系统，引起中枢神经系统和植物神经系统功能紊乱。

②苷类植物毒素　苷是糖和非糖分子缩合生成的化合物，是植物中广泛存在的化学结构形式，有醇苷、黄酮苷、皂苷等多种形式。皂苷和氰苷常引起食物中毒。氰苷水解后生成氢氰酸，对呼吸中枢有镇静作用，过量摄入会引起中毒，而且氢氰酸能与细胞色素氧化酶结合，阻断细胞呼吸时氧化还原电子的传递，使细胞代谢停止，呼吸麻痹致死。皂苷对黏膜特别是鼻黏膜的刺激较大，内服量过大可伤害肠胃，引起呕吐，并可导致中毒。

③毒蛋白类植物毒素　蛋白质是生物体内最复杂也是最重要的物质之一。异体蛋白质注入人体组织可引起过敏反应，内服某些蛋白质也可产生各种毒性。植物中的硒蛋白、蓖麻毒素、巴豆毒素等都属于有毒蛋白质。

(2) 海洋毒素

天然海洋毒素常见的有河豚毒素、贝类毒素和微囊藻毒素等。

①河豚毒素　河豚毒素是一种神经毒素，对人体的毒作用主要是阻断神经兴奋传导，使末梢神经和中枢神经发生麻痹。亦可导致神经传导阻滞。在心血管系统可导致外周血管扩张及动脉压急剧下降，最后出现呼吸中枢和血管运动中枢麻痹。重患者可于发病后 30min 内死亡。

②贝类毒素　海洋中有 4000 余种浮游藻类，其中约有 70 种能产生毒素。由毒藻产生的毒素往往经鱼贝类造成人类中毒。常见的 4 种贝类毒素有：麻痹性贝毒（Paralytic Shellfish Poisoning，PSP），腹泻性贝毒（Diarrhetic Shellfish Poisoning，DSP），神经性贝毒（Neuro toxic Shellfish：Poisoning，NSP）和失忆性贝毒（Amnesic Shellfish Poisoning，ASP）。

麻痹性贝毒是对健康危害最严重的，在我国东海海域曾报道过多起食用染毒贝类引起的中毒事件。1994 年，亚太地区由海洋藻类造成的水产养殖危害事件中，麻痹性贝毒占了 41.7%。麻痹性贝毒是一系列带有胍基的三环氨基甲酸酯类化合物，已经发现的毒素有 20 多种，有石房蛤毒素和新石房蛤毒素等。麻痹性贝毒在贝体内以消化腺、水管等内脏部位含量较高，其次才是它的可食部分；除了贝类之外，虾、蟹及鱼类中有时也发现麻痹性贝毒。麻痹性贝毒属非蛋白质毒素，是有效的膜神经毒素，能造成神经细胞电压敏感性钠离子通道高亲和力障碍。麻痹性贝毒通常与细胞膜离子结合，引起细胞膜内外正常离子的流动失衡，造成膜电位反常，使人出现眩晕、休克等神经中毒症状。麻痹性贝毒不同毒素间的毒性差别很大，石房蛤毒素的毒性是眼镜蛇毒的 80 倍，0.5mg 即可使人毙命，是毒性最大的。

腹泻性贝毒是一类聚醚类或大环内酯类化合物，一般分布在贝的中肠腺中。它的发病率高，中毒症状以消化系统症状腹泻为主。恶心、腹痛在 60%以上的患者都有表现。

在有毒贝类引起的人类食物中毒中，有一种与摄入被短裸甲藻细胞或毒素污染的贝类有关。它可以使人体出现感觉异常，冷热感交替，恶心、呕吐、腹泻和运动失调，或上呼吸道综合征，但未观察到麻痹。此类贝毒被称为神经性贝毒。神经性贝毒通过两种途径危害人类：一是食用受污染贝类后引起神经性中毒和消化道症状；二是呼吸或接触含有有毒藻类后引起的呼吸道中毒和皮肤刺激现象。中毒症状主要表现为胃肠和神经紊乱，如腹痛、恶心、呕吐、腹泻并伴随着嘴周围区域的麻木等，还有眩晕、骨骼疼痛、乏力等其他症状。

失忆性贝毒主要积聚在贝类、鱼类、蟹体内，它的主要毒素成分是软骨藻酸和它的同分异构体。软骨藻酸是一种神经兴奋剂或神经刺激性毒素，能阻碍脑部的神经传导。失忆性贝毒的中毒症状包括消化系统反应和神经中毒症状，如呕吐、腹痛、头晕目眩、嗜睡、持续性短期记忆丧失等。

5. 霉菌毒素

霉菌是丝状真菌的统称，它在自然界分布很广，可形成各种微小的孢子，很容易污染食品；霉菌能快速生长繁殖，污染食品后不仅可造成腐败变质，而且有的还会产生霉菌毒素，造成人畜中毒。霉菌毒素是指产毒霉菌在其污染的食品中产生的有毒代谢产

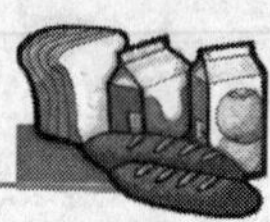

物。自从20世纪60年代发现强致癌的黄曲霉毒素以来，霉菌与霉菌毒素对食品的污染日益引起重视，目前已知的霉菌毒素种类约有200种。霉菌毒素通常通过食品引起人类急性中毒或慢性中毒，甚至诱发癌症，造成畸胎以及体内遗传物质的突变等，对人类健康有很大威胁。

(1) 黄曲霉毒素

黄曲霉毒素主要存在于霉变的粮油食品中，是一类结构相似的化合物的总称，其基本结构都有呋喃环和香豆素，紫外线下产生荧光，已证实有20多种衍生物。常见的有6种，分别是黄曲霉毒素 B_1、B_2、G_1、G_2、M_1、M_2。黄曲霉毒素常常存在于土壤、动植物、各种坚果特别是花生和核桃中，在大豆、稻谷、玉米、通心粉、调味品、牛奶、奶制品、食用油等制品中也经常能发现黄曲霉毒素，黄曲霉毒素 B_1、B_2、G_1、G_2 易污染多种农作物、食品及饲料；黄曲霉毒素 M_1 是黄曲霉毒素 B_1 的羟化产物，主要存在于牛奶及其制品中。牛奶中黄曲霉毒素耐热性很强，加热到280℃才能完全被破坏。因此，一般情况下，加工烹调很少能破坏其毒性，但加碱能使一些毒素受到破坏。1993年黄曲霉毒素 B_1 被世界卫生组织的癌症研究机构划定为A类致癌物。

(2) 杂色曲霉素

杂色曲霉素主要是杂色曲霉和构巢曲霉的最终代谢产物，同时又是黄曲霉和寄生曲霉合成黄曲霉毒素过程后期的中间产物，具有很强的肝脏和肾脏毒性，但急性毒性比黄曲霉毒素弱得多。杂色曲霉素主要污染小麦、玉米、大米、花生、大豆等粮食作物、食品和饲料，对多种动物有急性毒性。主要的病变特征是肝、肾坏死。许多实验证明，杂色曲霉素是具有较强致癌作用的毒素；具有较强的遗传毒性，同时也具有一定的细胞毒性；可导致胆管癌和肝癌。

(3) 赭曲霉毒素

赭曲霉毒素是曲霉属和青霉属所产生的一种次级代谢产物，包含7种结构类似的化合物，其中以赭曲霉毒素A的毒性最强。赭曲霉毒素具有很强的肾脏和肝脏毒性。当人畜摄入被这种毒素污染的食品和饲料后，就会发生急性或慢性中毒。如大鼠经口喂20mg/kg的赭曲霉毒素，就会产生急性中毒。赭曲霉毒素的毒性特点是造成肾小管间质纤维结构和机能异常，引起营养不良性肾病以及肾小管炎症；还能引起肾脏的严重病变，肝脏的急性功能障碍、脂肪变性、透明变性及局部性坏死。赭曲霉毒素长期摄入有致癌作用，也具有致畸和致突变性。由于赭曲霉毒素的产生菌广泛分布在自然界，因此包括粱谷类、干果、葡萄和葡萄酒、咖啡、可可和巧克力、中草药、橄榄、豆制品、啤酒、茶叶等多种农作物和食品均可被污染，动物饲料中赭曲霉毒素的污染也非常严重，人主要是通过食物摄入。

(4) 展青霉素

展青霉素是一种中性物质，在酸性溶液中比较稳定，而在碱性条件下则丧失活性。展青霉素在许多水果、谷物和其他食物中存在，但主要存在于霉变苹果和用霉变苹果加工的苹果汁中。

展青霉素的毒性以神经中毒症状为主要特征，表现为全身肌肉震颤般痉挛、狂躁、跛行、心跳加快、粪便较稀、溶血检查阳性。现有的研究资料也认为展青霉素是一种遗传毒性物质。英国食品、消费品和环境中化学物质致突变委员会将展青霉素列为致突变物质，FAO/WHO 食品添加剂委员会的一份研究报告表明，展青霉素对胚胎有毒性，同时伴随有母本毒性，没有可再生作用和致畸作用。

（5）镰刀菌毒素

镰刀菌毒素主要是镰刀菌属和个别其他菌属霉菌所产生的有毒代谢产物的总称。这些毒素主要是通过霉变粮谷而危害人畜健康。根据其化学结构和毒性作用主要分为单端孢霉烯族化合物、玉米赤霉烯酮和丁烯酸内酯等几类毒素。

①单端孢霉烯族化合物　主要有 T-2 毒素、双乙酸蔗草镰刀菌烯醇、新茄病镰刀菌烯醇和镰刀菌烯酮-X 等。主要污染小麦、大麦、燕麦、玉米、黑小麦等谷物及其制品。急性毒性较强，人和动物进食后可引起呕吐、腹泻、头痛等以消化系统和神经系统为主要症状的急性中毒。慢性毒性可引起白细胞减少，抑制蛋白质和 DNA 的合成，有遗传毒性可致癌和致突变。

②玉米赤霉烯酮　又称 F-2 毒素，具有类雌性激素样作用，以污染玉米、大小麦、燕麦和小麦为主，在面粉、麦芽、啤酒以及大豆制品中也可检出。

③丁烯酸内酯　是三线镰刀菌产生的一种水溶性有毒代谢产物，可引起牛烂蹄病，牛后腿变瘸、蹄和皮肤联结处破裂、脱蹄。因为是一种血液毒，故毒性也较大，尚不能排除致癌的可能性。

6. 外来污染物

工业三废不经处理或处理不彻底，造成环境污染，排入水中可使水生生物通过食物链引起生物富集，排入土壤中，可被食用作物吸收，继而污染禽畜和人类。

（1）汞对食品的污染

汞对食品的污染主要是通过环境引起的，日本的“水俣病”就是由于汞污染鱼贝类造成的。环境中的微生物可以使毒性低的无机汞转变成毒性高的甲基汞，鱼类吸收甲基汞的速度很快，通过食用链引起生物富集。在体内蓄积不易排出，相对而言植物不易富集汞，甲基汞的含量相对也低。

甲基汞主要侵犯神经系统，特别是中枢神经，损害最严重的是小脑和大脑，甲基汞在体内易与巯基结合，干扰蛋白质和酶的生化功能。中毒可有急性、亚急性、慢性和潜在性 4 个类型。

（2）镉对食品的污染

镉在一般环境中含量较低，但可以通过食物链的富集，使食品中的镉含量达到相当高，日本发生的“痛痛病”就是因为环境污染使粮食中的镉含量明显增加，对人体造成以骨骼系统病变为主的疾病。

镉以食物为主要途径进入人体，其中毒主要表现为肾脏、骨骼和消化器官的损害，镉使骨钙析出，从尿排出体外，从而引起骨质疏松，造成多发性病理骨折，关节重度疼

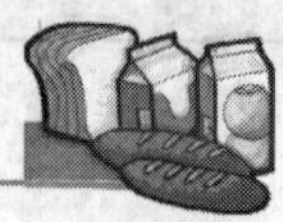

痛。镉可引起急性中毒和慢性中毒，经动物实验证实有致癌、致畸作用。

(3) 铅对食品的污染

铅是日常生活和工业生产中广泛使用的金属，食品加工设备、食品容器、包装材料以及食品添加剂等均含有铅，铅制食品容器在很多地区仍在使用，农村盛装米酒的铅壶依然普遍。铅及铅盐主要损害神经系统、造血器官和肾脏。临床表现为食欲不振、胃肠炎、口腔金属味、失眠、头昏、关节肌肉酸痛、便秘或腹泻、贫血等。铅可干扰卟啉代谢造成血红蛋白合成障碍，对免疫系统也有一定的影响。

(4) 砷对食品的污染

砷的影响以含砷肥料、农药、食品添加剂以及砷化合物污染食品为主，无机砷的毒性大于有机砷，体内的三价砷与巯基结合形成稳定的络合物，从而使细胞呼吸代谢发生障碍，并对多种酶有抑制作用。砷可引起急性中毒、慢性中毒，急性中毒主要表现为恶心、呕吐、腹痛、腹泻等胃肠炎症状；慢性中毒表现为皮肤色素沉着，过度角化、多发性神经炎等植物神经衰弱综合征。

(5) 多环芳烃

多环芳烃（PAHs）是食品污染物质中一类具有诱癌作用的化合物。它主要由各种有机物，如煤、汽油及香烟等不完全燃烧而产生。各种食物都有可能受其污染，特别是不合理的加工烹调。烹调加工食品时，烘烤或熏制过程与燃料燃烧产生的 PAH 直接接触而受污染。

(6) 多氯联苯

多氯联苯（PCBs）是用于工业电器的有机化合物中的一类。因为这些化合物有毒性，并且在自然环境中性质稳定，其使用已被限制在一定的规定范围内，其产品在很多国家已被禁用。食品中 PCBs 的大多数来源是由鱼从自然环境中摄入的。PCBs 通过食物链富集，在高脂质的组织中可以检测出有很高的含量。

7. 食品加工过程中形成的有害物质

食品是蛋白质、碳水化合物、脂肪等多成分的混合物。在食品加工过程中，除了发生所期望的色香味等变化外，还会产生一些不希望的反应，如高温加工食品过程中产生的丙烯酰胺，油脂氢化过程中产生的反式脂肪酸，肉类制品在高温加热中产生的苯并[α] 芘，食品烹饪过程中因高温而产生的多环芳烃、杂环胺等。

(1) 丙烯酰胺

瑞典科学家在 2002 年公布的研究成果中提出，加热碳水化合物含量丰富的物质，诸如马铃薯和小麦等，会生成丙烯酰胺，随后英国、美国、挪威等国也相继发现了类似问题。研究结果发现：丙烯酰胺主要产生于高温加工食品中，食品在 120℃下加工即会产生丙烯酰胺。对 300 种食品的检测结果表明，大部分炸薯条和炸薯片、部分面包、可可粉、杏仁、咖啡、饼干中均检测出了相当高浓度的丙烯酰胺。其他一些淀粉类食品，像烤面包片、饼干、比萨饼等经高温处理的食品中丙烯酰胺的含量也大大超出安全标准。目前没有充足资料来评估消费者从食物中摄入丙烯酰胺的总摄入量，但瑞典科学家指出一个 60kg 正常成年人每天总摄入量会达到 100μg，即日摄入量 1.7μg/kg，这个量是动物试验显示毒性剂量的 1000 倍！

（2）氯丙醇

氯丙醇是一种毒性致癌物。早在 20 世纪 70 年代，人们就发现氯丙醇能够使精子减少和精子活性减低，并有抑制雄性激素生成的作用，使生殖能力减弱，甚至有人试图将其作为男性避孕药开发。因此，氯丙醇不仅具有致癌性，而且具有雄激素干扰物活性。美国、日本等国已明确指出“氯丙醇 4 种异构体对人体产生不同程度的致癌效应”，各国也分别建立了不同的限量标准。食品中氯丙醇的污染最初是在酸水解蛋白中发现的，特别是存在于以酸水解蛋白为原料的调味品（如鸡精和酱油等）中。传统的水解植物蛋白的生产工艺，是将植物蛋白质用浓盐酸在 109℃下回流酸解；为了提高氨基酸的得率，需要加入过量的盐酸。而在此过程中，其原料（如豆粕等）中脂肪和油脂中存在的三酰甘油，也会同时水解生成丙三醇，并进一步与盐酸反应生成氯丙醇。尽管从理论上说有 4 种氯丙醇的同系物，但在实际生产中，大量产生的是 3-氯-1，2-丙二醇（3-monochloropropane-1，2-diol，3-MCPD），同时生产少量的 1，3-二氯-2-丙醇（1，3-DCP）、2，3-二氯-1-丙醇（2，3-DCP）和 2-氯-1，3-丙二醇（2-chloro-1，3-propandiol，2-MCPD）。从国外的报道来看，氯丙醇的来源还包括：袋泡茶的包装袋；以含氯的凝聚剂作为水的净化剂；以 3-氯-1，2-环丙烷来加工的变性淀粉等。另外有些食品在加工过程中也会产生氯丙醇，如啤酒生产等。

（3）N-亚硝基化合物

N-亚硝基化合物按其化学结构分为两大类，即亚硝胺（nitrosamine）和 N-亚硝酰胺（N-nitrosamide），亚硝胺比亚硝酰胺稳定，不易分解破坏。两者都是强致癌物并有致畸作用和胚胎毒性。食品中存在亚硝基化合物的前体物包括：①胺类；②硝酸盐和亚硝酸盐等可促进亚硝基化的物质。在微生物的作用下，尤其是黑曲霉、串珠镰刀菌等生长繁殖，可使食品中仲胺和硝酸盐含量增高，条件合适时，即可形成亚硝胺，人体胃内的酸性环境也有利于亚硝胺的合成。因此，目前认为内源性合成亚硝胺是重要的来源。据测定结果，肉类、鱼类、酒类、发酵性食品及腌制蔬菜中亚硝基化合物含量较高，食品中的亚硝基化合物主要有二甲基亚硝胺、亚硝基吡咯烷、亚硝基哌嗪、二乙基亚硝胺、亚硝基吗啉等。腌制的蔬菜由于硝酸盐还原菌的作用，可将硝酸盐转变为亚硝酸盐，腌制半个月左右亚硝酸盐含量达到高峰。亚硝胺与亚硝酰胺在致癌机制上是不同的。亚硝酰胺性质活泼，不需经任何代谢激活，即可在接触部位诱发肿瘤，对胃癌的研究有重要意义。而亚硝胺则需在体内经激活后在组织内代谢产生重氮烷，致使细胞和蛋白质甲基化引起遗传因子突变作用而致癌。

8. 包装材料和容器与食品安全

20 世纪 60 年代随着塑料包装的引进，带来了包装材料中有机化学物质进入食品的问题，如聚苯乙烯，其单体苯乙烯可从塑料包装进入食品。为了吸引消费者的目光，现代包装使用了种类更多的包装材料，如玻璃、陶瓷、金属（主要是铝和锡）、木制品

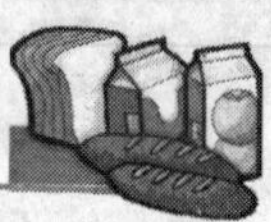

（木制纸浆、纤维素），以及塑料，如聚乙烯（PE）、聚丙烯（PP）、聚氯乙烯（PVC）、聚苯乙烯（PS）、丙烯腈—丁二烯（ABS）树脂等。食品包装材料品种和数量的增加，在一定程度上给食品带来了不安全因素。包装材料直接和食物接触，很多材料成分可“迁移”进入食品中，这一过程可以在玻璃、陶瓷、金属、硬纸板、塑料等包装材料中发生。如何避免来自食品包装中的化学物质成为食品污染物，这个问题已越来越受到人们的重视和注意。对于食品包装材料安全性的基本要求就是不能向食品中释放有毒、有害物质，不与食品中成分发生反应。

目前，常用的食品包装材料和容器有：纸和纸包装容器、塑料和塑料包装容器、金属和金属包装容器、复合材料及其包装容器、组合容器、玻璃陶瓷容器、木质容器和其他（麻袋、布袋、草、竹等）包装物。其中，纸、塑料、金属和玻璃已成为包装工业的四大支柱材料。

塑料是合成的高分子材料。合成过程中除使用单体外，还添加适量的增塑剂、稳定剂、抗氧化剂等。它来源丰富、成本低廉，而且性能优良。塑料用于食品包装的主要问题是材料中残留的有毒单体、裂解物和老化产生的有毒物质，以及添加剂的毒性。例如，食用棕榈油中曾发现大量低聚物，这主要是由于聚合物分裂产生高浓度的低聚物，迁移进入食品中。相关研究结果表明，每日摄入这些低聚物对人体具有非常大的危害性。

橡胶可分为天然橡胶和合成橡胶两大类：天然橡胶是天然的长链高分子化合物，性能稳定对人体无毒害，其主要的食品安全性问题在于生产不同工艺性能的产品时所加入的各种添加剂。合成橡胶是由单体聚合而成的高分子化合物，影响食品安全性的问题和塑料一样，主要是单体和添加剂残留。如醛胺类、胍类、硫脲类、噻唑类、次磺酰胺类等，它们大部分具有生物毒性。

纸是一种古老的包装材料。纸、纸板及其制品包装材料在某些发达国家占整个包装材料总量的40%～50%，在中国约占40%。造纸的原料主要有木浆、棉浆、草浆和废纸，使用的化学辅助原料有硫酸铝、纯碱、亚硫酸钠、次氯酸钠、松香和滑石粉等。纯净的纸是无毒、无害的，但由于原材料受到污染，或经过加工处理，纸和纸板中通常会有一些杂质、细菌和某些化学残留物，如挥发性物质、农药残留、制浆用的化学残留物、重金属、荧光物质等，从而影响包装食品的安全性。许多软饮料及奶制品采用纸包装，但由于纸张在漂白过程中产生 PCDD/Fs 作为包装材料可以发生迁移造成食品污染。有的食品常使用拖蜡纸（浸蜡包装纸）包装，由于石蜡中含有多环芳烃，为了避免对人体的影响，法国规定用正石蜡，美国规定用板状蜡。

在我国许多地区，还存在着用书刊、报纸、废纸和其他不符合卫生要求的纸张包装直接入口食品的问题，而书刊、报纸和废纸附有大量有害物质。书刊、报纸使用的油墨中含有铅、镉等有害金属，尤其是含有多氯联苯等化学物质，实验证明，这些化学物质都是致癌物质。

铝质包装材料主要是指铝合金薄板和铝箔。包装用铝材大多是合金材料，合金元素主要有锰、镁、铜、锌、铁、硅、铬等。铝制品主要的食品安全性问题在于铸铝和回收铝中的杂质。目前使用的铝原料的纯度较高，有害金属较少，而回收铝中的杂质和金属难以控制，易造成食品的污染。

陶瓷容器的主要危害来源于涂在坯体上的陶釉、瓷釉、彩釉等。釉是一种玻璃态物质，釉料的化学成分和玻璃相似，主要是由某些金属氧化物硅酸盐和非金属氧化物的盐类的溶液组成。釉料中含有铅（Pb）、锌（Zn）、镉（Cd）、锑（Sb）、钡（Ba）、钛（Ti）等多种金属氧化物硅酸盐和金属盐类，它们多为有害物质。当使用陶瓷容器盛装酸性食品（如醋、果汁和酒）时，这些物质容易溶出而迁移入食品，甚至引起中毒。

三、物理性危害

物理性危害包括任何在食品中发现的不正常的有潜在危害的外来物。物理性危害是最常见的消费者投诉的问题。因为伤害立即发生或吃后不久发生，并且伤害的来源是经常容易被确认的。例如，食品与金属的接触，特别是机器的切割和搅拌操作及使用中部件可能破裂或脱落的设备，如金属网眼皮带，都可使金属碎片进入产品。此类碎片会对消费者构成危害。

四、食品中的放射性污染

天然放射性物质在自然界中分布很广，它存在于矿石、土壤、天然水、大气及动植物的所有组织中，鱼贝类等水产品对某些放射性核素有很强的富集作用，使得食品中放射性核素的含量可能显著地超过周围环境中存在的该核素。放射性物质的污染主要是通过水及土壤污染农作物、水产品、饲料等，经过生物圈进入食品，并且可通过食物链转移。对人体卫生学意义较大的天然放射性核素主要为^{40}K、^{226}Ra，另外，^{210}Po、^{131}I、^{90}Sr、^{89}Sr、^{137}Cs等也是污染食品的重要放射性核素。

环境中放射性核素可通过食物链各环节的转移，最终进入人体。通过食品进入人体的放射性物质一般多为小剂量的，虽不如大剂量剧烈，但同样可引起血液学变化（如白细胞下降，中性粒细胞和血小板减少，骨髓细胞、网织细胞明显增多等），性机能减退，生育能力障碍以及发生肿瘤和缩短寿命等。另外，进入机体的放射性核素还可参与同族化学性质近似元素的代谢，^{90}Sr和^{137}Cs可分别参与体内钙和钾的代谢。这种参与机体代谢的放射性污染称为结构性污染，它比一般机械附着在食品表面核素的卫生学意义更大。

1. 食品中重要的天然放射性核素

^{40}K在自然界分布较多，是通过食品进入人体最多的天然放射性核素，主要储存于软组织中，骨中含量只有软组织中的1/4.^{226}Ra在动植物组织中含量略有差别，植物比动物含量略偏高，主要通过食品进入人体，以蔬菜类和谷类为主，80%～85%沉积于骨中。

2. 放射性核素的污染途径

食品的放射性污染主要来自以下几方面：

（1）核爆炸试验，核爆炸裂变产物中具有意义的核素是指产量大、半衰期较长、摄入量较高，或者虽然产量小但在体内排出期长的放射性核素，如^{89}Sr、^{90}Sr、^{137}Xs、^{131}I等。

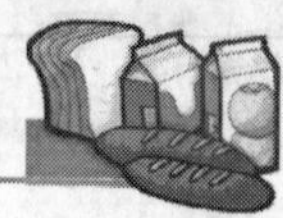

核试验后，这些放射性物质能较长时期存在于土壤和动植物组织中。

（2）放射性核素废物排放处理不当，核工业和其他工农业医学和科学实验中使用放射性核素处理不当时，均可通过“三废”排放，污染环境进而污染食品。

（3）意外泄漏事故和地下核试验冒顶等造成环境及食物的污染，也是食品的放射性污染途径之一，如苏联切尔诺贝利的核事故，这种情况可使食品中有大量放射性核素存在。

五、新型食品安全问题的特点及挑战

随着生物技术的发展，转基因食品陆续出现，如转基因大豆、番茄、玉米、马铃薯等。它们具有产量高、营养丰富、抗病虫害，在不利气候条件下可获得好收成等优点，具有良好的发展前景。但转基因食品携带的抗生素基因有可能使动物与人的肠道病原微生物产生耐药性；抗昆虫农作物体内的蛋白酶活性抑制剂和残留的抗昆虫内毒素，可能对人体健康有害；随着基因改造的抗除草剂农作物的推广，可能会造成除草剂用量增加，导致食品中除草剂残留量加大，危害食用者的健康。欧洲一些国家规定，基因工程食品应在食品标签上注明。这一点也反映了人类对基因工程食品的安全性问题至今还了解不够，其安全性问题还需要进一步研究确证。

辐照食品在杀灭食品中的有害微生物和寄生虫，延长食品的保藏时间，并提供不经高温处理即可保持食品新鲜状态等方面发挥了很大的作用。目前对辐照食品的安全性研究结果认为，在规定剂量的条件下，基本上不存在安全性问题。但剂量过大的放射线照射食品可造成致癌物、诱变物及其他有害物质的生成，并使食品营养成分被破坏，伤残微生物产生耐放射性等，可对人类健康产生新的危害，这方面的安全性应引起关注。

保健食品是具有某些特定功能的食品。它们既不是药品也不是一般食品，对其食用有特定的针对性，只适宜于某些人群。随意或盲目食用对自身无益的药膳或保健食品，可能会带来不良后果，这也是新型食品安全问题。

六、对食品安全问题的新认识

人类社会的发展和科学技术的进步，正在使人类的食物生产与消费活动经历巨大的变化。与人类历史上任何时期相比，一方面是现代饮食水平与健康水平普遍提高，反映了食品的安全性状况有较大的甚至是质的改善；另一方面则是人类食物链环节增多和食物结构复杂化，这又增添了新的饮食风险和不确定因素。社会的发展提出了在达到温饱以后如何解决吃得好、吃得安全的要求。食品安全性问题正是在这种背景下被提出，而且涉及的内容与方面也越来越广，并因国家、地区和人群的不同而有不同的侧重。现代食品安全性有如下特点。

1. 法规要求的变化

如日本截至2004年只对186种食品、农产品中的255种农兽药和饲料添加剂设立了9321个限量标准。在2006年日本实施肯定列表制度，对734种农业化学品制定了“暂定标准”，涉及264种（类）农产品和食品，51392条暂定限量指标；禁止含有未制定最大残留限量标准（MRLs）且含量超过一定水平（一律标准）的农用化学品的食品生产、进口、加工、使用、制备、销售或者为销售而存储，将所有化学品纳入监管范围。

2. 检测技术的发展

过去对于禁用物质由于没有MRLs，是以检测方法的定量限作为超标的执行标准。而现在随着检测技术的提高和仪器性能的提高而发生变化，如氯霉素的执行标准从GC法的0.01mg/kg降低为GC/MS/NCI和HPLC/MS/MS法的0.0003mg/kg。

3. 对食品中有毒成分的发现

随着科技的进步，已发现越来越多的食品中含有多种微量的有毒成分，如丙烯酰胺、反式脂肪酸对人体的危害。

4. 食品中新的毒素的分离和鉴定

新的海洋毒素如贝类毒素的成功分离和鉴定，使得人们对毒素危害的认识日益增加。

5. 对食物中有害因素的新认识

如本来认为安全的食品添加剂溴酸钾，在面制品中批准使用，但后来发现有致癌性，目前在我国已禁用。

6. 新技术带来的食品安全问题

采用新技术生产加工食品的目的是增加农业产量、延长货架期或使食品更加安全等，这些技术对公共卫生带来的益处是巨大的：如转基因植物可以增加食物营养素含量、减少致敏性、增加食物生产效率。然而，伴随这些新技术的运用也带来了新的食品安全问题，引起了全球的普遍关注。

由于食物生产的工业化和新技术的采用以及对食物中有害因素的新认识，在食物腐败变质等传统的食品卫生问题已得到基本解决的发达国家中出现了二噁英污染、疯牛病、O_{157}：H_7大肠杆菌中毒、单核细胞增多性李斯特杆菌中毒、隐孢子虫中毒、兽药（包括激素）残留、霉菌毒素污染等新问题。同时，一些传统的食品卫生问题也不断重新涌现，如沙门菌对禽肉类的污染而造成沙门菌食物中毒，即使在西方国家中也呈明显的上升趋势。另一些老污染物由于科学家们对之有了新的认识而需要新的对策，这方面的典型例子是铅。

7. 营养失控或营养素不平衡

营养失控或营养素不平衡就其涉及人群之多和范围之普遍而言，已处于较发达国家当代食品安全性问题之首位。在食品相对丰裕的条件下，因饮食结构失调使高血压、冠心病、肥胖症、糖尿病、癌症等慢性病显著增多。这说明食品供应充足不等于食品安全性改善。高能量、高脂肪、高蛋白、高糖、高盐和低膳食纤维，以及某些矿物质和必要维生素的过量摄入，都可能给人的健康带来慢性损害，如硒、维生素A等，用量过多也会引起严重后果。

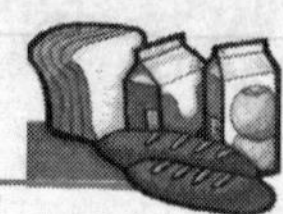

第二章 食品物联网基础

第一节 物联网概述

一、物联网概念

在全球经济一体化的趋势下，商品货物在全世界范围内的流通已经成为一个很普遍的现象。在这种情况下，利用传统的技术手段对货物进行跟踪识别的效率比较低，而且花费的成本也较高，一旦商品货物出现问题，很难对其来源或者流通渠道进行追查；另外由于商品货物是在全球范围内流通，传统的技术手段不便于生产厂家及时了解货物的流通及销售状况，也就导致了生产厂家不能制订合理的生产计划。互联网（Internet）是目前可以在全世界范围内进行信息传输的最有效的技术手段，如果将互联网和相应的其他技术手段结合，就可以有效地适应目前经济全球一体化的潮流。于是，物联网的概念应运而生。物联网（Internet of Things，IOT），是在计算机互联网的基础上，利用射频识别（RFID）、无线数据通信等技术，构造一个覆盖世界上万事万物的网络。将读写器安装到任何需要采集信息的地方，通过 Internet 进行全程跟踪，实现对物品的识别，这样所有的物品和 Internet 就组成了“物联网”网络。其实质就是利用 RFID 技术，通过计算机互联网实现全球物品的自动识别，达到信息的互联与实时共享。

从网络结构看，物联网就是通过 Internet 将众多 RFID 应用系统连接起来并在广域网范围内对物品身份进行识别的分布式系统。

物联网中 RFID 应用系统可以表示如图 2-1 所示的拓扑结构。

有了各种 RFID 应用系统和已经覆盖全球的 Internet 网络，那么物联网的网络硬件系统就具备了。Internet 上的计算机终端就是 RFID 应用系统中的计算机，通过 Internet，RFID 应用系统的后台信息系统更加丰富和容易理解。但仅具有物联网硬件系统远不能完成物联网的功能，还需要考虑以下功能：

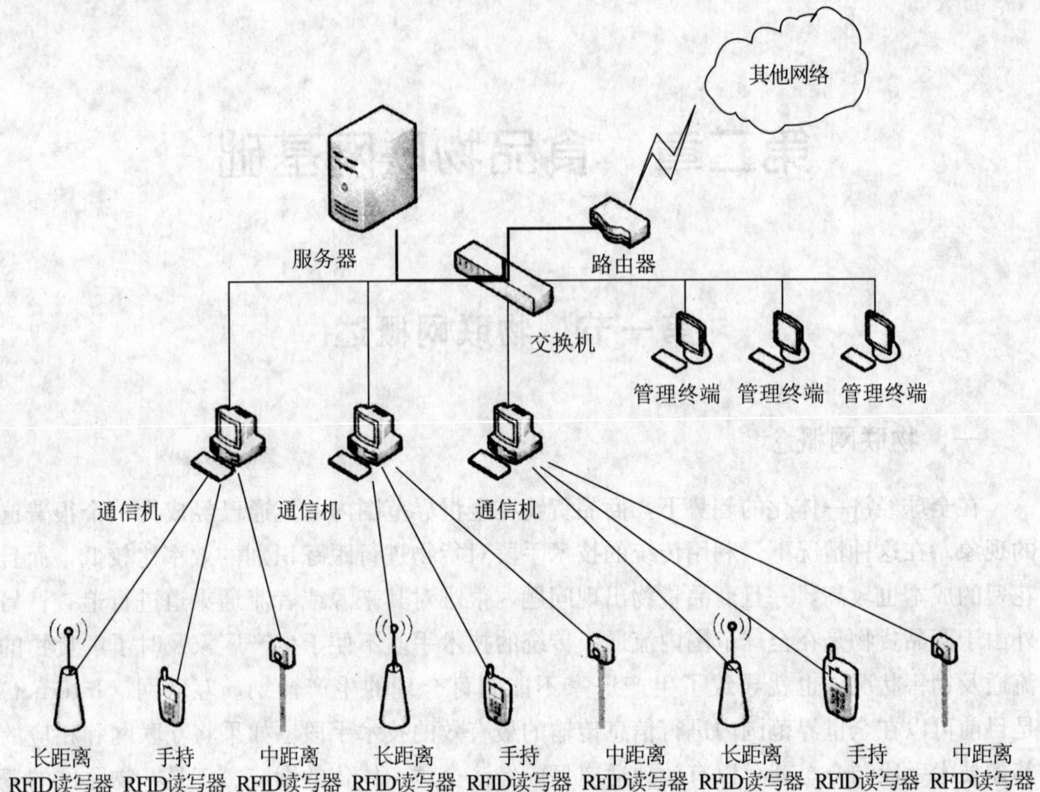

图 2－1　RFID 应用系统拓扑结构

1. 物联网信息服务

物联网的目的是实现贴有 RFID 标签的物品在全球广域网范围内进行识别、跟踪和查询，也就是要求在任何一个地方都能找到与物品 ID 号对应的信息资源库。RFID 标签内存储的信息十分有限，主要还是用来存储标识物品身份的 ID 号。虽然 ID 号中的部分字段可以通过事先约定用来表示物品的某些属性，但仅靠 ID 号所能表达的商品属性信息依然十分有限，远不能满足物品生产、加工、原材料、产地、运输、仓储等大量的信息。那么有关物品的这些大量属性信息究竟应放哪呢？显然，这些物品信息应该存放于 Internet 上，并且与物品的 ID 号一一对应起来。而存放物品信息的计算机称之为物联网信息服务器，通过 Internet 可以访问物联网信息服务器，这台服务器提供的服务称之为"物联网信息服务（IOT Information Service，IOT-IS）"。一般这台信息服务器的物理位置是放在生产厂家或生产厂家委托存放的机房里，其中的数据库原始信息是由厂家在给物品贴标签的同时录入的。

2. 物联网名称解析服务（IOT-NS）

如果 Internet 上某台计算机 A（或直接连到 Internet 上的读写器）当前获得了一个物品标签的 ID 号，那么其通过什么方式获得"物联网信息服务器"上的这个 ID 号对应的物品属性信息呢？这就需要 Internet 上有另外一台服务器 B。服务器 B 能够将标签的

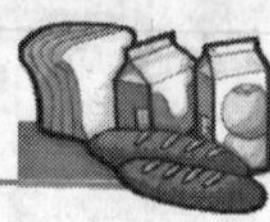

ID 号转换成其对应的资源地址 URI，并将地址返回给计算机 A，计算机 A 再根据资源地址 URI 找到对应的“物联网信息服务器”以获得对应于此 ID 号的物品的属性及相关信息，同时“物联网信息服务器”还可以更新数据库，记录下此物品当前的信息（例如解析时间、标签当前位置、当前识别此标签的读写器的 ID 号等）。这里的名称解析服务器是专门用来解析物联网标签的 ID 号的，其提供的服务称为“物联网名称解析服务（IOT Name Service，IOT-NS）”。其提供的服务类似于 Internet 上的 DNS 服务，只不过后者是将客户端输入的网址转换成其对应的网络资源地址。

3. 物联网中间件服务（IOT-MWS）

物联网上的 RFID 应用系统种类繁多，各 RFID 应用系统中采用的硬件设备（如读写器）肯定是不同厂家生产的，而物联网本身应该是开放和标准的，以方便各种用户接入。这就好比计算机为方便各种外界设备的接入而采用驱动程序的道理一样。在物联网中这种角色称为中间件。

物联网中间件负责实现与 RFID 硬件以及配套设备的信息交互和管理，同时作为一个软硬件集成的桥梁，完成与上层复杂应用的信息交换。它是 RFID 应用框架中相当重要的一环，总的来说，物联网中间件起到一个中介的作用，它屏蔽前端硬件的复杂性，并把采集的数据发送到后端的 IT 系统，在此将其称之为物联网中间件服务（IOT-MWS）。

4. 物联网中的 RFID 编码及射频识别

RFID 工作的频段很多，典型的有 125kHz、134kHz、13.56MHz、433MHz、2.45GHz、5.8GHz 等。不是所有物联网中都会使用这些 RFID 频段的标签，物联网主要解决的是物流问题，一般选择适合物流的 RFID 频段标签，同时这个频段要受到所在国的频率资源规定的限制，例如美国主要考虑的是 900MHz 和 13.56MHz 的无源标签，而日本采用 2.45GHz 频段。我国目前物流频段选择倾向欧美的，稍有不同。物联网中的射频识别部分（包括读写器和标签）也需要针对物联网的需求和特点作出一些规范，而不像其他的 RFID 应用项目，只要能满足 RFID 应用需求就可以。

除了频率选择之外，一个主要问题就是物联网标签 ID 号的编码了。很显然要想在 Internet 上获得自己对应的资源信息，这个 ID 号必须是唯一的，而且其编码规则和解析方式能够通过和物联网解析服务对应起来，这样才能够通过标签 ID 号访问其对应的物品的属性等信息。

综上所述，典型的物联网结构示意图如图 2－2 所示，其流程中的功能大致分为五个部分，即物联网标签编码、射频识别、物联网中间件服务（IOT-MWS）、物联网名称解析服务（IOT-NS）、物联网信息系统服务（IOT-IS）。

在该系统中，每一个物品都被赋予一个独一无二的代码，并存储于物品上的电子标签中，同时将这个代码所对应的详细信息和属性（包括名称和类别、生产日期、保质期等）存储在 IST-IS 服务器中。当物品从生产到流通的各个环节中被识别并记录时，通过 RFID-NS 的解析可获得物品所属信息服务系统的 URI（Universal Resource Identifier，统一资源标识），进而通过网络 IOT-IS 服务器中获得其代码所对应的信息和属性，以进行物品的识别和达到对物流供应链自动追踪管理的目的。

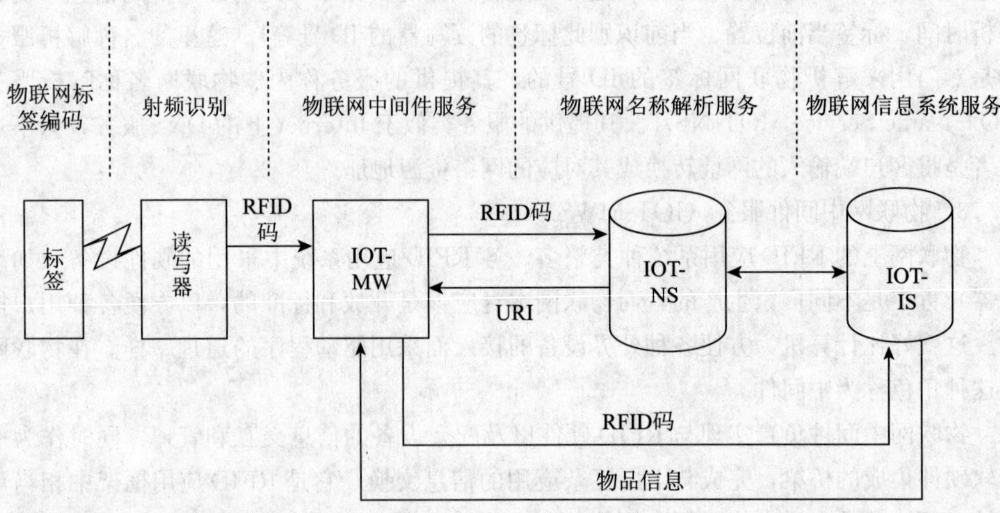

图 2-2　物联网结构

物联网的最终目标就是为每一个物品建立全球的、开放的标识标准，它的发展不仅能够实现对物品的实时跟踪，而且能够提高现代物流运输效率和信息化管理水平。

二、国内外物联网现状

1. 国外现状

物联网概念一经提出，立即受到了各国政府、企业和学术界的重视，在需求和研发的相互推动下，迅速传遍全球。目前国际上对物联网的研究逐渐明朗起来，最典型的解决方案有欧美的 EPC 系统和日本的 UID 系统等。

EPC 系统是一个先进的、综合性的和复杂的系统。它由 EPC 编码体系、RFID 系统及信息网络系统三个部分组成，主要包括六个方面：EPC 编码、EPC 标签、读写器、Savant 管理软件、对象名解析服务器（ONS）和实体标记语言（Physical Markup Language，PML），如图 2-3 所示。

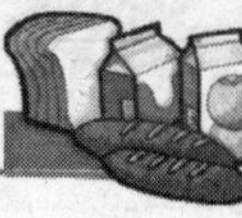

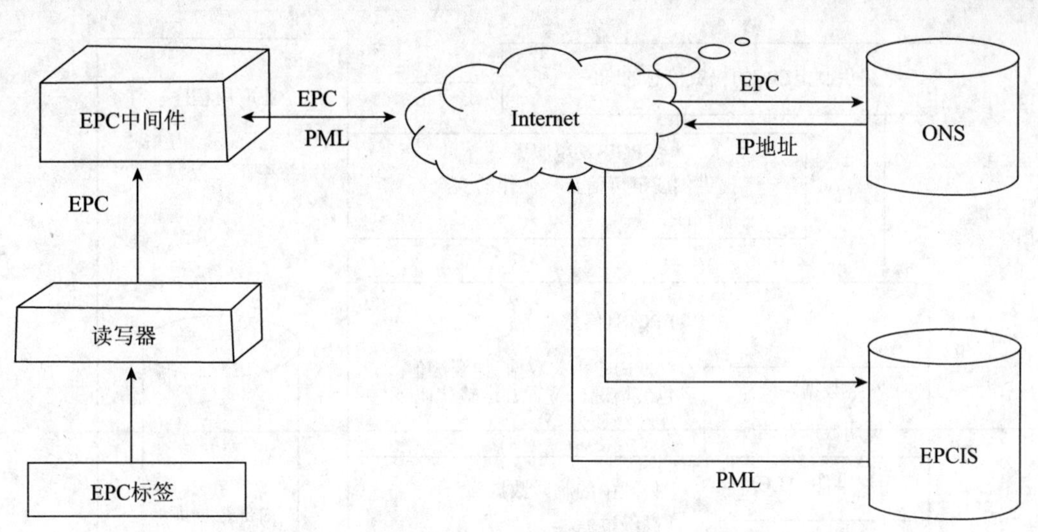

图 2-3 EPC 系统工作

目前 EPC 技术的研发和试点主要由专门的研发中心、大型的供应商、零售商和系统集成商来推动，包括 Auto-ID 中心、沃尔玛、麦德龙、吉列、强生、SAVI、Verisign 等，在全球已经超过 100 个终端用户或系统集成商进行 EPC 系统的测试研发，可以说是如火如荼。

1999 年麻省理工学院 Auto-ID 中心，在美国统一代码委员会（United Code Commission，UCC）的支持下，将 RFID 技术与 Internet 结合，提出了 EPC 的概念。随后由国际物品编码协会（EAN/UCC）和美国统一代码委员会主导，实现了全球统一标识系统中的全球贸易产品码（Global Trade Item Number，GTIN）编码体系与 EPC 概念的完美结合，将 EPC 纳入了全球统一标识系统，从而确立了 EPC 在全球统一标识系统中的战略地位。

2003 年 10 月 28—29 日 Auto-ID 中心在东京召开了它的最后一次董事会会议，决定从 10 月 31 日起，分布在美国麻省理工学院、英国、日本、中国、澳大利亚和瑞士的六个 Auto-ID 中心正式更名为 Auto-ID 实验室，并致力于自动识别技术的开发和研究工作，倡导为能够跨越整个供应链的操作方案制定公共的标准。

EPC 系统使用数据接口组件的方式解决数据的传输和存储问题，用标准化的计算机语言来描述物品的信息。2003 年 9 月 Auto-ID 中心发布的规范 1.0 版中将这个组件命名为 PML server。作为 EPC 系统中的信息服务关键组件，PML 成为描述自然物体、过程和环境的统一标准。在其后的一年中，技术小组依照各个组件的不同标准和作用以及它们之间的关系修改了规范，于 2004 年 9 月发布了修订的 EPC 网络结构方案，EPCIS（EPC Information Service，EPC 信息服务）代替了原来的 PML Server。这个方案提出了 EPCIS 在 EPC 系统中的作用和具体功能，如图 2-4 所示。

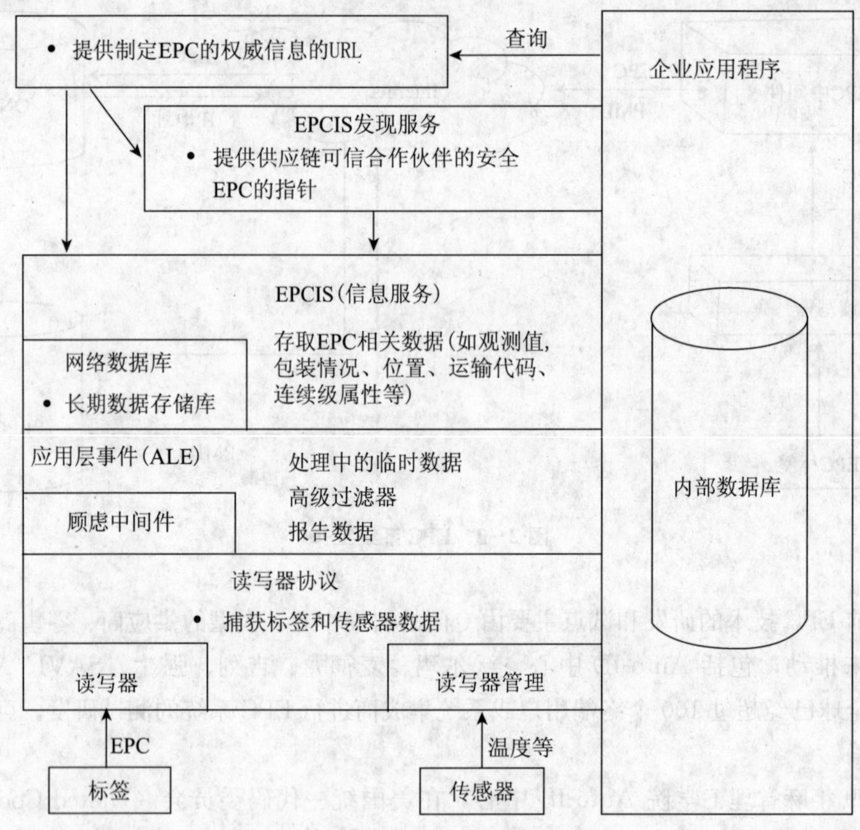

图 2-4 EPCIS 在 EPC 系统中的作用

2007 年 4 月 16 日，EPCIS 行业标准由 EPC global 正式发布，为资产、产品和服务在全球的移动、定位和部署带来了前所未有的可见度，标志着 EPC 发展的又一里程碑。

近年来，在各种力量的推动下，EPC 已经走出实验室，在许多行业中得到广泛应用。

在美国，全球零售巨头沃尔玛自从 2003 年，提出要让他们的前 100 位主要供应商采用 EPC 规范的标签要求后，经过 2004 年的测试和准备，已从 2005 年 1 月起，开始在他们的货物中放入 EPC 标签，并将之应用到一个关键配送中心，从 2006 年 1 月起，应用到所有配送中心。据统计，到 2005 年 6 月，沃尔玛集团已有 130 位 EPC 供应商参加 EPC 供货，在 104 家沃尔玛商店、36 个配送中心、189 万个箱子、5.5 万个托盘上应用了 EPC 标签。还有制造业，如吉列、强生、宝洁，以及知名的物流企业如联合包裹服务公司（United Parcel Service）也都承诺要尽快地将 EPC 系统引入企业的供应链管理过程中。

在英国，Tesco 公司已于 2003 年 9 月进行了该公司物流中心"National Distribution Centre (NDC)"和英国的两家商店（St. Neots 与 Peterborough）间的 EPC 系统的应用测试，使用 915MHz 频带，对 NDC 和两家商店之间的包装盒以及货盘的流通路径进行

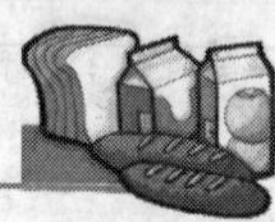

追踪。当年年底，Tesco公司使用了基本相同的系统，同著名的日用化用品公司美国金佰利、美国宝洁、英国联合利华、美国吉列、著名饮料公司英国Diageo 5家供货商展开进一步测试，以验证已在欧洲获得批准的UHF频带的868～869MHz的通信中使用RFID标签的效果。

EPC/RFID技术被不同领域的公司应用于产品和人员跟踪更是广泛。如全球最大的国旗制造商Annin&Co.，目前正在使用EPC Gen2技术追踪发往沃尔玛的包装箱和托盘；美国华盛顿执照局决定部署RFID驾照技术试验，在驾照中采用EPC Gen2技术；Alien和Siment公司联合为意大利纺织品制造商Griva部署卷板布匹追踪EPC解决方案，见图2-5。同时，各国机场也积极采用EPC/RFID技术，如泰国曼谷国际机场正在部署成千上万的可重复使用的被动UHF/RFID标签，对所有空运货物进行追踪；据报道西门子公司正在建设北京首都国际机场新航站楼RFID行李传输系统。

日本在电子标签方面的发展，始于20世纪80年代中期的实时嵌入式系统TRON，T-Engine是其中核心的体系架构。在T-Engine论坛领导下，UID（Center Ubiquitous ID Center，泛在识别中心）于2003年3月在东京成立，具体负责研究和推广自动识别的核心技术，即在所有的物品上植入微型芯片，组建网络进行通信。确立和普及自动识别物品所需的基础技术，进而实现泛在网络环境下UID Center建立的最终目的，即建立物联网。

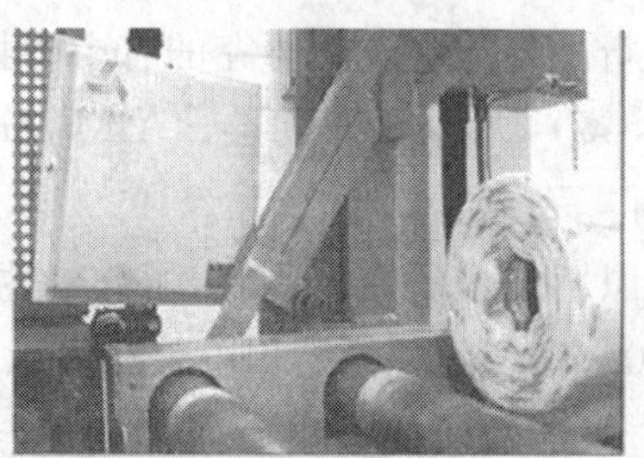

(a) 固定在传送带上的Alien 8800读写器

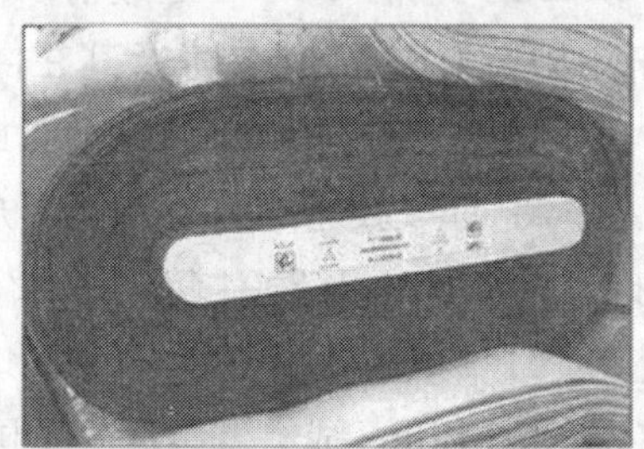

(b) 布匹卷轴中心贴有EPC Gen2 Squiggle

图2-5　意大利纺织品制造商Griva应用EPC卷板布匹追踪系统

UID技术体系结构主要由Ubiquitous Code（泛在识别码，简称Ucode）、Ubiquitous Communication（泛在通信器，简称UC）、Ucode解析服务器和信息系统服务器四个部分组成。其中 UC 支持用户和泛在识别计算机环境的通信，并提供了多制式的通信接口以处理不同种类的标签和读写器的信息，无论是本地还是远程网络都可以通过嵌入式的接口连接 UID 信息服务系统。

UID Center 的建立，得到了日本政府经济产业省和总务省以及大企业的支持，目前包括微软、索尼、三菱、日立、日电、东芝、夏普、富士通、大日本印刷、凸版印刷、理光等重量级企业，而且技术的应用也相当广泛。比如，东京大学附属医院的医药管理、富士施乐公司产品管理和追踪、大田农产品批发市场的物流管理、智能 TRON 住宅、日本助残项目、综合食品追踪项目以及 2005 年日本国际博览会（爱知世博会）等场合都已经使用到了 UID 技术。其中在 2005 年日本爱知世博会的电子入场券中，使用了只读的 2.45GHz 的票芯，并将门票上印刷的号码与电子门票 ID 相关联，形成 100 万张/月的生产线，收到了良好的社会效益和经济效益。

2. 国内现状

随着我国国民经济的快速发展，对外经济交流的日益频繁，而国外物联网技术的发展和应用，客观上可能形成新的技术壁垒，这就要求我们紧密把握这一发展趋势，迎头赶上，真正在国内也推广使用这一新技术，达到提升我国工商企业的国际竞争力的目的。因此，物联网的建设在我国也成为大家普遍关注的热点，得到了国家科技部、质检总局、国家标准委等政府部门和自动识别技术等相关行业及企业的高度重视。

我国研究人员对物联网信息服务的研究，较发达国家稍晚，在跟踪发达国家研究的同时已经逐渐有了自己的创新。参与这方面研究的有中国物品编码中心（Article Numbering Center of China，ANCC）、中国标准协会、AIM China 以及复旦大学 Auto-ID 中国实验室等科研机构，并取得了一些初步的成果。1999 年，ANCC 完成了原国家技术监督局的科研项目《新兴射频识别技术研究》，制定了作为物联网系统关键技术之一的射频识别技术的技术规范。2002 年 ANCC 开始积极跟踪国际 EPC 的发展动态，2003 年完成了《EPC 产品电子代码》课题的研究，出版了《条码与射频标签应用指南》一书。2003 年 9 月，为促进国内对 EPC 的了解，ANCC 还邀请了 UCC 董事会成员、全球宝洁的首席信息官 Steve David 来中国就有关 EPC 技术及其在供应链的应用情况进行交流。2003 年 12 月 23 日，在京举行了第一届中国 EPC 联席会，此次会议统一了 EPC 和物联网的概念，协调了各方的关系，将 EPC 技术纳入标准化、规范化管理，为 EPC 在我国快速、有序地发展奠定了基础。ANCC 还于 2004 年 1 月 12 日被全球产品电子代码管理中心（EPC global）正式授权为 EPC global 在中华人民共和国境内的唯一代表。

2004 年 4 月 22 日，EPC global China 成立暨首届中国国际 EPC 与物联网高层论坛，在北京国际会议中心举办。EPC global China，负责 EPC global 在中国范围内的注册、管理和业务推广工作，它的成立标志着我国在跟踪 EPC 技术发展动态、研究 EPC 技术、推进 EPC 技术标准化、推进 EPC 技术应用等方面工作的全面启动。

2004 年 10 月 11 日，由 EPC global China 主办，全球物流信息管理标准化技术委员会、Auto-ID 中国实验室、同济大学电子与信息工程学院、上海市标准化研究院、上海

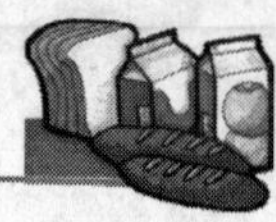

外高桥软件产业发展有限公司等单位协办，第二届国际EPC与物联网高层论坛在上海展览中心举行。该论坛以“RFID技术和EPC的应用与发展”为主题，旨在及时掌握国际EPC发展动态，分享EPC与物联网应用成果，培育EPC标准化应用市场，促进EPC技术的标准化，对在全国范围内，有计划、有步骤、有针对性地开展EPC技术的应用推广工作有着重要的意义。

第三届中国国际EPC与RFID高层论坛也于2005年6月22日在北京隆重召开，讨论EPC和RFID技术的发展动态和规划、标准化工作的进展、技术应用现状和预期目标等主题。这同样引起了中国标准化领域、中国编码和自动识别领域、中国物流界、工商业等各个方面以及相关政府部门、大学和科研单位的极大关注。

2006年，EPC global China进一步加大EPC工作，积极开展同国家相关部委之间的沟通，起草了EPC相关标准草案，加强了同国家无线电频率规划局就UHF频段的沟通与协作，积极筹建RFID测试中心的工作，申报了国家863计划中的RFID重大专项，成功申请了欧盟项目BRIDGE（利用RFID技术给全球环境提供解决方案），发展了EPC新的会员，积极组织EPC会员参加EPC global标准工作组的工作，在相关国际国内各种论坛、学术期刊上介绍EPC技术，积极实施EPC的应用试点工作。

同时，国内从事RFID研发及生产的知名企业也在物联网建设方面积极开展工作，在2005年两会期间提交了《适应社会经济发展需求，建立中国物流互联网工程》的提案，提出了开展中国物联网研究和规划的建议，有关部委领导已就此提案进行了考察和论证。

对于日本的UID系统，2004年4月22日，T-Engin Forum正式授权北京实华开泛在技术网络有限公司，将UID Center落户中国，即UID Center China（Ubiquitous ID Center China，UID中国中心）正式成立。UID Center China是为中国引进泛在计算技术成立的，全面负责在中国普及与推广UID技术的非营利、开放性机构。它的成立，标志着UID在中国发展的时代迈出了一大步。

目前，UID技术在我国正处于不断推广和使用中。比如2004年10月的全球RFID中国峰会，2005年7月大连第三届软件交易会、2005年10月第三届亚洲智能标签应用大会和UID技术中国论坛都已成功地应用了UID技术。

第二节　物联网关键技术

一、物联网编码

国际上目前还没有统一的RFID编码规则，然而全球范围内开放的贸易体系需要一个统一的编码体系，即物联网编码。RFID编码规则一直是各国和各大标准组织争论的焦点，因为将自己的编码体系推广成为国际标准，将为其带来巨大的利益。目前，日本支持的UID（Universal Identification，泛在识别）标准和欧美支持的EPC（Electronic

Product，Code，电子产品码）标准是当今影响力最大的两大标准，也是下文中将要重点介绍的内容。

我国目前的RFID标准目前还尚未成形，如果我国不能尽快地推出具有我国自主知识产权的RFID编码标准，就将使用国际标准或其他组织的标准，那么我国在未来全球范围内的开环供应链RFID应用中将处于较为被动的地位，号段分配将受制于人，数据的安全性也会受到威胁。

UID代码的容量为128位，提供了340×1036的编码空间，也可以用128位为单元进一步扩展至256位、384位、512位。这种码制能包容现有编码体系的编码设计，可以兼容多种编码，包括JAN、UPC、ISBN、IPV6地址甚至电话号码。

EPC代码适用的是固定结构，无含义，号称为全球唯一的全数字型代码，在各个行业中已经得到广泛的应用。在EPC标签数据规范1.1中采用64位和96位的电子产品编码，在EPC标签2.0规范中采用96位和256位的电子产品编码。主要用来存放企业代码、商品代码和序列号等。最新的Gen2标准的EPC编码可以兼容多种编码。EPC代码有通用标识（GID），也有基于现在全球唯一的编码体系EAN/UCC的标识（SGTIN、SSCC、SGLN、GRAI、GIAI）。这类标识又分为96位和64位两种。EPC编码体系如图2-6所示。

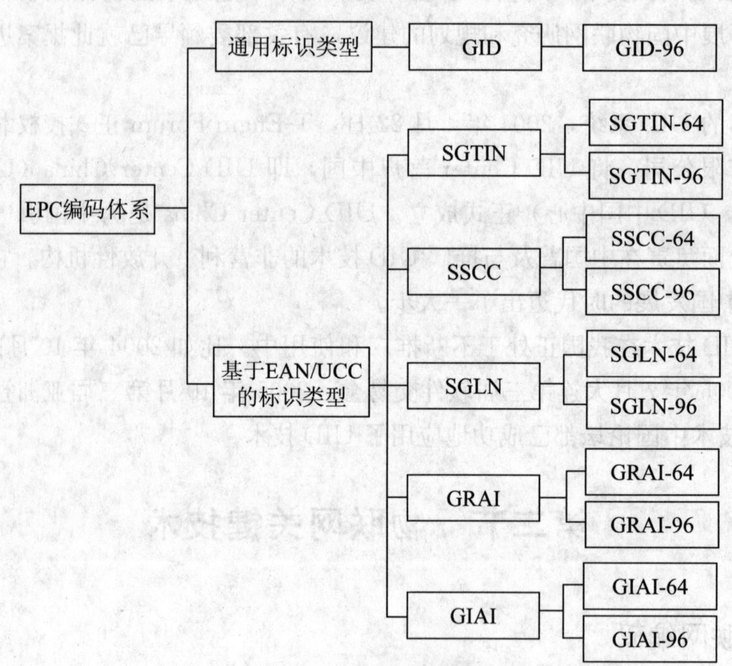

图2-6 EPC编码体系

EAN条码分为以下六种：①全球贸易项目代码（GTIN）；②物流单元标识代码（SSCC）；③全球位置标识代码（SGLN）；④全球可回收资产标识代码（SGRAI）；⑤全

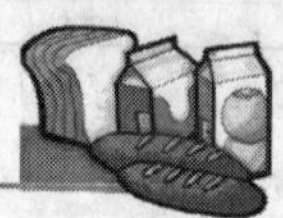

球单个资产标识代码（GIAI）；⑥全球服务标识代码（GSRN）。

基于 RFID 编码的物联网编码是向下兼容的。目前广泛使用的条码在必要的时候可以通过简单的转换生成对应的 RFID 码。

EPC 编码和条码转换已广泛应用于很多场合，在此仅作概述，详细内容可参考其他相关书籍。在本节中，主要以民航行李的物联网编码为例，详解物联网编码技术的应用。

1. 常用物联网编码及转换

这里首先以 GTIN 为例介绍目前常用的条码结构，接着介绍其对应的 EPC 编码结构 SGTIN，最后举例介绍条码和 EPC 码之间的转换。

（1）目前常用条码结构的编码 GTIN 举例

GTIN 的全称是全球贸易项目代码，有四种不同的编码结构：EAN/UCC-14、EAN/UCC-13、UCC-12、EAN/UCC-8。目前，常用的 EAN 码采用 EAN13（即 EAN/UCC-13，又称为标准版）和 EAN8（即 EAN/UCC-8，又称为缩短版）。EAN13 码用在一般商品上，EAN8 码则使用在体积特别小的商品上。EAN 码由国家代码、厂商识别码、商品项目代码和校验码组成。两种版本的编码方式可参考国标 GB 12094—1998。以下以 EAN13 为例，简介其编码原理。EAN8 则可类比，不再赘述。

EAN13 的位分配如表 2-1 所示。

表 2-1　　ENA13 的位分配

国家代码	厂商代码	产品代码	校验位
1～3（我国 ENA 前三位是 690、691、692）	4～7	8～12	13

例如，听装健力宝饮料的条码为 6901010101098，其中 690 代表我国 EAN 组织，1010 代表广东健力宝公司，10109 是听装饮料的商品代码，8 为校验位。如图 2-7 所示。

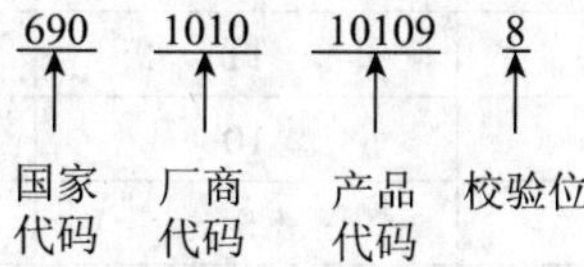

图 2-7　ENA/UCC-13 编码规则举例

（2）GTIN 编码对应的 EPC 编码结构

GTIN 在 EPC 中对应的名称叫做 SGTIN，现以此为例对该 EPC 编码结构进行分析。SGTIN 分为 SGTIN-96 和 SGTIN-64 两种，以下以 EAN13 对应的 SGTIN-96 为例介绍其编码结构。

· SGTIN-96 编码结构

SGTIN-96 码采用二进制编码，其位分配如表 2-2 所示。

表 2-2　　SGTIN-96 的位分配

标头	滤值	分区值	厂商识别码+产品代码	序列码
1～8	9～11	12～14	15～58	59～96

说明如下：

1～8 位为标头，SGTIN-96 的标头为“001 1 0000”，它唯一确定 SGTIN-96。

9～11 位为滤值，也就是包装类型，它不是 SGTIN 纯标识的一部分，而是用于基本物流类型的快速过滤和预选的附加数据。目前，还没有制定滤值的标准规范。SGTIN-96 和 SGTIN-64 的滤值相同，如表 2-3 所示。

表 2-3　　SGTIN 的滤值

包装类型	滤值	包装类型	滤值
其他	0 (000)	包装箱	3 (011)
项目	1 (001)	托盘	4 (100)
内包装	2 (010)		

12～14 位为分区值，主要是用于指示其后的 44 位厂商识别码、产品代码的分配状况，如表 2-4 所示。

表 2-4　　SGTIN-96 的分区值

分区值	厂商识别码		产品代码	
	二进制位	十进制位	二进制位	十进制位
0 (000)	40	12	4	1
1 (001)	37	11	7	2
2 (010)	34	10	10	3
3 (011)	30	9	14	4
4 (100)	27	8	17	5
5 (101)	24	7	20	6
6 (110)	20	6	24	7

根据 EAN13 和 EAN8 的编码方式，厂商识别码为 7 位，产品代码为 5 位，扩展一位指示符数字成为六位。这样应采用上述表中的分区值 5 (101)。

第 15～58 位为厂商识别码+产品代码，由分区值可以看出它们的分配原则。查表

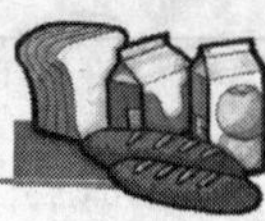

2-4，就可以将它们分为厂商识别码和产品代码两部分。对应EAN13的J两识别码7位和产品代码6位，SGTIN-96的厂商识别码24位（第15～38位）、产品代码20位（第39～58位）。

第59～96位为序列码，也就是管理实体（即厂商）分配给每一件产品的唯一标识符。序列代码不是GTIN的一部分，但是正式成为EPC代码的一部分。

(3) EAN码和EPC码的相互转换

根据上述分析，可以看出条码和RFID码之间存在对应关系。针对现今条码和RFID码将长期共存的现状，我们经常需要在两者之间进行转换。在此以常用的EAN码与EPC码之间的转换为例，介绍它们之间的转换方法。两种常用EAN码（GTIN和SSCC）和其对应的EPC码之间的转化关系如图2-8所示。

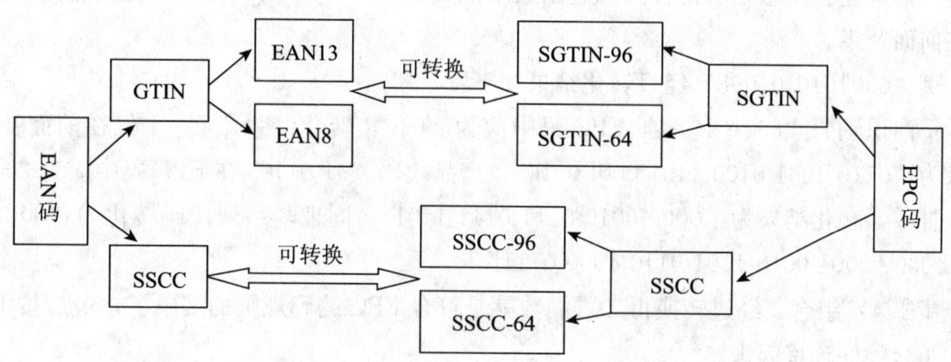

图2-8　常见ENA码与EPC码之间的关系

EAN码主要由扩展位、国家代码、厂商代码、产品代码、校验位等几部分组成；而EPC码主要由标头、滤值、分区值、国家代码、厂商代码、产品代码、序列号等几部分组成。各代码之间只是组织形式的不同。因此，它们之间互相转换的过程简单来说，就是将源码的各部分代码分离开，再按照目标码的规则变换、组合起来的过程。

①EAN码到EPC码的转换及举例

EAN码到EPC码的转换主要有分类、分段和赋值、转换、组合四个步骤。

下面以EAN码“6901010101098”转换为96位EPC码为例，详述其转化过程。

步骤1：分类。首先分清源码和目标码的类型。作为源码，EAN码的类型从代码长度上就可以看出，EAN13的长度为13位，EAN8的长度为8位，SSCC的长度为18位。由图2-3可以看出可对应转换的目标EPC码类型，然后根据实际需要确定目标码的长度。例如，EAN码“6901010101098”是一个EAN13码，相应的目标码是SGTIN-96。

步骤2：分段和赋值。依照不同EAN码编码规则，我们就可以将扩展位、国家代码、厂商代码、产品代码、校验位等分离出来。同时，EAN码中没有EPC码所要求的标头、滤值、分区值，国家代码和厂商代码合起来就是：EPC码的厂商识别码，应对照要求将这些代码的值表示并计算出来。另外，序列号是管理者也就是厂家赋给每个产品的代码，在 EAN 码中没有体现，所以要转化为 EPC 码时还要将这个代码调查清楚并体现在转换过程中。SSCC 码的第一位为扩展位，分段后将其连接到序列代码之后。

根据上述原则，下面来看例子 EAN13 码“6901010101098”。首先它是 GTIN 所以没有扩展位，那么它的前三位“690”就是国家代码，厂商代码为“1010”，所以目标 EPC 码的厂商识别码就是“6901010”；产品代码为“10109”；校验位“8”。要转化为 SGTIN-96，那么标头就是“00110000”；滤值也就是包装类型需要根据实际情况选择，这里假设为包装箱（011）；在我们常用的 EAN13 码中，厂商识别码为 7 位，则目标码的分区值为 5（101）；EAN13 码中没有指示符数字（也就是扩展位），在产品代码前加“0”，构成 6 位代码作为 EPC 码的产品代码；最后给序列号赋值，假设为“1234567”。

步骤 3：转换。转换的过程其实就是将各段代码由十进制数转化为二进制数的过程。这里不再赘述。注意，所得各段二进制数的位数不一定与 EPC 码要求的位数相同，所以要在前面补零。

例“6901010101098”经过转化结果如下：

厂商识别码“6901010”在 EPC 码中应为 24 位，转化结果不足 24 位在前面补零，结果为“0110 1001 0100 1101 0001 0010”。产品代码“010109”在 EPC 码中应为 20 位，加上补零，转化结果为“0000 0010 0111 0111 1101”。同理，系列代码转化为“00 0000 0000 0000 0001 0010 1101 0110 1000 0111”。

步骤 4：组合。经过转换得二进制数就是符合 EPC 编码规则的编码了，最后按 EPC 码的组合顺序连接起来。

EAN 码“6901010101098”加上包装类型和序列号，转化为 EPC 码的结果如下：0011 0000 0111 0101 1010 0101 0011 0100 0100 1000 0000 1001 1101 1111 0100 0000 0000 0000 0001 0010 1101 0110 1000 0111。为阅读方便起见，转化为十六进制数如下：3075A5344809DF400012D687，至此全部转换完成。

②EPC 码到 EAN 码的转换及举例

EPC 码转换为 EAN 码的过程就是 EAN 码转换为 EPC 码逆过程，步骤也大致相同，下面简要分析。

步骤 1：分类。首先由 EPC 码的标头和代码长度可以看出其所属类型，如表 2－5 所示。由其所属类型可以确定目标码的类型，根据实际需要可以确定目标码长度。

表 2－5　　**EPC 码的编码方案**

标头值	长度	EPC 码类型
0011 0000	96	SGTIN-96
10	64	SGTIN-64
0011 0001	96	SSCC-96
0000 1000	64	SSCC-64

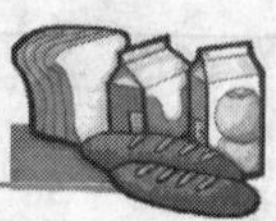

步骤 2：分段和赋值。根据不同 EPC 码的类型，按照其编码规则可以将标头、滤值、分区值、厂商识别码、序列代码逐一分开。

步骤 3：转换。上述代码是二进制数，将它们分别化为十进制数即可。

步骤 4：组合。将上述所得的十进制代码组合起来，就得到了目标 EAN 码的基本部分。这里只说明两点：

a. 校验码由 EAN 码的基本部分计算得到，其计算步骤如表 2－4 所示。

b. 扩展位 SSCC 码中存在扩展位。要将步骤 3 中得到的十进制序列号的首位取出作为扩展位，连接到目标 SSCC-EAN 码的首位。

2. 民航应用中的 RFID 编码规则

民用航空组成的物流网络在全球运输系统中占有重要地位，巨大的吞吐量和快速的流动性使货物的有效管理显得尤为重要。在国外，RFID 应用已使航空公司或机场成为重要的受益者。RFID 编码良好的兼容性使行李管理变得得心应手，用 RFID 编码代替原有行李管理系统的过程非常方便。

在民用航空管理应用中，如果标签数据的读写符合 ISO/IEC15961 协议，这将使得航空公司和机场可以较方便地自主选用现有系统的数据格式，也可以增加未来新的数据格式。这种灵活性可以满足各种不同的需求，比如支持不同类型的旅客行李，体现了 RFID 编码的优越性。

民航应用中 RFID 标签上的编码也应满足已经广泛使用的 ISO/IEC15962 的规则。这些规则可以通过一个已涵盖了 ISO/IEC15961 及 ISO/IEC15962 协议的系统自动来实现。

民航应用中采用这两个编码的数据协议也考虑到了可能把应用系统扩展到装载设备和其他设备上使用 RFID 标签的需求。

本节将详细地讲述民航行李 RFID 标签管理系统的这两个编码规则的特点。

(1) ISO/IEC15961 相关特点

①目标识别码

ISO/IEC15961 要求一种码结构唯一对应一类 RFID 标签的数据编码，且分配给民航的目标识别码结构都有码头部分：1 0 15961 12。对于大多数目标识别码来说，只有码尾部分不同，它们的具体定义如表 2－6 所示。一般情况下，只需要对码尾部分进行编码就可以了。

表 2－6　　目标识别码和数据元素

目标识别码	目标	是否必选项	状态	存储段	译码数据特征
1 0 15961 12 1	行李牌号	是	一次性写入	01	f［10］参考表后的表注
1 0 15961 12 2	航班日期	可选项	一次性写入	01	m［3］参考表后的表注 参考下面的译码规则

续 表

目标识别码	目标	是否必选项	状态	存储段	译码数据特征
1 0 15961 12 3	安全信息	否	读/写	11	可选项，分 0—5 不同的显示级别，参考下面的编译码规则
1 0 15961 12 4	发行地点	否	读/写	11	m［3］
1 0 15961 12 5	行李路线	否	读/写	11	m［6—18］
1 0 15961 12 6	飞行数据	否	读/写	11	m［14—70］
1 0 15961 12 7	乘客姓名数据	否	读/写	11	m［2—26］
1 0 15961 12 8	航线飞行频次级别	否	读/写	11	F［0—3］
1 0 15961 12 9	显示机场编码	否	读/写	11	m［3］
1 0 15961 12 10	目的地编码	否	读/写	11	m［3］
1 0 15961 12 90	“端到端”快递服务：发行日期	否	读/写	11	f［4］
1 0 15961 12 91	“端到端”快递服务：序列号	否	读/写	11	f［3］
1 0 15961 12 92	“端到端”快递服务：EDS 进程	否	读/写	11	m［12］参考下面的译码规则
1 0 15961 12 93	“端到端”快递服务：收件单位	否	读/写	11	m［4］
1 0 15961 12 94	“端到端”快递服务：发货单	否	读/写	11	f［15］
1 0 15961 12 95	“端到端”快递服务：快递公司	否	读/写	11	m［4］
1 0 15961 12 127	可选数据	否	读/写	11	m［n—m］

注：f［i］表示 i 位数字码；m［j］表示 j 位字符码（字符或数字字符）。

在此对上表中的内容作详细描述：

a. 航班日期的编码规则：航班日期编码的目标识别码 ID 号为 10 15961 12 2。

该项是否需要编码视具体情况而定，是可选项。如果是预编码标签，此项将不再编码；如果标签需要编码，编码规则采用 Julian 历法日期格式，即用 1～366 表示每年的各天。比如 1 表示 1 月 1 号，366 表示闰年的 12 月 31 号。

编码采用的日期是首飞段的航班日期。该日期的 Julian 历法日期编码和行李牌号一起构成了行李标签的唯一识别码。

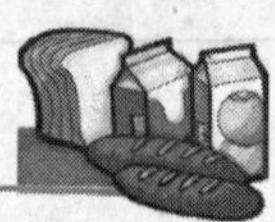

对于扩展方式，以前是通过扩展行李牌号来满足更多行李数量的需求，如今却可以通过加入日期编码来取而代之。

b. 安全信息的编码规则：安全信息的目标识别码 ID 号为 1 0 15961 12 3。民航直照安全信息包括乘客状态显示级别和显示状态。它们的具体编码规则如下：

乘客状态（1-bit，0＝不选，1＝选）

显示级别（3-bits，000＝不显示，001＝1 级显示，010＝2 级显示，011＝3 级显示，100＝4级显示，101＝5 级显示）

显示状态（1-bit，0＝清除，1＝失败）

c. 行李路线的编码规则：行李路线的目标识别码 ID 号为 1 0 15961 12 5。路线编码采用的是城市邮政统一编码。比如，LHRSINKUL，PER，它表示包括起运站的编码（LHR 代表 London Heathrow）及终点站编码（SINKULPER 代表 Singa-pore，Kula Lumpur，Perth）。

d. 航班数据的编码规则：航班数据的目标识别码 ID 号为 1 0 15961 12 6。航班数据的组成如下：

承运商号码：如 KL-2 个字符

航班号：如 1930-4 位数字

日期：如 8thAugust-2 位数字，3 个字符

目的地：如 AMS-3 个字符

出行类别：如 Club（C）-1 个字符

e. "端到端"快递服务的 EDS 进程的编码规则："端到端"快递服务的 EDS 进程的目标识别码 ID 号为 1 0 15961 12 90。

"端到端"快递服务的 EDS 进程共包括 12 位长的数字字符串，由日期、时间、标识符和结果组成。各部分的编码规则如表 2－7 所示。

表 2－7　　EDS 进程编码规则

元素描述	举　例	格　式
EDS 信息	M [12]	
日期（5 个字符）	JUL15	MMDD
时间（4 个字符）	0915	4 位数字
标识符（1 个字符）	X	1 个字符或数字字符
结果（2 个字符）	11	2 个字符或数字字符

②AFI

AFI 是单字节（8bit）码，所有的 ISO 标准都有 AFI，它用来识别标签源码，民航应用中用于区分特殊无线空中接口的标签类型，便于对具有不同 AFI 码值的标签的识

别。该协议规定指定给民航用于行李处理操作的 AFI 是 C1（16 进制）。

③数据格式

数据格式编码用来区分不同类型应用的 RFID 标签，以便和 ISO 系统兼容。

这里的数据格式是显著缩短的目标识别码。IATARP1740C 中目标识别码结构的共同部分不需要在 RFID 标签的编码中体现。这里的数据格式仅用于 RFID 设备的读写通信中。对于民航行李处理操作，其数据码是十进制数码 12，这个特殊的码在一些命令中被用到，以利于标签数据的正确识读。

（2）ISO/IEC15962 相关特点

ISO/IEC15962 针对民航应用有其新特点，利用 ISO/IEC15962 编码能够：

· 最大化地利用编码存储空间（即 RFID 标签上的存储器空间）。

· 允许任何授权用户读取 RFID 标签，并提取任意编码信息而不需要弄明白编码序列的含义。

· 允许不同航空公司在 RP1740C 规范内采用不同数据项，而不用互相依赖。

· 允许 RP1740C 升级新的数据项，而不用考虑后向兼容问题。

ISO/IEC 18000－6 Type C 定义了一种能够通过 ISO/IEC15962 访问的无线空中接口协议。采用这种方式，任何航空公司都能采用最灵活的数据结构，而且适用于其他使用 RP1740C 协议的航空公司。

这个空中接口标准没有明确存储器的容量，只定义了其总体结构，其定义的四种存储段如下：

①存储段 00 为保留项

虽然它被定义成“保留的”，但实际上存储了失效口令和（或）访问密码。目前 IATA 还没有定义访问密码和失效密码的相应规则，因此为了符合 RP1740C，最好不要使用这个存储段。

②存储段 01 为唯一身份标识项

本存储段仅存储目标识别码为 1 0 15961 12 1 和 1 0 15961 12 2 的编码数据，其编码结构决定了本段是不可缺少的。允许选用各种组织提供的数据编码，这些数据编码符合：ISO/IEC15961 和 15962 规范。或者选用 EPC global 注册会员提供的唯一标识码（EPC global 会员号中的一部分）。

③存储段 10 为标签编号项

用来定义标签可能支持的各种特性，特别是 ISO/IEC 18000－6 中部分指令或标签（芯片）制造商定义的指令。本存储段被芯片制造商预先编码。除非特殊需求，它与 RP1740C 协议没有直接的关系。其另一个用处是用于特殊标签的问题诊断。

④存储段 11 为用户自定义段

本存储段包含了目标的所有身份标识码，且符合 ISO/IEC15962。对于 ISO 相关应用，ISO/IEC15961 中定义这个存储段的使用方法。为了最大化利用编码空间，本存储段允许多个 IATA（International Air Transport Association，国际航空运输协会）目标

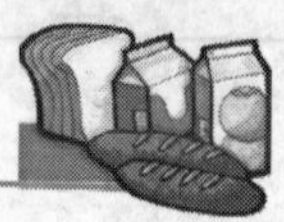

的身份标识码整合到一起存储。

虽然存储段 01 一般有足够容量用于存储行李牌号和飞行日期，而几乎不用考虑制造商的因素。在购买 RFID 标签时，航空公司和机场应检查本存储段 11 的容量，以保证其容量符合编码需求。考虑到 ISO 存在着大量的潜在应用，来自大多数厂商的标签的存储段 11 的空间都比较充裕，因此利用这一段比较合适。

二、识别和防碰撞问题

在物联网庞大的识别系统中，不可避免地要涉及多标签及多读写器的识别问题，设计不当的话常常会发生相互影响、相互冲突的现象，影响了系统的正常工作。为此需要对防碰撞问题进行了研究，包括多标签防碰撞和多读写器防碰撞。

1. 多标签防碰撞

在 RFID 系统中，通常会遇到在读写器范围内存在多个电子标签的情况。多标签同时应答时产生的标签数据混叠问题就是我们通常所说的碰撞。即当在读写器的作用范围内有多个标签的时候，如果它们同时发送信号，这些信号就会相互干扰而产生信道争夺的情况，处理不当就会妨碍读写器对标签信号的处理，进而影响整个系统的正常运转。为了防止由于多个电子标签的数据在读写器的接收机中相互碰撞而不能准确识读的情况出现，必须采用有效的防碰撞算法来加以克服。

目前，关于通信中的防碰撞算法的原理及分类，有很多文献可以参考，其中关于 RFID 系统的防碰撞算法，国内外已有很多学者进行相关研究，发表了很多算法原理及其实现过程。如 ALOHA 防碰撞算法和符合 ISO 14443－3 7FYPE A 标准的二进制树形搜索算法等。本书根据二进制树形搜索防碰撞算法，利用 FPGA（Field-Programmable Gate Array）进行仿真，并给出一个参考示例。

（1）二进制树形搜索防碰撞算法

这里的二进制树形搜索防碰撞算法的标签采用 Manchester 编码方式进行仿真，依据这种编码方式，可以按位判断，这使得准确地判断出碰撞位成为可能。当读写器接收到发送的标签信号时，首先判断是否发生碰撞以及发生碰撞的具体位置，然后根据碰撞的具体位置确定下一次发送的请求命令中的参数，再次发送，直到确定其中的一张标签为止。这就是二进制树形算法的基本原理。

（2）碰撞算法的 FPGA 仿真实现

很多防碰撞算法是通过软件实现的，容易造成应用软件非常复杂而且多标签应用时速度很慢。采用软硬件结合方式，用 FPGA 实现防碰撞算法，可实现速度快、成本低的要求。这里给出一个仿真的例子。

①碰撞算法仿真的总体设计方案

这里将标签抽象为一个 Manchester。编码器模块，RFID 读写器内部包含着三个基本的功能模块：Manchester 解码器模块、LIFO 模块和控制整个算法的状态机模块。其基本模块连接关系如图 2－9 所示。

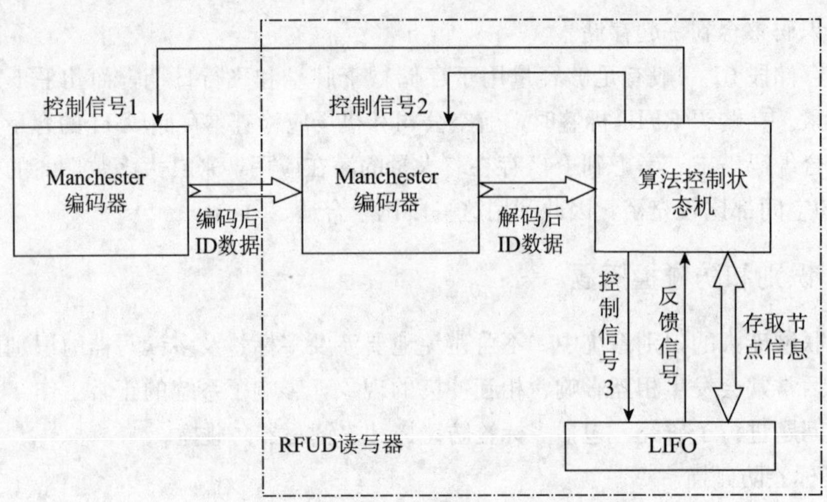

图 2－9　RFID 防碰撞算法基本功能模块连接

具体工作流程描述如下：

RFID 读写器内部的状态机每隔一段时间发送一次 call 命令。

读写器覆盖范围内的标签收到 call 命令后判断是否满足 call 命令的条件，若满足则发送 ID 码给读写器，如果不满足条件则不作反应。

读写器收到标签发来的数据进行 Manchester 解码。如果无碰撞发生则存储数据后强制该标签进入睡眠状态；如果产生碰撞，则根据解出的数据和碰撞位标志进行下一次 call 命令。如此循环执行直到读写器范围内的所有标签被识别出来。

设计中，采用 VerilogHDL 语言作为设计输入，仿真工具采用：Quar-tusII5. 1build 216 03/06/2006 SJ Full Version；FPGA 器件：EP2C5T144C6。

②Manchester 编码器设计及仿真

RFID 标签可以模型化为一个 Manchester 编码器，它的主要数据输入包括 RFID 标签的数据，call 或 sleep 命令标志以及相应的 ID 参数和 In 参数。当接收到 RFID 读写器也就是算法控制状态机的控制信号后作出相应的判断，如果满足 call 命令的条件则开始对标签数据进行 Manchester 编码，编码完成后将编码后数据发送给 Manchester 解码器，Manchester 解码器接收到数据后开始进行解码工作。如果满足 sleep 命令的条件，标签则进入睡眠状态，对以后的 call 命令不作应答。

③Manchester 解码器设计及仿真

Manchester 解码及碰撞位判断是整个算法的关键。解码和碰撞位的判断均由 Manchester 解码器模块完成。

首先 Manchester 解码器模块中定义了一个两位的移位寄存器，用来检测标签发送的 Manchester 码的同步头，以便判断出编码的到来。一旦移位寄存器检测到标签发送过来的信号的同步头，Manchester 解码器开始解码工作。采样信号的产生可以利用循环计数的计数器来实现。该计数器在高频时钟的边沿到来时自动加 1，其循环周期与 Manches-

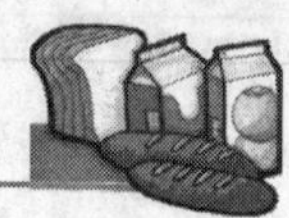

ter 编码时钟周期相等。在与 Manchester 编码位 1/4，3/4 处对应的计数器数值时令采样信号为高电平即可。当解码完成后解码器将向控制状态机发送一个 data _ ready 脉冲信号，表明已经解码完毕，可以向状态机传送数据。

④存储节点的 LIFO 栈设计及仿真

LIFO（Last In First Out）栈用来存储算法执行过程中所经过的节点的信息。为了协调 LIFO 内部的工作状态，在 LIFO 栈的模块中定义了一个小型的状态机。

对 LIFO 栈穿插写入和读取数据，以验证 LIFO 模块功能。第一次写入两个数据 10100011，11100010，进行一次读取操作；然后连续写入两个数据 10101010，01011011，再连续进行四次读取操作。

（3）综合仿真

将 Manchester 编码模块、Manchester 解码模块、LIFO 模块和算法控制状态机模块连接起来进行算法的综合仿真。

测试中设定读写器作用范围内共有 4 个 RFID 标签，标签的 ID 号为 8 位二进制码，分别为 ID1＝10100011，ID2＝10011011，ID3＝00010001，ID4＝11101100。

仿真结果分析有：

①一次性最大读取标签数

通过 LIFO 栈的仿真和分析可获得如下结论：如果 LIFO 的大小为 N 个单元，算法一次最多可以处理的标签数目即为 N＋1。这表明系统防碰撞算法一次性最大读取标签数由 LIFO 栈的设计大小决定。不同的 FPGA 器件可用的存储器空间大小不同，使得基于其上设计的算法的该项性能指标也不同。目前的 FPGA 器件大都内置了较大的存储器，例如 Altera 公司的低成本 CycloneⅡ系列产品，最大提供 1.1Mbit/s 的存储容量。可以估算，存储器的 1/4 用于存储节点信息的参数，1/4 用于存储节点信息的碰撞位标志，1/4 用来存储解出的标签数据，1/4 作为系统保留。由于标签数据信息长度为 64bit/s，用 CycloneⅡ系列 FPGA 器件实现算法，设一次性可读取标签的最大数目为 N_{max}，可以计算出

$$N_{max} \approx \frac{1.1 \times 10^6}{4 \times 64} = 4296$$

②算法识别速度

ISO 14443 定义了 TYPE A、TYPE B 两种类型协议，其通信速率均为 106kbit/s。以此标准来计算算法的识别速度。

算法执行过程中以 call 命令和 sleep 命令为单元，每次命令的执行都要发送 64bit/s 参数，8bit/s 的 m 参数，接受标签返回的 64bit/s 数据。共传送 136bit/s 的数据。另外 call 命令中读写器与标签对数据的处理也要占用一定的时间。可以等价为传送小于8bit/s 的数据。这样每次命令的执行共有 144bit/s 的数据传送。所以，每秒钟可执行 call 命令次数 N 为

$$N \approx \frac{106 \times 1024}{144} = 753$$

由算法可知，当区域内存在的标签数为 L 时，则全部被识别出时所执行的 call 命令的次数约为 2L，因此本文中实现的跳跃式二进制树形防碰撞算法的最大识别速度约为：376 个标签/秒。

③算法执行效率

算法的执行效率在不同的场合有不同的定义，本书仿真时采用如下定义：即算法执行时识别出标签的数目与总的 call 命令时隙数的比值。仿真结果表明，随着标签数目的增多，执行效率趋近于 50%。

以上防碰撞实例的详细说明、仿真代码和仿真结果是作者指导郭旭峰同学的本科毕业设计论文，在这里抛砖引玉，仅供读者参考。

2. 多读写器防碰撞

(1) 什么是多读写器碰撞

随着 RFID 系统大规模的应用，越来越多的场景需要建设 RFID 读写器网络来监视整个覆盖区域。此时多个读写器之间可能互相干扰，也可能识读范围之间有重叠，而在相互重叠的区域之间的相互影响就更加严重。

总之，凡是一个读写器受到另外一个读写器的干扰而不能与其读写范围内的标签正常进行通信的问题都属于读写器碰撞问题。

(2) 多读写器防碰撞的算法分类

实际应用中要解决好读写器的碰撞问题，在设计 RFID 系统时就要力求使得读写器碰撞的次数和频率最小化。基本思想就是利用各种方法把可能产生碰撞的读写器在时间域或频率域上分开，或者两者结合。这些算法按照不同的归类方法可分为不同的种类：

①集中式和分布式：集中式算法适用于读写器网络结构变化很小的系统，读写器一般都会把读到的数据发给一个中央控制计算机，由这台计算机来完成数据的分析和管理，所以可以用这台计算机来安排读写器的操作。分布式算法则是由单个读写器来根据自己的一定约束条件来决定执行下一步的操作。

②静态和动态算法：信道和时间的分配方案不能随时改动的算法叫静态算法；信道和时间的分配方案能随时改动的算法叫动态算法。

③实时（on-line）和非实时（off-line）算法：信道和时间的分配方案在系统运行之中实时确定的成为实时算法；信道和时间的分配方案在系统运行之前就已经定下来的算法称为非实时算法。

(3) 多读写器防碰撞的方法

对于标签碰撞问题，人们已经进行了广泛的研究并得到了一些成熟的解决方法，并且有的在 RFID 空中接口国际标准也有集中阐述的解决办法，如 ISO/IEC18000—6 Type A、B 和 C 标准中都有对处理该问题的具体协议的详细规定。但读写器碰撞问题，由于其相对标签碰撞问题要复杂得多，涉及频率分配和无线随机接入等问题，难以在标准的层面进行统一的规定，大多处于研究之中。

DanielW. Engels（工作于麻省理工学院 Auto-ID Center 实验室）在其发表的文献中

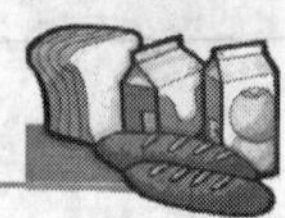

把多读写器碰撞问题中的干扰分为读写器到读写器的干扰和读写器到标签的干扰。根据这个观点，识别这两种干扰的办法为：当一个读写器的信号到达另一个读写器天线时还保有很强的功率，使得读写器无法和自己的读写区域内的标签进行正常通信，认为发生了读写器到读写器的干扰；而当两个读写器的信号同时到达一个标签时，如果两个读写器信号功率相差不大致使标签无法解调出任何一个读写器信号时，认为发生了读写器到标签的干扰。

目前，用于解决读写器碰撞问题的方法主要包括时分复用、频分复用、载波侦听和功率控制等方法以及它们的混合模式。

对于多读写器到标签的干扰，如果两个读写器的读写区域重叠，则一般情况下不可能用频率区分，所以需要用时分复用方法把可能碰撞的读写器分开。而相隔较远的读写器可以同时工作，但它们之间的频率差和功率差须满足一定的要求。

在两种干扰都有的情况下，应先用时分复用的方法在时间上把所有的读写器分成不同的组，一个组里包含若干个读写器，所以不同组的读写器不存在频率干扰，再在每一个组里用频分复用的方法使每一个读写器工作在不同的频率上来避免碰撞。

载波侦听方法只适用于读写器到读写器的干扰。技术难点是找到合适的侦听门限值，使系统的碰撞率下降，同时不影响系统的效率。但存在隐藏终端和暴露终端的问题，目前还没有很好的解决办法。

功率控制的方法不仅可以避免碰撞，也可以节省读写器的能量，一般是逐渐增加读写器功率，使识读范围扩大，如遇碰撞，则依概率减少功率，而如果没有碰撞则继续增加功率。

消除多余读写器也可以降低碰撞率。若一个读写器覆盖范围内的标签已经被附近其他的读写器所覆盖，那么我们就可以关闭读写器来降低防碰撞算法的复杂度，同时也可以节省资源。所以关键就是找到一种行之有效的找出多余读写器的算法，并在关闭该读写器后能方便地调整正在运行的防碰撞算法来适应新的读写器网络。

由于部分标签可能被多个读写器读到，所以有的读写器可能会有相同的信息传给主机，这样就造成了标签数据冗余的问题，增加了读写器网络的负担。

为了解决多读写器碰撞问题，欧洲电信委员会提出了读写器和标签分别在偶数和奇数信道上工作的建议方案，使两者的传输在频谱上被隔开。美国联邦通信委员会也允许读写器和标签在不同的信道上传输，读写器可以选择不同的信道传输来避免冲突，不要求读写器同步。

(4) 多读写器模式规定与防碰撞

EPC global C1 Gen2 标准中关于多读写器模式的规定有两处：一处是传输规范(Transmit Mask)，另一处是密集或多读写器工作环境下的信道使用规定。

在传输规范中，规定了两种多读写器的工作环境，分别为多读写器环境和密集读写器环境。在这两种不同的环境下有两种不同的传输规范，分别规定了读写器信号的功率谱分布，以减少临道或其他信道上同时工作的读写器的干扰。

信道使用规定中，介绍了频率分配计划和时分多路转换法，都分别针对特定的规定环境，最大限度地减少或消除读写器与标签的冲突。欧洲单信道规定，读写器与标签只能用半双工的方式来工作，而读写器只能用时分复用（TDM）方式来避免干扰。在欧洲多信道规定下，读写器和标签分别工作在偶数信道和奇数信道，从而避免了其他读写器对目标读写器接受标签应答信号的干扰。在美国多信道规定下，读写器和标签也是在频谱上分开。读写器的工作载频位于信道中间，而标签的应答信号在信道的边界。读写器不需要同步，并且可以采用调频的工作方式。在频率分配计划中允许标签和读写器分别工作在两个信道，从而消除读写器到读写器的干扰和减弱读写器到标签的干扰。

三、物联网名称解析服务

对于一个开放式的，全球性的追踪物品的网络需要一些特殊的网络结构。由于RFID标签中只存储了产品电子代码，计算机需要一些将产品电子代码匹配到相应产品信息的方法。物联网名称解析（IOT Name Service，IOT-NS）就起到了这么一个作用，它是一个自动的网络服务系统，类似于域名解析服务（Domain Name Service，DNS），DNS是将一台计算机定位到万维网上的某一具体地点的服务。在EPC系统中这个分功能称为“对象名称服务（Object Name Service，ONS)”，由于ONS结构清晰，也比较成熟，以下以ONS为例进行描述。

1. ONS简述

一个实体对象的网络服务模式可以通过该实体对象的唯一产品电子代码EPC进行识别。读写器可以识别标签中的RFID代码，特别是在人工无法识别的情况下。比如，一台无线射频传感器可以侦测到周围一定范围内的所有RFID标签。实体对象可以通过自带的RFID标签与网络服务模式相关联。网络服务模式是一种基于互联网或者VPN（Virtual Private Network，虚拟专用网络）专线的远程服务模式，可以提供与存储指定对象的相关信息。典型的网络服务模式可以提供特定对象的产品信息。读写器或识读信息处理软件在ONS架构的帮助下可以定位这些服务。

ONS目前被用来定位物联网对应的PML（Physical Markup Language）服务器。PML服务器是一种简单的Web服务器，可以用PML语言描述与实体对象相关的信息。ONS服务是联系前台软件和后台服务器的网络枢纽。由于ONS设计与架构都是以互联网域名解析服务DNS为基础，所以可以使得整个RFID网络以互联网为依托，迅速架构并顺利延伸到各地。

图2－10描述了RFID编码应用的网络分布。在一个局域网内的标签读写器在物理空间上分布在多个地方，用于识读不同环境的RFID标签。读写器将读到的标签代码信息通过局域网上传到本地服务器，由本地服务器的软件对数据进行集中处理，然后由本地服务器通过查找本地ONS服务或者通过路由器达到远程ONS服务器查找所需的RFID编码对应的PML服务器地址，本地服务器就可以与找到的PML服务器建立通信了。

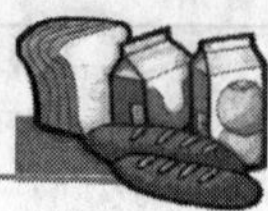

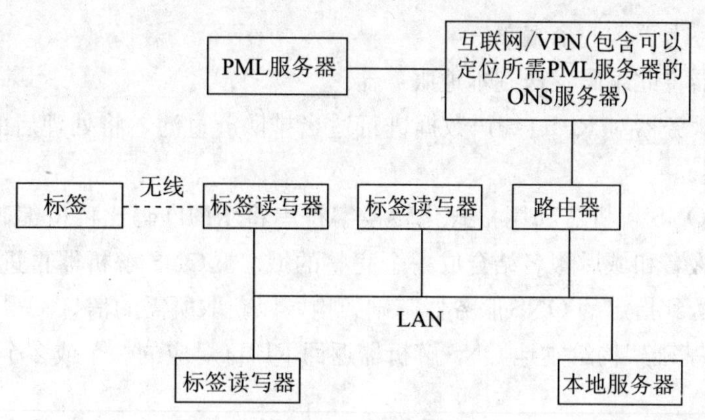

图 2-10　RFID 技术网络

2. ONS 系统架构

ONS 体系结构是一个分布式的系统架构，主要由以下几个部分组成：

（1）映射信息。映射信息是分布式存储在不同层次的 ONS 服务器里面，比较便于管理。

（2）ONS 服务器。当某个查询请求查询对应 PML 服务器的 IP 地址，ONS 服务器就可以对此做出响应。每台服务器拥有一些权威映射信息和一些缓冲存储映射信息。

（3）ONS 缓冲存储器。

3. ONS 工作过程

ONS 整个服务过程分为如下几步，如图 2-11 所示。

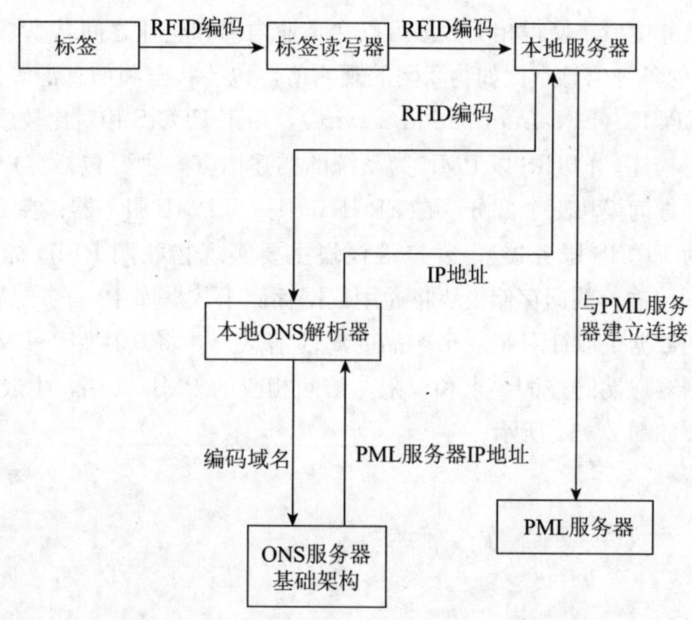

图 2-11　ONS 查询过程

(1) 从标签上识读一个编码。

(2) 读写器将此编码发送到本地服务器。

(3) 本地服务器对 RFID 编码数据进行适当排队、过滤，将处理后的编码发送到本地 ONS 解析器。

(4) 本地 ONS 解析器利用格式化转换字符串将 RFID 码比特位编码转换成域前缀名，再将域前缀名和域后缀名结合成一个完整的域名，ONS 解析器再进行一次 ONS 查询，将域名发送到指定的 ONS 服务器基础架构，以获取所需的信息。

(5) ONS 基础架构给本地 ONS 解析器返回 RFID 对应的一个或多个 PML 服务器的 IP 地址。

(6) 本地 ONS 解析器再将 IP 地址返回给本地服务器。

(7) 本地服务器再根据 IP 地址联系正确的 PML 服务器，获取所需的 RFID 信息。

4. 特殊要求

对象名称解析服务将处理比万维网上的域名解析服务更多的请求，因此生产商可以在局域网中有一台存取信息速度比较快的 ONS 服务器。通过这个计算机，生产商可以将其现在的供应商的 ONS 数据存储在自己的局域网中，而不是每次一批货物到达组装工厂都需要到万维网上去解析，这样的系统也会有内部的冗余。比如，当一个包含某种产品信息的服务器崩溃时，ONS 能够引导系统找到存储着同种产品信息的另一台服务器。

四、物联网信息发布服务

物联网信息发布服务（IOT Information Service，IOT-IS）提供了一个模块化，可扩展的数据和服务接口，使得相关数据可以在企业内部和企业之间共享。它可以处理与 RFID 编码相关的各种信息，比如物联网的观测值，包装状态和信息源等。在 EPC 中这部分功能称为 EPCIS（EPC Information Service)，由于 EPCIS 相对比较成熟些，这里以 EPCIS 为例进行描述。EPCIS 以 PML 为系统的描述语言，主要包括客户端模块、数据存储模块和数据查询模块三个部分（在 EPC1.0 中称为 PML 服务器；在 EPC2.0 中，完善了功能并称为 EPCIS 服务器)。客户端模块主要实现物联网 RFID 标签信息向指定 EPCIS 服务器的传输；数据存储模块将通用数据存储于数据库中，在产品信息初始化的过程中调用通用数据生成针对每一个产品的属性信息，并将其存储于 PML 文档中；数据查询模块根据客户端的查询要求和权限，访问相应的 PML 文档，生成 HTML 文档，返回给客户端，如图 2－12 所示。

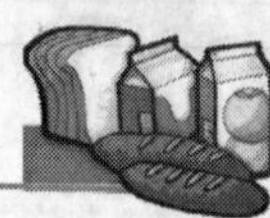

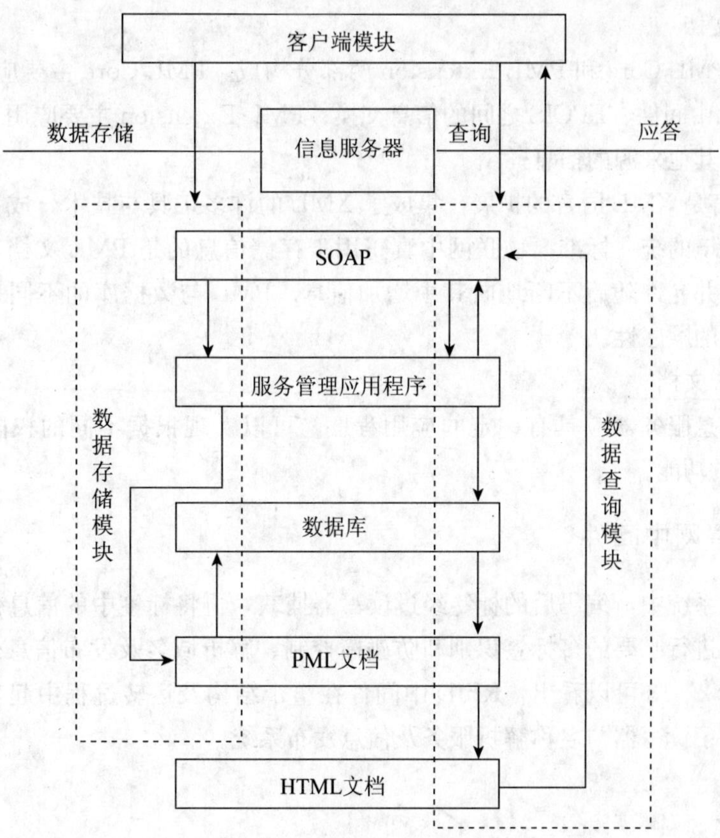

图 2－12　物联网信息发布系统组成

EPCIS 信息服务器的结构和数据流程分为 SOAP（简单对象访问协议，Simple Object Access Protocol）、服务管理应用程序、数据库、PML 文档和 HTML 文档五个部分。

1. SOAP

SOAP 是一种在非集中、分布环境中交换信息的协议。它使用 SOAP 信封将定义信息的内容、来源、目的和处理框架封装起来，传递给服务器管理应用程序。在处理过程的最后，SOAP 还要负责将处理结果传递给物联网客户端。SOAP 使用 HTTP（Hyper Text Trransfar Protocol，超文本传输协议）作为通信协议，接受和发送 PML 格式的数据参数。

2. 服务器管理应用程序

服务器管理应用程序接收和处理 SOAP 发送的数据，并将处理结果反馈给 SOAP。

3. 数据库

物联网信息服务器中的数据库在不同层次存储不同的信息，其作用是提供查询或存储对象与其在物联网中的统一代码的映射。

4. PML 文档

PML 由 PML Core 和 PML Extension 两部分构成。PML Core 主要应用于读写器、传感器、EPC 中间件、EPCIS 之间的信息交换；PML Extension 主要应用于整合非自动识别的信息和其他来源的信息。

PML 语言是 XML 语言的扩展，集成了 XML 的许多工具与技术，成为描述自然物体、过程和环境的统一标准。物联网中真正用于存储信息的是 PML 文档，它可以由应用程序创建，并允许随后不断地向其中增加信息。PML 与数据库的不同是，其所存储的信息有严格的顺序性。

5. HTML 文档

物联网信息服务器应具有一定的应用程序，可以实现根据不同的权限生成相应的 HTML 文档的功能。

五、物联网中间件

在物联网系统中，编码后的标签经过读写器捕获，再将标签中的信息传送给物品管理网络，除了进行必要的多标签识别和防碰撞控制、解析域名及发布信息外，由物联网的结构示意图 2－13 可以看出，RFID 中间件在整个结构及运转过程中起着类似桥梁的作用，它贯通了读写器与名称解析服务及信息发布系统。

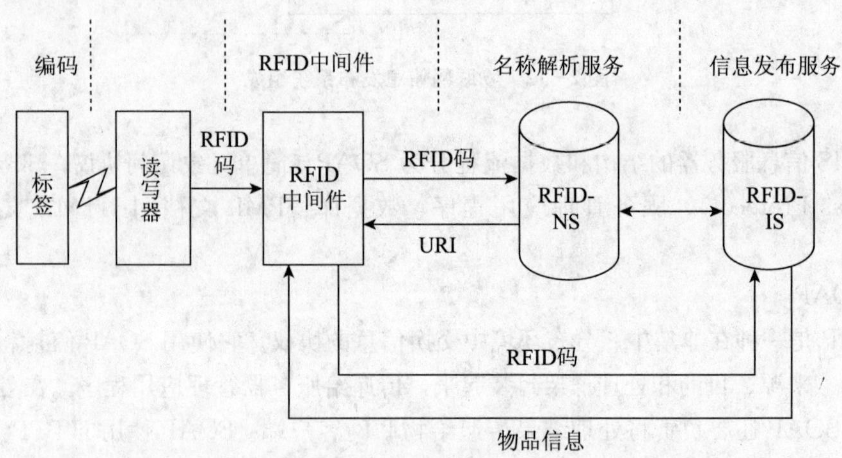

图 2－13　物联网组成

RFID 中间件（RFID Middleware，RFID－MW），该概念最早由美国人提出，而后被广泛地沿用。在物联网系统中，RFID 中间件也称为物联网中间件（IOT Middleware，IOT-MW）。虽然物联网后台系统也可能涉及类似互联网应用中的中间件，但本书中讨论的物联网中间件主要是针对 RFID 的。本节将介绍物联网中间件的作用、特点及发展现状。

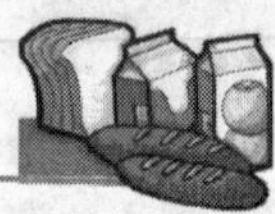

1. 物联网中间件的作用

物联网中间件负责实现与RFID硬件以及配套设备的信息交互和管理，同时作为一个软硬件集成的桥梁，完成与上层复杂应用的信息交换。它是RFID应用框架中相当重要的一环，总的来说，物联网中间件起到一个中介的作用，它屏蔽了前端硬件的复杂性，并把采集的数据发送到后端的IT系统。中间件在系统中的作用和位置如图2-14所示。

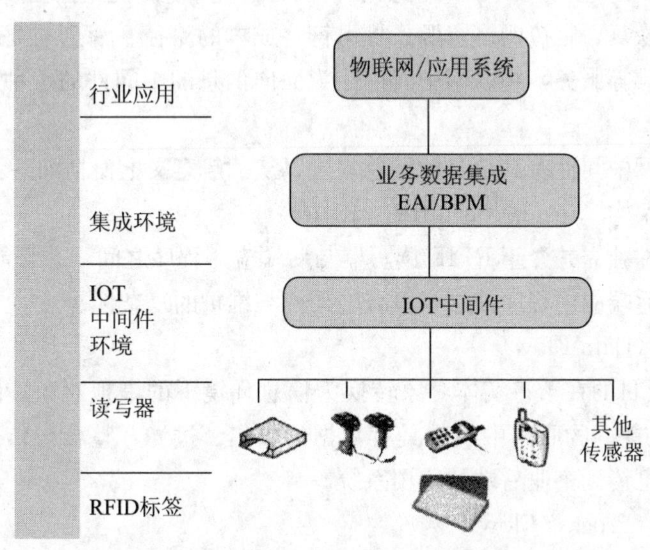

图2-14　中间件在系统中的作用及位置

具体来说，物联网中间件的作用主要包括两个方面：其一，操纵控制RFID读写设备按照预定的方式工作，保证不同读写设备之间很好地配合协调；其二，按照一定的规则筛选过滤数据，筛除绝大部分冗余数据，将真正有效的数据传送给后台的信息系统。从应用程序端使用中间件所提供一组通用的应用程序接口（API），即能连到RFID读写器（Reader），读取RFID标签数据。这样一来，即使存储RFID标签信息的数据库软件或后端应用程序增加或修改由其他软件取代，或者RFID读写器种类增加等情况发生时，应用端不需修改也能处理，简化了维护工作。

一般来说，选用物联网中间件可以为企业带来如下几方面的好处：

（1）实施RFID项目的企业，不需要进行程序代码开发，便可完成RFID数据的导入，可极大地缩短企业实施RFID项目的实施周期。

（2）当企业数据库或企业的应用系统发生更改时，对于RFID项目而言，只需更改物联网中间件的相关设置即可实现RFID数据导入新的企业信息系统。

（3）物联网中间件可以为企业提供灵活多变的配置操作；企业可以根据自己的实际业务需求、企业信息系统管理的实际情况，自行设定相关的物联网中间件参数，将企业所需RFID数据顺利地导入企业系统。

（4）当RFID项目的规模扩大时，例如增加RFID读写器数量，或其他类型的读写器，或者新增企业仓库，对于使用物联网中间件的企业，只需对物联网中间件进行相应设置，便可完成 RFID 数据的顺利导入，而不需要做程序代码开发，可以省去许多不必要的麻烦，还能为企业降低成本。

2. 物联网中间件的特点

从中间件分类的角度来说，物联网中间件是一种面向消息的中间件（Message Oriented Middleware，MOM）。MOM 的功能不仅有传递信息，还包括解译数据、安全性、数据广播、错误恢复、定位网络资源、找出符合成本的路径、消息与要求的优先次序以及延伸的除错工具等服务，物联网中间件作为面向消息的中间件的一种，也涵盖这些功能和服务。

同时，物联网中间件有其自身的特色，可以从一般意义上概括如下：

（1）独立于架构（Insulation Infrastructure）

物联网中间件独立并介于 RFID 读写器与后端应用程序之间，并且能够与多个 RFID 读写器以及多个后端应用程序连接，以减轻架构与维护的复杂性。

（2）数据流（Data Flow）

RFID 的主要目的在于将实体对象转换为信息环境下的虚拟对象，因此数据处理是 RFID 最重要的功能。物联网中间件具有数据的收集、过滤、整合与传递等特性，以便将正确的对象信息传到企业后端的应用系统。

（3）处理流（Process Flow）

物联网中间件采用程序逻辑及存储再转送（Store-and-Forward）的功能来提供顺序的消息流，具有数据流设计与管理的能力。

3. 物联网中间件的发展

物联网中间件在 2000 年以后才出现，从最先的只是面向单个读写器、与特定应用驱动交互的程序，发展到如今的全球 EPC 信息网络基础中间件，从架构角度看其发展阶段可分为如下三个部分：

应用程序中间件（Application Middleware）阶段。本阶段为发展的初级阶段，多以整合、串接 RFID 读写器为目的，此阶段大多是不同的 RFID 读写器厂商提供各自的简单读写器应用程序接口，通过直接编写读写器适配器以供后端系统的应用程序或数据库与之交互，从而将 RFID 事件信息融入企业。此阶段的这种模式的缺点是企业需花费成本去处理前后端的连接问题；而且硬件与软件的绑定，灵活性不足，RFID 事件信息难以共享给合作伙伴。

架构中间件（Infrastructure Middleware）阶段。本阶段是物联网中间件成长的关键阶段，也是目前应用最广泛的模式。物联网中间件具备支持多种设备的管理、数据采集及过滤等处理功能，应用与硬件的耦合性大大降低，系统提供统一格式的 RFID 事件共享给外部。但不面向用户的高级事件及高级性能共享功能，是有待解决的重要问题。

解决方案中间件（Solution Middleware）阶段。本阶段是未来物联网系统的远景目标。各厂商提供包括硬件、软件和运行平台等一整套解决方案，很好地解决前端 RFID

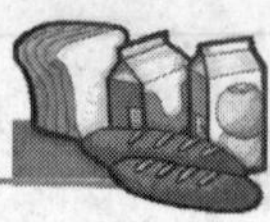

硬件与后端应用系统的连接问题。这种模式是对架构中间件模式的超越，加入了更多的面向用户、面向服务的特性，而且可以推广到RFID外的其他应用领域。

4. 物联网中间件国内外发展状况

在国际上，目前比较知名的物联网中间件厂商有IBM、Oracle、Microsoft SAP、Sun、Sybase和BEA等企业。由于这些软件厂商自身都具有比较雄厚的技术储备，其开发的物联网中间件产品又经过多次的实验室实地测试，物联网中间件产品的稳定性、先进性、海量数据的处理能力都比较完善，已经得到了业界的认同。

RFID技术进入中国的时间比较短，各方面的工作还处于起步阶段。虽然我国政府在“十一五”规划和863计划中，对RFID应用提供了政策、项目和资金的支持，并且RFID在国内的发展也较为迅速，但与国际前沿的发展相比，在很多方面还存在明显的差距。目前，我国做中间件的企业很多，但专门开发物联网中间件的企业却很少。

国内在物联网中间件和公共服务方面已经开展了一些工作。依托国家863计划的“无线射频关键技术研究与开发”课题，从报道中可知，中科院自动化所开发了RFID公共服务体系基础架构软件和血液、食品、药品可追溯管理中间件。华中科技大学开发了支持多通信平台的物联网中间件产品Smarti。上海交通大学开发了面向商业物流的数据管理与集成中间件平台。此外，国内产品还包括北京东方励格公司的LYNKO—ALE中间件，清华同方的ez中间件等。

六、物联网安全

1. 物联网安全问题分析

将物联网系统简化如图2-15所示。从图中可以看出，读写器与标签间通过天线进行通信，表征商品信息的RFID编码信号通过无线电波在两者间传输，无线信道的稳定性与安全性对商品信息的准确传输至关重要。而商品又是与商家和消费者相关联的，商品信息如被非法获取或网络链路受到入侵将给用户信息安全和经营者利益带来威胁。

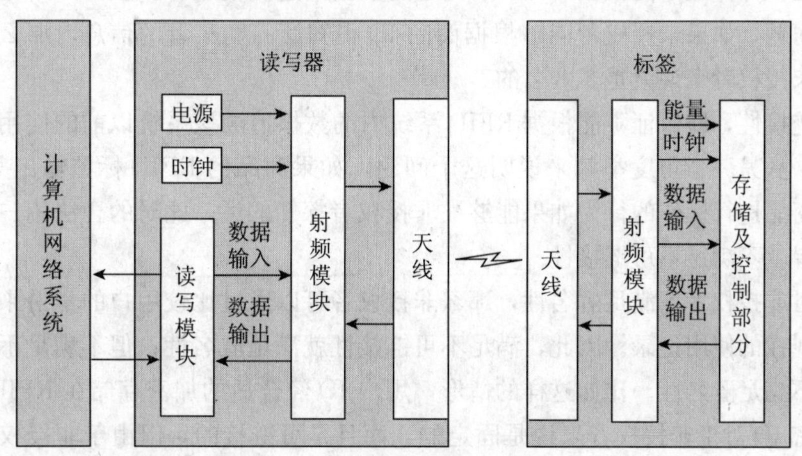

图2-15　物联网系统的组成

为安全起见，RFID信号有时需要使用合适的算法来加密。那些安全要求高的应用如护照、身份证、金融卡等，其内置的RFID标签能够被加密编码而使得未授权读写器不能获取标签里的信息，包括持有者的姓名、年龄、国籍、照片及其他个人敏感信息。但是目前大多数的RFID商业标签由于成本的原因都不包括安全防护模块，这使得它们的数据大多数都很容易被克隆复制或者被篡改（篡改的前提是它们拥有可写入的存储器）。一般来说，应用于产品运输或昂贵设备跟踪的RFID芯片的可写存储器是能够被锁死的，但是由于使用RFID芯片的公司不知道这些芯片的作用，而常常忽略这一点而不将存储器锁死也不及时更新其内容，这种不正确的使用方式不但没有发挥RFID的作用，而且为信息安全留下了隐患。

其实RFID系统和Internet一样，都面临病毒和黑客们的威胁。由于RFID技术对使用者来说是个相对陌生的新概念而常常被忽视，各种针对RFID芯片的黑客行为案例层出不穷。黑客们常常使用读写器靠近受害者的芯片，破解密码（有的甚至没有密码）而获取有用信息。

RFID技术涉及的安全问题可以被分为如下几类：数据所有权和数据挖掘技术，数据偷盗，数据篡改。

举例来说：在一些发达国家，根据消费者信用卡数据就可以发现私人医疗信息。虽然这种情况在使用RFID之前就已经存在，但使用RFID标签仍然存在这个问题。此外，还有其他安全方面需要关注的内容，如非法追踪标签。

标签的一致开放性对于个人隐私、经营者利益和军事安全都形成了风险。隐私保护组织对于在消费品上嵌入RFID标签的安全性表示了担忧，各国军事部门也开始提高警惕严防RFID的应用泄露军事秘密。

2. 安全策略

在讨论RFID系统的安全策略之前，先介绍跟RFID系统安全相关的两个属性：匿名性和不可链接性。

匿名性，即保证不能根据RFID系统里的数据来追溯使用者。从另一个角度举例来说明这个问题，如果未授权者能够根据商品ID得知商品购买者的信息，那么购买者和商品对于未授权者来说就是非匿名的。

不可链接性，即保证不能根据RFID系统内的数据追溯该系统以前的使用者的任何行为记录。从另一个角度举例来说明这个问题，如果商品的RFID标签输出某固定值，那么对该商品进行操作的行为如果能够被非授权者探知的话，此时的合法用户和商品对于非授权者就不满足不可链接性。

如果对非授权者不满足匿名性，那么非授权者可以通过比较用户的身份来链接探知其过去和现在的使用记录。因此，满足不可链接性就满足匿名性；但不满足不可链接性则不一定不满足匿名性。比如这样的情形，用户ID经合适的加密存储在RFID标签中，虽然该加密ID对于非授权者来说是固定的，而且是可链接的，但由于非授权者不知道原始的ID，匿名性得到保持。所以可以得出，不可链接性要比匿名性更难实现。

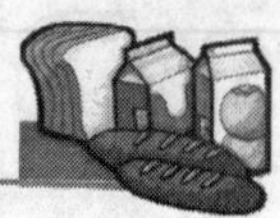

匿名性和不可链接性这两个属性对于 RFID 系统的安全性很重要，在后面讲述实施保护策略时还会提到。在讨论对 RFID 系统中个人信息保护前，要认清 RFID 系统相对于其他信息系统的两个特征，这对于认识 RFID 系统的特殊性和采取相应保护策略十分重要。这两个特征是：其一由于 RFID 使用看不见摸不着的射频信号，对方可以不知不觉地对标签进行操作；其二 RFID 系统里对标签成本的要求非常严格。

针对 RFID 系统应用中出现的各种安全问题，结合上面讨论安全的两个属性，产生了各种安全对策。

（1）防信息截获方法

攻击者们常常通过信息链路截获有用的信息，针对这个特点，也产生了种种防止信息截获的方法，体现在如下方面：

· 物理破坏 RFID 芯片，大多数 RFID 芯片都可以通过物理方法破坏天线或电路回路而失效。

· 阻止 RFID 应答器接收功率。这可以通过阻止提供功率来实现，一种方法是用金属罩罩住 RFID 标签，从而破坏标签和读写器之间的正常通信，非授权者就无法探取有用信息。

· 去除标签天线。用户将芯片和其天线拆分开，这样芯片将不能正常工作，非授权者也不能探取有用信息。

· 在受保护的标签附近放置廉价的被动 RFID 设备来实时模拟各种标签信号，将有用信号隐藏起来，从而使非授权者的设备不能准确地识别有用信号，起到混淆作用。

· 使用强电磁脉冲。使得 RFID 读写器和天线感应出高电流，从而干扰电路正常工作，甚至使标签报废。此办法的效果跟电磁波的频率和天线的形状有关。

· 发送与 RFID 无线信号相关联的伪装信号（与 RFID 信号同频段）来干扰信号相对微弱的读写器信号，从而阻滞系统。

以上方法通称为物理隔离法，这类方法阻止非授权者正常访问 RFID 标签，从而满足 RFID 系统的匿名性和不可链接性。但是这类方法有很大的缺点：用户自己也将不能开展 RFID 的正常服务，因为用户的正常操作也会像非授权者的一样受到破坏。除此之外，防止信息截获的方法还有：

· 破坏窃听者的侦听天线。先利用无线电准确地定位侦听天线位置，再用大功率 RFID 发射机破坏侦听天线电路，使得侦听应答器的有效范围明显减小。

· 使用存储芯片来确认指令的合法性。指令信号可以被记录在存储器中并用于返回信号中，读写器以此特征信号为依据来辨别信号的合法性。

· 很多 RFID 标签包含内置“kill”功能，当输入合适的代码时，标签能被重新编码或者失效。

· 新出现的 RFID 标签可能包括一些内置的控制转换或者隐私增强技术，使用噪声抑制（silencing）或者不可链接（nonlinkable）协议来确保使用者能够控制和阻止 RFID 的链接。

（2）重置ID法

这类方法需有永久RAM（Random Access Memory，随机存取存储器）嵌入每个RFID标签，用于存储标签ID，而且该ID能够被服务器重写。这里列举出两类方法。

·更新ID法

这类方法采用重新加密机制，利用公钥将密文M转换成新的不可链接的密文M′，而不用改变明文。标签将RAM中的加密ID广播出去，且其存储的加密ID须更新，更新的过程为：首先读写器获取标签中的加密ID，然后读写器利用公钥对加密ID重新加密，接着读写器用新的加密ID重写旧的加密ID。

读取过程为：读写器从标签获取加密ID并将其发送到服务器，然后服务器用私钥解密出加密ID，从而获取标签的ID。

·双ID法

每个标签有一个ROM和一个永久性RAM。标签的永久ID被生产商存于ROM中，用户一般不能读取ROM中存储的永久ID，永久ID用于公共用途，如供应链、回收链等；RAM中存储的临时ID可以被用户修改，仅当RAM没有存储数据时才可以读取ROM中存储的永久ID，临时ID则用于私人用途。

（3）智能标签法

还有一类安全策略是对信息进行加密，使得攻击者很难破获信息的内容。在大型信息技术系统中广泛使用加密技术，这些加密方法常常是一类复杂的数学问题。而这些数学问题不仅是求解的问题，更要考虑到实际应用情况，尤其是解决一些问题时耗费的资源和时间相对过大时，这些数学问题的解必须符合现实情况，解决问题的开销应该在可以容忍和承受的范围内。涉及的典型数学问题有两种：比如Diffie-Hellman，E1-Gamal等系统加密中的离散对数问题，以及RSA加密系统中的整数因数分解问题。

本类方法要求每个RFID标签都嵌有加密功能和ROM（Read-Only Memory，只读存储器）。标签自动运用加密函数定时改变其输出，加密方法主要有：公钥加密、共同密钥加密和Hash函数加密。

公钥加密也运用重置ID，由于标签不断地改变输出，这种方法的个人信息保护功能很强。但是问题是这种标签很昂贵，因为公钥加密复杂而且成本高。

共同密钥加密要求有共同的密钥函数、RAM和伪随机数生成器嵌入每个RFID标签，包括如下步骤：①标签的ID生成随机数R，把$x=E_k$（ID｜｜R）发送到服务器；②服务器利用通用密码K解密X，从而得到ID。

Hash函数加密法将Hash函数当做加密函数。由于Hash计算的特点使得它很适合RFID系统这种成本低标签应用。

3. RFID系统安全的新方向

在读写器发送信息和功率的过程，该发送过程经通信通道完成，这个通道包括了功率发送、读写器给标签的命令和标签的回应。标签是该信息和功率的接收者，并对读写器的指令进行相应响应，经通信通道反馈给读写器。虽然读写器和后端资源通过

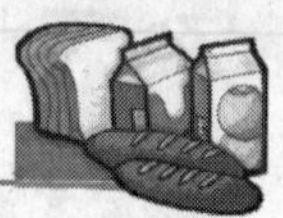

有线或者无线方式连接也可能存在安全隐患，但如今网络安全密码研究中常常把它们作为一个整体考虑，也就不再考虑这个连接的安全因素，而是着重考虑读写器和标签之间的通信通道，在低成本 RFID 系统网络安全研究中重点考虑易被攻击的空中接口的安全。

当前计算资源的成本越来越低，使得当今加密技术的发展向着计算度高的方向倾斜。大多数加密系统都是基于处理一些复杂数学计算问题而实现的，而且加密的级别和计算的复杂程度成正比关系，即计算复杂程度越高则保密性越好。在为 RFID 系统提供安全保障时，标签里的资源受到很大的约束。当前的安全策略不适合于 RFID 应用的原因有：

- RFID 集成系统标签成本限制了其大量使用；
- 被动标签的加密硬件模块功耗太高；
- 不适合只有少量逻辑处理单元和存储器的 RFID 读写器。

当前的 RFID 应用现实和信息安全形势催生了将 lightweight 加密算法应用于 RFID 系统的安全策略中。但是大多数现代方法不能够直接和 lightweight 加密算法融合，因为目前的安全概念中发展的方向是通过增强计算能力而增加密码尺寸从而达到计算安全水平。低成本的 RFID 系统采用的算法必须与设备的处理能力相匹配。而 lightweight 算法能较好地解决这个问题。在运用 lightweight 时，设计者需要分析算法的计算复杂性，同时考虑硬件因素和设备的其他限制。

lightweight 加密算法是密码学的一个新兴分支，目的是为资源受限系统开发快速而有效的安全机制，对于低成本网络化 RFID 系统意义重大而且前景广阔。

lightweight 有多种协议，如 Hopper&Blum 协议、噪声标签的密码交换协议。

Hopper 和 Blum 提出了运用两个共享密钥的鉴别协议，称为 HB 协议。其后又有很多改进，称为 HB+或 HB+ +等。HB 协议使用简单的运算符（如异或：XOR），其计算基础是基于 LPN（Leaming Parilty with Noise）难题。它们基于千位数据二进制向量、千位密钥向量和一些噪声位，用 1 或 0 来表示这些向量位元素，它们满足一些限定方程。攻击者有可能运用标准随机估计理论通过个别数据猜测出可能的函数。

Castelluccia 和 Avoine 提出了基于 RFID 噪声标签的密码交换协议。这些标签属于系统并且处于可信读写器的作用范围内。基本思想是在标签响应消息中加入噪声，这些噪声能够被可信的读写器识别并能消除以恢复有用信号。而攻击者因为不能正确地区分出噪声和有用信号数据而不能探取有用信息。

目前 lightweight primitives 领域的发展很快，主要出现了三种：超宽带调制、物理不可克隆函数和最低限加密。分别介绍如下：

（1）超宽带调制（Ultra Wide Band Modulation）

这种简单但严密的方法基于时分传输时隙。它的安全性在于非法攻击者很难得知有用信息是在哪个时隙发送的，该过程用到了相位调制器，也用到了 time. hopping codes 的加密安全伪随机序列生成器。

(2) 物理不可克隆函数（Physically Uncloneable Functions）

这种方法是将基于硬件的随机函数集成到低成本 RFID 标签 IC 中。采用的函数考虑用密码矗和攻击向量 c 来计算出唯一响应向量 r，如下所示：

$$\{c_1, c_2, c_3, \cdots, c_m\} \rightarrow f\{(c_1, c_2, c_3, \cdots, c_m), k\} \rightarrow \{r\}$$

其中 $c_i=(c_1, c_2, c_3, \cdots, c_n)$ $t=(r_1, r_2, r_3, \cdots, r_n)$ $i=1, 2, \cdots, m$

(3) 最低限加密（Minimalist Cryptography）

根据有关组织的估计，今后几年内带有安全保护的 RFID 标签的价格降至 5 美分的难度不小。而现在的低成本标签没有足够的计算能力来执行最基本的加密算法。RFID 标签现在以很快的速度成为条码技术的一个替代选择。针对这些极度资源有限设备的最低限加密需求，出现了一种基于单时码（one-time codes）的加密方法。主要思想是运用假名来增强 RFID 标签的安全性。一个标签可以携带多个随机名称。每当标签被查询，标签都给出一个不同的名字。原则上只有一个授权的读写器能够识别出两个不同的名字是否是同一个标签。当然攻击者也可以通过反复地向某个标签发送查询指令以使得这种方法的安全性减弱。

七、物联网工作流程举例

物联网结构基本流程大致可分为五个部分，即电子标签、读写器、中间件、名称解析和信息服务。在物联网系统中，每一个物品都被赋予一个 RFID 码，存储于物品上的电子标签中。同时这个代码所对应的详细信息和属性（包括名称和类别，生产日期，保质期等）被存储在 IOT-IS 服务器中。读写器对电子标签进行扫描后，将读取到的 RFID 码发送给中间件。中间件服务器通过 Internet 向相关的名称解析服务器发出查询指令，名称解析服务器收到查询指令后，根据规则查得与之相匹配的地址信息（就像 Internet 中的 DNS 的功能一样），同时引导中间件服务器访问存储了该物品详细信息的物联网信息服务器。物联网信息服务器接收到查询信息后，就将物品的详细信息以网页的形式发送给中间件，从而获得物品对应的详细信息。

为了方便理解，举一例说明如下：

某饮料瓶上贴有电子标签，在其上附有由其生产商提供的唯一的 RFID 码，这里采用欧美国家比较通用的 EPC 码为例，该瓶饮料的 EPC 码为 1367803732101000000000。与此同时，此饮料的详细信息和属性（包括名称和类别、生产日期、保质期等）都被存储在 EPCIS 中，如图 2-16 所示。

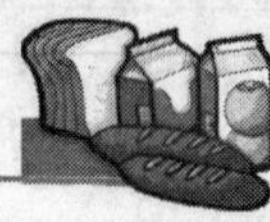

```
〈?xml version="1.0" encoding="gb2312" standalone="yes"?〉
- 〈食品类〉
  - 〈饮料类〉
    - 〈产品基本信息〉
        〈EPC〉136780373210100000000000〈/EPC〉
        〈产品名〉**饮料〈/产品名〉
        〈生产公司〉**公司            〈/生产公司〉
        〈公司地址〉北京海淀区24号〈/公司地址〉
        〈公司联系电话〉010-82310000〈/公司联系电话〉
        〈生产日期〉2006年04月23日〈/生产日期〉
        〈有效期〉12个月〈/有效期〉
        〈成分〉水、糖、碳酸、香精〈/成分〉
        〈包装〉罐装〈/包装〉
        〈重量〉200克〈/重量〉
        〈批发价〉1元1瓶〈/批发价〉
      〈/产品基本信息〉
    - 〈产品追踪信息〉
        〈时间〉2006-04-27〈/时间〉
        〈地点〉北京〈/地点〉
        〈温度〉15℃〈/温度〉
      〈/产品追踪信息〉
    〈饮料类〉
  〈/食品类〉
```

图 2－16　饮料的详细信息和属性

读写器对其进行识读操作，得到了其唯一的 EPC 码，并将此 EPC 码发送给中间件。中间件将这一串 EPC 码转化为抽象身份的 URI（即统一资源标识，universal Resource Identifier），并通过 Internet 向相关的 ONS（Object Name Service，名称解析服务）服务器发出查询指令。ONS 收到查询指令后，根据规则查得与之相匹配的地址信息（即此产品所对应的 IP 地址，该瓶饮料对应的 IP 地址为 192.168.2.106），同时引导中间件访问已经存储了该瓶饮料详细信息的 EPCIS。EPCIS 接收到查询信息后，就将物品的详细信息以网页的形式发送给中间件，从而获得物品对应的详细信息，具体如图 2－17 所示：

有了这些信息，用户对于商品信息一目了然，对商家的销售将起到巨大的推动作用。由此可见，物联网对于各行业尤其是物流业发展的促进作用将非常巨大。

产品基本信息	
EPC	1367803732101000000000
产品名	**饮料
生产公司	**公司
公司地址	北京海淀区24号
公司联系电话	010-82310000
生产日期	2006年04月23日
有效期	12个月
成分	水、糖、碳酸、香精
包装	罐装
重量	200克
批发价	1元1瓶

产品追踪信息		
时间	地点	温度
2006-04-27	北京	15℃

图 2－17　显示在查询客户端上的 PML 文档

第三节　物联网在食品安全中的地位和作用

一、物联网在食品安全中的地位

近年来，由于食品安全危机频繁发生，引起了全世界的广泛关注。如何对食品进行有效跟踪和追溯，并对食品进行安全管理是一个极为迫切的课题。

食品供应链被称为“从农田到餐桌”，包括了从种子、饲料等生产资料的供应环节，最终到达销售和消费环节。随着工业化的发展和市场范围的不断扩大，加工和流通往往涉及位于不同地点和拥有不同资质的许多公司，消费者很难了解食品生产和销售的全过程是否能够保证食品或原材料的安全。这就需要一个完整的食品供应链安全保障体系来实现这样的目标。

为了消除食品安全隐患、追查出现漏洞的加工、运输或储运环节，就需要对这些过程利用 RFID 进行追溯。具体应用中有两种方法来实现食品安全管理：一种是从上往下进行跟踪，即从农场→加工商→供应商→零售商→消费者，这种方法主要用于数据采集，对产品从农田到餐桌的各个环节进行跟踪；另一种是从下往上进行产品追溯，也就是消费者在销售或消费过程中发现了食品安全问题，可以向上层层进行追溯，最终确定

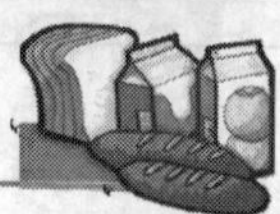

问题所在。该模型如图 2－18 所示。

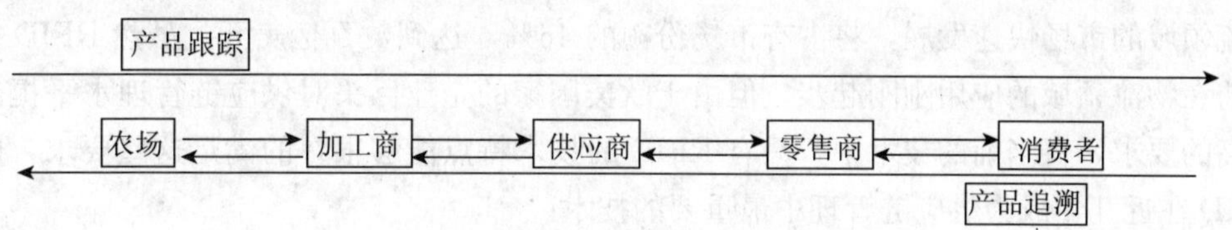

图 2－18　食品跟踪和追溯模型

具体来说，RFID 在食品跟踪和追溯模型中的应用包含以下几个方面：

(1) 食品生产与 RFID：在食品生产的源头，不管是畜类饲养过程中的饲料信息，还是种植过程中的肥料信息，均可以通过电子标签记录到食品安全数据库中，作为将来质量追溯的原始数据。

(2) 食品加工和包装与 RFID：生产者记录的所有食品的相关信息必须提供给供应链的下一个参与方。在这个环节将根据生鲜农产品的质量、尺寸、色彩进行分级，并包装成物流单元。根据供应链中前一个环节参与方提供的数据，可以生成所需信息的产品标签。

(3) 食品运输与 RFID：食品运输环节的应用主要体现为对在途食品的监控、跟踪及道口检查。RFID 可以为物流公司提供实时监控和跟踪服务，对于业主也可以通过计算机网络方便地查看自己货物的位置等情况。

(4) 食品销售与 RFID：RFID 技术在零售环节的应用体现为对食品统计、食品防盗、食品有效期监控等。RFID 技术的应用实现了食品“源头”及食品供应链的完全透明度，因为 RFID 系统提供了一串详尽而具有独特视角的供应链信息。对于食品保鲜问题，食品一旦变质，RFID 读写器终端也会实时显示过期信息，提示消费者不要食用，零售商应尽快将其撤下货架。

(5) 食品危机应急方案与 RFID：一旦发生紧急情况，物流商、经销商或消费者不仅可以根据食品安全追溯系统找到每件食品的最终消费者，还可以找到流通或生产加工过程出现问题的环节，形成一个高效管理和运作的链条。

(6) 企业资质管理与 RFID：RFID 作为一种新兴技术，在国外许多地方已经在食品安全中得到了应用。如欧盟的食品可追溯系统，主要应用在牛肉的生产和流通领域，保持生产和监管的透明度及产品完整详尽的个体信息。澳大利亚已经建立了一个畜牧标识和追溯系统（NLIS）。多行业的 RFID 应用在我国才刚刚起步，但发展很快。为了符合发达国家对食品安全的要求，促进我国食品质量的提高，对出口食品实施 RFID 安全跟踪和追溯制度已经迫在眉睫。

二、冷链物流中应用 RFID 技术的优越性

一个完整的冷链物流从供应商的生产物流开始，以零售商的销售物流结束。国际著

名市场调查公司 ABI 于 2003 年对 RFID 市场作了一次全面的调查，将 RFID 的应用分为物流领域和非物流领域。根据现有的应用情况以及发展趋势，该调查预测，到 2007 年物流领域的市场快速发展，将占有市场份额的 46%，达到数百亿美元。虽然 RFID 技术目前在物流领域的应用刚刚起步。但由于欧美国家的企业巨头对供应链管理水平提出了更高的要求，在当前的技术中，只有 RFID 的技术特点能够很好的满足这些要求，因此 RFID 在近几年成为供应链管理中最重要的技术。

据统计，RFID 技术在供应链管理的应用可以将库存的可用性提高 5%～10%，从而增加销售 3%～7%；同时，顾客的保持度提高 0.3%～0.5%；后勤管理中回收率提高将使利润提高 25%～40%；回收管理的改进将使总收入提高 1%～2%。另外，减少盗窃损失40%～50%；提高送货速度 10%；减少人工成本管理 30%；减少物品存储的人工成本可达 65%；减少存货成本可达 25%；减少循环计算成本可达 25%；提高仓库产品的吞吐量可达 20%；减少损坏率和过期商品的销账可达 20%；减少错误数据所带来的成本降低可达 1 亿美元；减少丢失包裹而导致的投诉可达 98%。

全球 500 强第一的零售业巨头沃尔玛，早在 2003 年年初就制定了在其全球物流配送中引入 RFID 技术以提高大型物流中心、配送中心的作业效率，改善运输途中的即时信息采集手段。自 2005 年 1 月 1 日，沃尔玛要求其前 100 名最大的供应商在其运往沃尔玛物流中心的货物/货盘上加装 RFID 标签起，沃尔玛已经安装了 14000 多个硬件和 230 多万米电缆，100 家中的 57 家供应商已经完成了货物安装 RFID 标签的要求，到目前为止，沃尔玛已经读取了 7161 个带有标签的货盘和 210390 个货箱，已经记录了 150 万个电子产品代码信息。在分销中心的传送带上，零售商已经获得了 95%的读取率，在分销操作的最后一环操作，也就是将货箱拆开放进分拣机的过程，读取率达到 98%。

本章的所有流程设计，都是基于 RFID 技术的一种应用，因此可以很直观地看到 RFID 技术为冷链物流带来的好处，主要体现在以下两个方面：

首先，提高企业内部的管理水平。冷链中的三个参与者——供应商 A、配送中心 B 和零售商 C，在内部使用 RFID 技术，将物理信息实时的收集并融合到企业信息系统中，使得企业自身的管理水平得以提高。企业对信息的收集和处理速度明显加快，更有效地利用企业信息系统，缩短了企业管理的周期，降低了管理成本。其次，提高整个供应链管理水平，降低成本。RFID 技术的应用，使得供应商 A、配送中心 B 和零售商 C 之间的信息沟通更为快捷和准确，加快了整个供应链信息交换的速度，使得供应链中各个环节对市场的变化能够做出最快的响应，同时也降低了供应链管理成本，改变了原有的业务模式，带来更多的商业机会。

由于 RFID 标签上的芯片储存信息量大，而且可以提供物理对象的唯一标志，RFID 温度标签还可以实时向系统传送即时温度信息，所以在整个供应链上 RFID 技术的实时跟踪功能可以发挥得淋漓尽致。特别是冷链物流，对温度的控制非常严格，有了 RFID 技术的帮助，在整个冷链过程上跟踪货物，可以实时的掌握货物处于供应链的哪个节点上，以及此时的温度。相比条码技术，RFID 技术可以动态识别多个数据，识别距离大

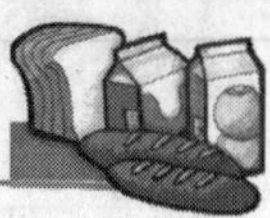

的优势使整个供应链应用RFID技术后效率大大提高，也增强了安全性和可靠性。所以，通过上面的流程设计可以了解到，应用RFID技术，可以实现下面几个目标：

1. 冷链上的物流跟踪，增加冷链管理的透明度

RFID技术的核心是标签上的EPC（产品电子代码），由于EPC提供对物理对象的唯一标识，所以利用EPC可以实现货物在整个冷链上货物的物流跟踪，而且RFID温度标签还可以提供温度的监控，保证了冷链物流中货物的质量安全。应用RFID技术后，产品从生产开始，它在供应链上的整个流动过程都会被及时、准确地跟踪，做到透明化。

2. 简化作业流程，提高物流效率

在配送中心，验货、出/入库作业占工作的很大比例。在托盘上和包装箱上贴上RFID标签，在配送中心出/入口处安装阅读器，这样验货不需要人工操作；出/入库时，利用叉车将货物送出/入仓库，无须停止就可以进行扫描，而且可以远距离动态的一次性识别多个标签。这样大大节省了出/入库的作业时间，提高了作业效率。

3. 提高盘点作业质量

由于包装箱和托盘上都贴有RFID标签，进行盘点作业时，只需通过阅读器，就可以利用阅读器向计算机系统传送的信息进行盘点记录，这样大大减少了传统盘点作业中所出现的遗漏和差错，增强了信息的准确性和可靠性。

4. 信息的传送更加迅速、准确

由于远距离、动态识别、一次识别等多个优势，RFID技术将使信息的传递更加迅速，远远超过了现在广泛采用的条码技术。同时信息的产地也更加准确，减少了错误和遗漏的发生。这是因为标签只要在磁场的有效范围内，阅读器就能够自动捕获数据，大大增加了信息的准确性并提高了效率。

5. 缩短付款时间

在顾客最后付款的时候，只需推着选好地商品通过RFID阅读器，就可以直接在电脑屏幕上看到自己所消费的金额，而不用再花很长时间等收银员用扫描仪一件一件的扫描商品后再付款。这样节省了消费者的时间，也提高了零售商的工作效率。

6. 降低成本，提高收入

RFID应用于库存管理，这样减少了人工审核工作，却能保证储存货物质量的安全性，所以减少了B的管理成本；对于零售商C，当自动补货系统显示需要补货，就可以立即向B订货，通过切实可行的RFID解决方案和RFID技术保证所需货物安全、准时到达，这样B就不会出现短货和缺货现象，也提高了自身的顾客服务质量，增加了销售机会，提高了收入。

综上所述，针对目前我国冷链物流存在的很多不足之处，为了要保持特殊货物，如食品、药品等始终处于规定的低温状态，从而保证货物的质量和品质，减少物流中的货物损耗，引入RFID技术是最好的选择。

第三章 现代食品安全控制技术

第一节 概述

一、食品安全管理的三次浪潮

人类在求生存和发展进程中，经过了一个漫长的体验食物安全的过程。远古时代采用火烤食物；古代采用干燥、烟熏、地窖（低温）藏；几千年前采用发酵、腌制；巴士德时代以后采用巴士德杀菌法，以及利用罐头和冰箱；近代采用防腐剂、保鲜剂。现代控制体系，现代食品安全管理形成了三次浪潮，即行为规范（practices）、危害性分析关键控制点（HACCP）和风险分析（risk analysis）。

1. 食品安全管理的第一次浪潮——行为规范

从20世纪50年代至80年代，欧洲食品安全控制得到巨大改进。伴随乳和乳制品的巴氏消毒以及主要从事奶牛厂到超市的生产链中有效的卫生系统的引入，出现了食品安全措施的"第一次浪潮"，即行为规范。

行为规范是指以良好卫生规范（GHP）、良好生产规范（GMP）、卫生标准操作程序（SSOP）、世界卫生组织的十大金色法则、WHO保障安全食物的五个关键和美国USDA/FDA食品安全的四步法。

(1) 良好卫生规范（good hygiene practices，GHP）

GHP是遵循国际食品法典委员会制定的《食品卫生通则》而建立的规范；国际食品法典委员会（CAC）于1969年制定《食品卫生通则》，到1999年已经做了第4次修订；良好卫生规范涉及世界各国范围内应当遵循的食品安全和食品适宜性的各项要求，其目的是使食品生产涉及的所有条件和措施能确保食物链中各个阶段食品的安全性和适宜性。

GHP审查的范围有：初级产品的生产；食品生产经营企业的设计；食品生产企业的操作规程；食品生产经营操作的控制及其规范；食品生产经营企业的维护及卫生管理；个人卫生；运输；产品信息；培训。

(2) 良好生产规范（GMP）

良好生产规范（good manufacturing practices，GMP）由美国于1963年正式将其引入药品生产。美国于1969年制定了适用于食品生产的GMP。1969年第22届世界卫生大会上，WHO建议各成员国的药品生产采用GMP，以保证药品质量。GMP有3种，

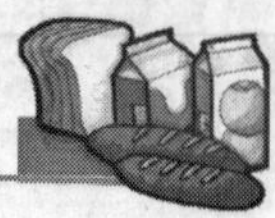

即药品GMP、食品GMP及医疗器械GMP；GMP是生产和质量控制程序结合，以保证产品生产的一致性，达到其规格要求。食品GMP是一种特别注重产品在整个制造过程的品质与卫生的保证制度，其基本精神是：①降低食品制造过程中的人为错误；②防止食品在制造过程中遭受污染或品质劣变；③建立完善的质量管理体系。

GMP是政府强制性对食品生产、包装、储存卫生制定的法规，保证食品具有安全性的良好生产管理体系。

各国所制定的GMP大同小异，并经历着变化和发展。GMP最主要内容包括：①基础条件（premises），包括合适的加工环境、工厂建筑、道路、流向、排水系统、废弃物处理等；②设施（facilities），包括生产、储藏、冷藏、冷冻空间的供给，排风、供水、排水、排污、照明等设施，合适的人员组合等；③加工、储藏、分配操作，包括物资的购买和储藏，设备、配件、配料、包装材料、添加剂、加工辅助用品的使用以及合理性，成品的外观、包装、标签以及成品的保存，成品的再加工，成品的申请、抽样和检验，良好的实验室操作（good laboratory practice，GLP）等；④卫生和食品安全（hygiene and food safety），包括特殊储藏条件——热处理、冷藏、冷冻、脱水、化学保存，清洗计划、清洗操作、污水管理、害虫控制，个人卫生操作，外来物控制、残存金属探测、碎玻璃检测以及化学物质检测等；⑤管理职责，包括提供资源、管理、监督、质量保证和技术人员，人员培训，提供卫生监督管理程序，满意程度，产品的否决等。

(3) 卫生标准操作程序（SSOP）

卫生标准操作程序（sanitation standard operating procedures，SSOP）是指企业为了达到GMP所规定的要求，保证所加工的食品符合卫生要求而制定的指导食品生产加工过程中如何实施清洗、消毒和卫生保持的作业指导文件。制定SSOP的目的是防止产品受到各种危害的污染；控制不当温度条件引起的微生物生长；以及保证维护和保养设备的程序到位。一份SSOP书面计划包括多个卫生标准操作程序，每个卫生标准操作程序书写内容又大致包括以下方面：①与食品或食品接触表面接触的水或生产用冰的安全；②与食品接触的表面（包括器具、手套和工作服）的状况和清洁；③防止不卫生的物品与食品、食品包装材料和其他与食品接触的表面，以及未加工原料对已加工产品的交叉污染；④洗手、手消毒和卫生间设施的维护；⑤防止食品、食品包装材料和与食品接触的表面混入润滑油、燃料、杀虫剂、清洁剂、消毒剂、冷凝水及其他化学、物理和生物污染物；⑥正确标识、存放和使用有毒化合物；⑦员工健康状况的控制，避免对食品、食品包装材料和与食品接触的表面造成微生物污染；⑧害虫的灭除。

(4) 世界卫生组织的十大金色法则

世界卫生组织的十大金色法则内容包括：选择为食品安全所加工的食品；彻底烹调食物；即时就餐已烹调好的食物；小心存放已烹调好的食物；彻底回锅烹调过的食物；避免生食物与熟食接触；反复洗手；保持厨房所有表面的清洁；防止食物受到昆虫、鼠害及其他动物的污染；使用安全的水。

（5）WHO 保障安全食物的五个关键

WHO 保障安全食物的五个关键内容包括：保持清洁；生食与熟食分开；彻底烹调食物；在安全温度下保存食物；使用安全的水和安全的原料。

（6）美国 USDA/FDA 食品安全的四步法

四步法内容包括：清洁，防止交叉污染，烹调，冷藏。

2. 食品安全管理的第二次浪潮

进入 20 世纪 80 年代以后，伴随“危害性分析关键控制点”（hazard analysis of critical control points，HACCP）的广泛应用，进入了“第二次浪潮”。

危害分析关键控制点是一个鉴别、评价和控制食品安全危害的系统；危害分析关键控制点是一个世界公认的、系统的预防方法，通过预测和预防而不是依赖于终末产品的监督和检验来消除微生物、化学和物理性危害。

HACCP 有七项原则，即：①实施危害分析；②确定关键控制点；③建立控制限值；④建立 CCP 监测系统；⑤采取修正/纠正行动；⑥建立验证程序；⑦建立资料记录制度。

CAC 制定的 HACCP 应用指南有 12 项，即：①组建 HACCP 小组；②描述产品；③鉴别产品的用途；④绘制产品生产流程图；⑤现场核对确认流程图；⑥列举每一生产步骤的所有潜在危害，实施危害分析，考虑控制危害的各种措施；⑦确定关键控制点；⑧建立每个 HACCP 的限值；⑨建立每个 HACCP 的监测系统；⑩采取纠正措施；⑪建立验证程序；⑫建立资料记录归档制度。WHO 制定了适用于小型/欠发达企业的 HACCP 应用指南，有 6 项，即：①前言；②前提条件；③管理责任；④预备程序；⑤HACCP 原则的应用；⑥HACCP 系统效果的认定。

3. 食品安全管理的第三次浪潮

近 10 年化学性和生物性污染所致的食源性疾病明显增多，所有严重的食品危机都源于农场。这样以食源性疾病的流行病学为开端，以良好的初级生产作为高质量食品的基础，进入了现代的控制理念即全过程整体控制。现代的食品安全概念应包括整个食品生产链，即从农场到餐桌（from stable to table，from farm to fork）。这导致世界性食品安全措施的“第三次浪潮”，即风险分析（risk analysis）。1995 年、1997 年和 1999 年，FAO/WHO 连续召开了有关“风险分析在食品标准中的应用”、“风险管理与食品安全”以及“风险交流在食品标准和安全问题上的作用”的专家咨询会议，提出了风险分析的定义、要素及框架的应用原则和模式，建立了一套完整的风险分析体系。

风险分析包括三个方面。一是风险评估（risk assessment）：危害的鉴别，危害特征的描述，摄入量的评估和风险特征的描述；二是风险管理（risk management）：是权衡可接受的、减少的或降低的风险，并选择和实施适当措施的政策过程；三是风险信息交流（risk communication）：是风险评估者、管理者和其他有关机构相互交流有关风险信息的过程。

二、食品安全管理三次浪潮之间的关系

食品安全管理三次浪潮的侧重点不同，但相互联系、相互加强和相互补充。第一次

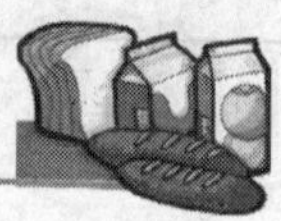

浪潮（GHP）的重点是食品生产加工的一般卫生原则（general hygiene in production and preparation）；第二次浪潮（HACCP）的重点是鉴别、评价和控制食品中危害因子（focus on the specific hazard in the food）；第三次浪潮（risk analysis）的重点是人类健康和整个食物链（foctls on human outcome and the whole chain）。

第二节 良好操作规范（GMP）

一、GMP 概述

良好生产规范（good manufacture practice，GMP），中文的意思是“良好生产操作规范”，是一种特别注重在生产过程中实施对食品卫生安全的管理。简要地说，GMP 要求食品生产企业应具备良好的生产设备、合理的生产过程、完善的质量管理和严格的检测系统，确保最终产品的质量（包括食品安全卫生）符合法规要求。GMP 所规定的内容，是食品加工企业必须达到的、最基本的条件。

GMP 要求从原料接收直到成品出厂的整个过程中，进行完善的质量控制和管理，防止出现质量低劣的产品，保证产品的质量。GMP 的特点是以科学为基础，将各项技术性标准规定得非常具体。几十年的实践证明，GMP 是保证生产出高质量产品的有效工具，因此，联合国食品法典委员会（CAC）将 GMP 作为实施 HACCP 体系的必备程序之一。

二、GMP 的发展

GMP 的想法起源于美国。1963 年，美国食品药品管理局（FDA）颁布了世界上第一部药品生产管理规范，即药品 GMP。食品 GMP 是从药品 GMP 中发展起来的。美国在制定了药品 GMP 的 6 年后，于 1969 年公布了“食品制造、加工、包装、储存现行良好生产规范”（current good manufacturing practice in manufacturing，processing，packing，or holding human food，code of federal regulation，part 110，CGMP）。20 世纪 70 年代初期，美国 FDA 为了加强、改善对食品的监管，根据美国食品药物化妆品法第 402（a）条的规定，凡在不卫生的条件下生产、包装或储存的食品或不符合生产食品条件下生产的食品视为不卫生、不安全的，因此制定了食品生产的现行良好操作规范（21 CFR part 110）。这一法规适用于一切食品的加工生产和储存，随之 FDA 相继制定了各类食品的操作规范，如 21 CFR part 106，适用于婴儿食品的营养品质控制；21 CFR part 113，适用于低酸罐头食品加工企业；21 CFR part 114，适用于酸化食品加工企业；21 CFR part 129，适用于瓶装饮料等一系列不同食品的 GMP，在食品工业中逐渐形成一个 GMP 伞体系。所有这些 GMP 法规，包括《良好生产规范》（美国 FDA 21 CFR part 110），都在根据食品工业及相关技术的发展状况，以及人们对食品安全的认识和要求，不断地修改和完善。

在加拿大，卫生部（HPB）按照《食品和药物法》制定了《食品良好制造法规》（GMRF）。

世界卫生组织（WHO）曾于1969年号召各成员国制定药品GMP，美国颁布CGMP后，联合国食品法典委员会（CAC）采纳CGMP。CAC于1997年制定了“食品卫生通则”CAC/RCP 1—1969 Rev. 3（1997）及一些食品生产的卫生实施法规。CAC现已制定有食品卫生通则（CAC/RcP 2—1985）等37个卫生规范，其中包括鲜鱼、冻鱼、贝类、蟹类、龙虾、水果、蔬菜、蛋类、鲜肉、低酸罐头食品、禽肉、饮料、食用油脂等食品生产的卫生规范。

欧盟的食品卫生规范和要求包括六类：对疾病实施控制的规定；对农药、兽药残留实施控制的规定；对食品生产、投放市场的卫生规定；对检验实施控制的规定；对第三国食品准入的控制规定，对出口国当局卫生证书的规定。

三、食品GMP的管理要素

食品GMP的管理要素包括：人员（man），要由适合的人员来生产与管理；原料（material），要选用良好的原材料；设备（machine），要采用合适的厂房和机器设备；方法（method），要采用适当的工艺来生产食品。

四、GMP的原则

GMP是对食品生产过程中的各个环节、各个方面实行严格监控而提出的具体要求和采取必要的、良好的质量监控措施，从而形成和完善质量保证体系。GMP是将保证食品质量的重点放在成品出厂前的整个生产过程的各个环节上，而不仅仅是着眼于最终产品上，其目的是从全过程入手，从根本上保证食品质量。

GMP制度是对生产企业及管理人员的长期保持和行为实行的有效控制和制约的措施，它体现如下基本原则：①食品生产企业必须有足够的资历，合格地生产食品相适应的技术人员应承担食品生产和质量管理，并清楚地了解自己的职责；②操作者应进行培训，以便正确地按照规程操作；③按照规范化工艺规程进行生产；④确保生产厂房、环境、生产设备符合卫生要求，并保持良好的生产状态；⑤符合规定的物料、包装容器和标签；⑥具备合适的储存、运输等设备条件；⑦全生产过程严密并且有效的质检和管理；⑧合格的质量检验人员、设备和实验室；⑨应对生产加工的关键步骤和加工发生的重要变化进行验证；⑩生产中使用手工或记录仪进行生产记录，以证明所有生产步骤是按确定的规程和指令要求进行的，产品达到预期的数量和质量要求，出现的任何偏差都应记录并做好检查；⑪保存生产记录及销售记录，以便根据这些记录追溯各批产品的全部历史；⑫将产品储存和销售中影响质量的危险性降至最低限度；⑬建立由销售和供应渠道收回任何一批产品的有效系统；⑭了解市售产品的用户意见，调查出现质量问题的原因，提出处理意见。

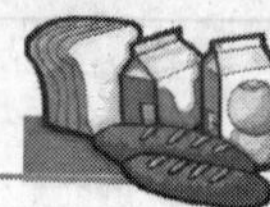

五、GMP的内容

GMP根据FDA的法规，分为4个部分：总则、建筑物与设施、设备、生产和加工控制。

GMP是适用于所有食品企业的，是常识性的生产卫生要求。GMP基本上涉及的是与食品卫生质量有关的硬件设施的维护和人员卫生管理。符合GMP的要求是控制食品安全的第一步，其强调食品的生产和储运过程应避免微生物、化学性和物理性污染。我国食品卫生生产规范是在GMP的基础上建立起来的，并以强制性国家标准规定来实行，该规范适用于食品生产、加工的企业或工厂，并作为各类食品厂制定专业卫生规范的依据。

六、国外GMP介绍

1. 美国的GMP

在美国已将GMP批准为法规，代号为21 CFR part 110，此法规适用于所有食品，作为食品的生产、包装、储藏卫生品质管理体制的技术基础，具有法律上的强制性。

21 CFR part 110包括以下内容：

A分部——总则：110.3定义、110.5现行的良好操作规范、110.10人员、110.19例外情况，B分部——建筑物和设施：110.30厂房和场地、110.35卫生操作、110.37卫生设施和管理，C分部——设备：110.40设备和工器具，D分部（本节预留作将来补充），E分部——生产和加工控制：110.80加工和控制、110.93仓储与销售，F分部（本节预留作将来补充），G分部——缺陷行动水平：110.110食品中对人体无害的天然或不可避免的缺陷。

21 CFR part 110的内容要点如下：

(1) 110.10人员　①疾病控制：经体检或监督人员观察发现，凡患有或可能患有有碍食品生产卫生的人员不得进入车间。②清洁卫生：加工人员讲究卫生；穿着清洁、卫生的工作服、发网、帽子等；进入车间或手弄脏后要洗手、消毒；不将私人用品存放在加工区；不佩戴不稳固的饰物，不化妆；禁止在加工区内吃东西、吸烟、喝饮料等。③接受食品卫生、安全培训。

(2) 110.30厂房和场地　①场地：食品厂四周的场地必须保持良好的状态，防止食品受污染。例如，场地清扫，杂草、害虫孳生的清除，垃圾处理，排水畅通。②厂房结构与设计：a. 面积与生产能力相适应；b. 能够采取适当的预防措施防止外来污染物的潜在危害；c. 结构合理，地板、墙面、天花板易于清扫，保持清洁和维修的良好状况；d. 人员卫生区、加工区照明充足，采用安全灯具；e. 车间装有足够的通风或控制设备，防止冷凝水下滴污染食品；f. 必要之处设置虫害防治设施。

(3) 110.35卫生操作　①一般保养：工厂建筑物、固定装置及其他有形设施必须在卫生条件下进行保养，并保持良好状态，防止食品污染。用于清洁、消毒、杀灭虫害的有毒物质应有供应商担保或证明书，必须遵守地方政府机构制定的有关使用或存放这些产品的一切有关法规。②虫害控制：食品厂的任何区域均不得存在任何动物或害虫。③食品接触面的卫生：所有食品接触面都必须尽可能经常地进行清洁。使用消毒剂必须量足、有效而且安全。经清洗干净的可移动设备及工器具存放适当地方，防止受到污染。

(4) 110.37 卫生设施和管理　①供水：供水满足预期的作业使用要求，水源充足，水质安全、卫生。②输水设施：输水设施的尺寸、设计及安装得当，维护良好，能将充足的水送到全厂需要用水的地方。确保排放废水或污水的管道系统不回流，不造成交叉污染。厂里污水、废水排放畅通。③污水处理：排污系统适当。④卫生间设施：足够的、方便进出的卫生设施，设有自动关闭的门，门不能开向食品车间，保持卫生，设施处于良好状况下。⑤洗手设施：洗手设施充足而方便，厂内的每个地方都提供洗手和消毒设施，非手动水龙头，并提供适当温度的流动水，且设有标示牌。

(5) 110.40 设备和工器具　工厂的所有设备和用具，其设计、采用的材料和制作工艺，必须便于充分的清洗和适当的维护。使用时不会造成润滑剂、燃料、金属碎片、污水或其他等污染。接触食品表面的接缝必须平滑，维护得当。凡是用来储存和放置食品的冷藏、冷冻库都必须装上能准确表明室内温度的温度计，自动测量装置及温度自动记录仪和自动报警系统。

(6) 110.80 加工和控制　食品的进料、检查、运输、分选、预制、加工、包装及储存等所有作业都必须严格按照卫生要求进行，确保食品适合人们食用。

(7) 110.93 仓储与销售　食品成品的储存、运输防止污染。食品和包装材料不变质。

2. 加拿大的基础计划

加拿大的基础计划内容相当于 GMP 的内容。基础计划的定义：一个食品加工企业为在良好的环境条件下加工生产安全卫生的食品所采取的基本的控制步骤或等效程序。在一个企业实施 HACCP 时，第一步是检查和验证现有的程序是否符合基础计划的所有要求，是否所有必需的控制管理和文件（如文本性的计划、负责的人员和监控记录）都已经存在。评估基础计划是否符合要求：一要监控计划的有效性；二要适度保持所要求的记录。

基础计划包括 6 个方面：①厂房，外部环境、建筑、卫生设施、水/汽/冰的质量计划。②运输和储藏，食品运输工具、温度控制、原辅料、非食用化学物质和成品的储存。③设备，一般设备设计、设备安装、设备维护和校准。④人员，培训、卫生和健康要求。⑤卫生和虫害的控制，卫生计划、虫害控制程序。⑥回收，回收程序、分发记录。

3. CAC《食品卫生通则》

《食品卫生通则》[CAC/RcP 1—1969，Rev. 3（1997）] 适用于全部食品加工的卫生要求，作为推荐性的标准，提供给各国。

总则为保证食品卫生奠定了坚实的基础，在应用总则时，应根据情况结合卫生操作

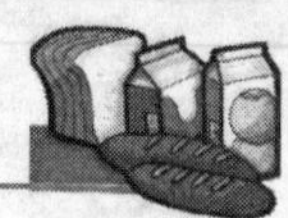

规范和微生物标准导则来使用。本文件是按食品由最初生产到最终消费的食品链，说明每个环节的关键控制措施。尽可能地推荐使用以 HACCP 为基础的方法，提高食品的安全性，达到 HACCP 体系及其应用导则的要求。

总则中所述的控制措施是保证食品食用的安全性和适宜性的国际公认的重要方法。可用于政府、企业（包括个体初级食品生产者、加工和制作者、食品服务者和零售商）和消费者。总则包括 10 部分，在本书第 73～76 页已有介绍。

七、我国 GMP 体系

1. 概述

我国根据国际食品贸易的要求，于 1984 年由原国家商检局首先制定了类似 GMP 的卫生法规《出口食品厂、库最低卫生要求》，对出口食品生产企业提出了强制性的卫生规范。到 20 世纪 90 年代初，在“安全食品工程研究”中，对 8 种出口食品制定了 GMP。根据食品贸易全球化的发展以及对食品安全卫生要求的提高，《出口食品厂、库最低卫生要求》已经不能适应形势的要求，经过修改，于 1994 年 11 月发布了《出口食品厂、库卫生要求》。在此基础上，又陆续发布了 9 个专业卫生规范：出口畜禽肉及其制品加工企业注册卫生规范、出口罐头加工企业注册卫生规范、出口水产品加工企业注册卫生规范、出口饮料加工企业注册卫生规范、出口茶叶加工企业注册卫生规范、出口糖类加工企业注册卫生规范、出口面糖制品加工企业注册卫生规范、出口速冻方便食品加工企业注册卫生规范、出口肠衣加工企业注册卫生规范。

1994 年我国卫生部参照采用 FAO/WHO 食品法典委员会 CAC/RCP Rev. 2—1985《食品卫生通则》，并结合中国国情，制定了国家标准《食品企业通用卫生规范》（GB 14881—1994），以此国标作为中国食品 GMP 的总则，迄今为止共制定了 19 类食品加工企业的卫生规范（即类似于国际上普遍采用的 GMP 标准），形成了我国食品 GMP 伞体系。这些规范是：①罐头厂卫生规范（GB 8950—1988）；②白酒厂卫生规范（GB 8951—1988）；③啤酒厂卫生规范（GB 8952—1988）；④酱油厂卫生规范（GB 8953—1988）；⑤食醋厂卫生规范（GB 8954—1988）；⑥食用植物油厂卫生规范（GB 8955—1988）；⑦蜜饯厂卫生规范（GB 8956—1988）；⑧糕点厂卫生规范（GB 8957—1988）；⑨乳品厂卫生规范（GB 12693—1990）；⑩肉类加工厂卫生规范（GB 12694—1990）；⑪饮料厂卫生规范（GB 12695—1990）；⑫葡萄酒厂卫生规范（GB 12696—1990）；⑬果酒厂卫生规范（GB 12697—1990）；⑭黄酒厂卫生规范（GB12698—1990）；⑮面粉厂卫生规范（GB 13122—1991）；⑯饮用天然矿泉水厂卫生规范（GB 16330—1996）；⑰巧克力厂卫生规范（GB 17403—1998）；⑱膨化食品良好生产规范（GB 17404—1998）；⑲保健食品良好生产规范（GB 17405—1998）。

我国 GMP 体系如图 3-1 所示。

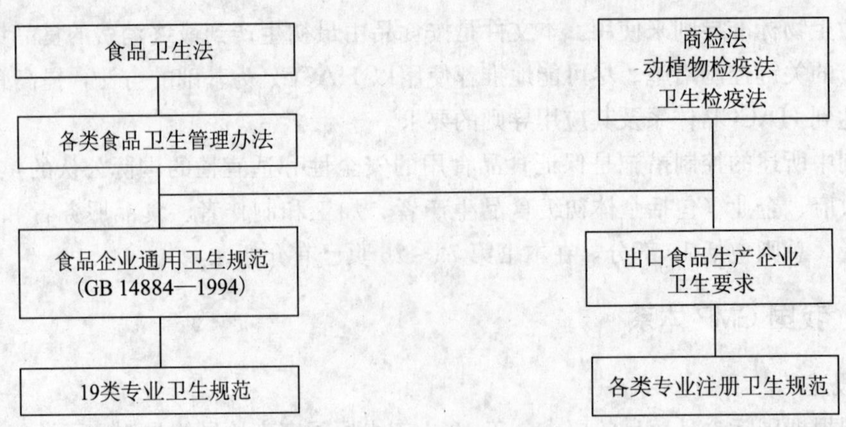

图 3-1　我国 GMP 体系

2. 我国 GMP 介绍

(1)《食品企业通用卫生规范》(GB 14881—1994) 的要素

我国良好生产规范即《食品企业通用卫生规范》(GB 14881—1994) 中包括的要素：原材料采购、运输的卫生要求，工厂设计与设施的卫生要求，工厂的卫生管理，生产过程的卫生要求，卫生和质量检验的管理，成品储存、运输的卫生要求，个人卫生与健康的要求。

(2)《食品企业通用卫生规范》中包括的要点

①原材料采购、运输的卫生要求　购入的原料，应具有一定的新鲜度，不含有毒有害物质，也不应受到污染；运输工具应符合卫生要求；应设置与生产能力相适应的原材料场地和仓库。

②工厂设计与设施的卫生要求　厂区要远离有害场所。建筑结构完善，并能满足生产工艺和质量卫生要求；给排水系统应能适应生产需要，设施应合理有效。污水排放必须符合国家规定的标准；污物（加工后的废弃物）远离生产车间，且不得位于生产车间上风向；烟道出口与引风机之间需设置除尘装置；各种管道、管线尽可能集中走向。冷水管不宜在生产线、设备和包装台上方通过，防止冷凝水滴入食品；生产车间面积充足，车间高度合适；生产车间、仓库应有良好通风；车间或工作地应有充足的自然采光或人工照明；洗手设施应分别设置在车间进口处和车间内适当的地点；淋浴室可分散或集中设置。

③工厂的卫生管理　食品厂必须建立相应的卫生管理机构，配备经专业培训的专职或兼职的食品卫生管理人员；应制定有效的清洗及消毒方法和制度；污水排放应符合国家规定标准；每年至少进行一次体格检查。

④生产过程的卫生要求　应按产品品种分别建立生产工艺和卫生管理制度；原材料必须经过检验、化验，合格方可使用；各项工艺操作应在良好的情况下进行；包装上的标签应按 GB 7718 的有关规定执行；生产过程的各项原始记录应妥善保存。

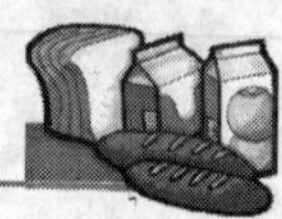

⑤卫生和质量检验的管理　应设立与生产能力相适应的卫生和质量检验室，并配备经专业培训、考核合格的检验人员；卫生和质量检验室应具备所需的仪器、设备，并有健全的检验制度和检验方法；应按国家规定的卫生标准和检验方法进行检验。检验用的仪器、设备，应按期检定，及时维修。

⑥成品储存、运输的卫生要求　经检验合格包装的成品应储存于成品库，其容量应与生产能力相适应；要设有温度、湿度监测装置和防鼠、防虫等设施，定期检查和记录；运输工具应符合卫生要求。

⑦个人卫生与健康的要求　从业人员应接受健康检查，并要先经过卫生培训教育；不准穿工作服、鞋进卫生间或离开生产加工场所；进入生产加工车间的其他人员均应遵守本规范的规定。

3. 出口食品生产企业卫生要求

出口食品生产企业卫生要求内容包括以下几方面：卫生质量方针和卫生质量目标，组织机构及其职责，生产、质量管理人员的管理，环境卫生的要求，车间及设施卫生的要求，原料、辅料卫生的控制，生产、加工卫生的控制，包装、储存、运输卫生的控制，有毒有害物质的控制，检验的要求，保证卫生质量体系有效运行的要求。

八、国内外 GMP 所包含内容的对比

国内外 GMP 所包含内容的对比如表 3－1 所示。

表 3－1　　国内外 GMP 所包含内容的对比

基本内容标号	国家标准类卫生规范	出口食品企业卫生要求及卫生注册规范	美国的 GMP 法规
1	原材料采购，运输，储藏的卫生	卫生质量管理	人员
2	工厂设计与实施卫生	厂区环境卫生	厂房和场地
3	工厂的卫生管理	车间和设备设施卫生	卫生操作
4	个人卫生与健康要求	原料，辅料机加工用水卫生	卫生设施和管理
5	加工过程中的卫生	加工检验人员的卫生	设备和工器具
6	成品仓储，运输卫生	加工卫生	加工和控制
7	卫生与质量检验管理	包装，储存，运输卫生	仓储和销售
8		卫生检验管理	

通过对国内外各类 GMP 内容的对比，可以看出，我国的《出口食品厂、库卫生要求》及《出口食品加工企业卫生注册规范》与其他的 GMP 在内容、法律效率方面是基本一致的。

但美国的 GMP 比我国的《出口饮料加工企业注册卫生规范》还强调了以下几点：

①人员：用于处理食品的手套应处于完整无损、清洁卫生的状态。手套应用非渗透的材料；不将私人用品存放在加工区；禁止在加工区内吃东西、吸烟、喝饮料等。②厂房和场地：天花板、支架和管道上滴下的水滴或冷凝物不会污染食品、食品接触面或食品包装材料。③卫生操作：用于清洗和消毒作业的清洗剂和消毒剂不能带有不良微生物，而且在现场的使用条件下必须是绝对安全的；有毒化学品应合理标识、存放和使用；食品厂的任何区域均不得存在任何动物或害虫，经证明不能形成污染的看门狗除外；食品厂用于生产的不与食品接触的设备的表面也应当尽量经常清洗以防止食品受到污染；一次性用品（如一次性用具、纸杯、纸巾）应合理存放、处理、分发、使用和弃置；在使用条件下，消毒剂必须量足而且安全；合理存放已清洗的可移动的设备及用品。④卫生设施和管理：供水设施要防止虹吸或水倒流；卫生间安装能自动关闭的门；洗手消毒处有明显、易懂的标识。⑤设备和工器具：不与食品接触的设备必须结构合理，便于保持清洁卫生。

第三节　卫生标准操作程序（SSOP）

一、SSOP 概述

卫生标准操作程序（SSOP）是由食品加工企业帮助完成在食品生产中维护 GMP 的全面目标而使用的过程，尤其是 SSOP 描述了一套特殊的与食品卫生处理和加工厂环境的清洁程度及处理措施从而来满足它们的活动相联系的目标。在某些情况下，SSOP 可以减少在 HACCP 计划中关键控制点的数量，使用 SSOP 减少危害控制而不是 HACCP 计划，不减少其重要性或显示更低的优先权。实际上危害是通过 SSOP 和 HACCP 关键控制点的组合来控制的。

一般来说，涉及产品本身或某一加工工艺、步骤的危害是由 CCP 来控制，而涉及加工环境或人员等有关的危害通常由 SSOP 来控制比较合适。在有些情况下，一个产品加工操作可以不需要一个特定的 HACCP 计划，这是因为危害分析显示没有显著危害，但是所有的加工厂都必须对卫生状况和操作进行监测。

建立和维护一个良好的“卫生计划”（sanitation program）是实施 HACCP 计划的基础和前提。如果没有对食品生产环境的卫生控制，仍将会导致食品的不安全，美国 21 CFR part 110 GMP 中指出：“在不适合生产食品的条件下或在不卫生条件下加工的食品为掺假食品（adulterated），这样的食品不适于人类食用。”无论是从人类健康的角度来看，还是从食品国际贸易要求来看，都需要食品的生产者在一个良好的卫生条件下生产食品。无论企业的大与小、生产的复杂与否，卫生标准操作程序都要起这样的作用。通过实行卫生计划，企业可以对大多数食品安全问题和相关的卫生问题实施最强有力的控制。事实上，对于导致产品不安全或不合法的污染源，卫生计划就是控制它的预防措施。在我国食品生产企业都制定有各种卫生规章制度，对食品生产的环境、加工的卫

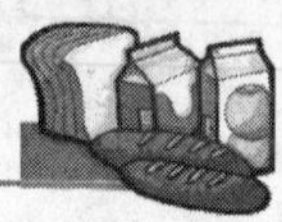

生、人员的健康进行控制。为确保食品在卫生状态下加工，充分保证达到GMP的要求，加工厂应针对产品或生产场所制订并且实施一个书面的SSOP或类似的文件。SSOP最重要的是具有8个卫生方面（且不限于这8个方面）的内容，加工者根据这8个主要卫生控制方面加以实施，以消除与卫生有关的危害。实施过程中还必须有检查、监控，如果实施不力还要进行纠正和记录保持。这些卫生方面适用于所有种类的食品零售商、批发商、仓库和生产操作。

二、美国的SSOP

美国食品药品管理局（FDA）在《水产品HACCP法规》中明确提出卫生控制程序（sanitation control procedure，SCP）的概念，建议：①每个水产品加工企业应该制定书面卫生标准操作程序（sanitation standard operating procedure，SSOP）并加以实施；②必须监测加工期间的卫生状况和操作；③必须及时纠正不卫生的状况和操作；④必须保存卫生控制记录。目前，此项法规已被美国各地和国际商业贸易所认可，许多国家和地区也接受并采纳了法规要求的做法。

FDA将执法检查和将消费者投诉中发现的问题总结成有关卫生的几个方面，并将其作为SSOP的主要内容：①与食品接触或与食品接触物表面接触的水（冰）的安全；②与食品接触的表面（包括设备、手套、工作服）的清洁度；③防止发生交叉污染；④手的清洗与消毒间、厕所设施的维护与卫生保持；⑤防止食品被污染物污染；⑥有毒化学物质的标记、储存和使用；⑦雇员的健康与卫生控制；⑧虫害的防治。

FDA要求每个食品企业应该针对各产品生产环境制定并且实施书面SSOP计划或类似文件。一般说来，SSOP计划应该涵盖下述内容：①企业使用的卫生程序；②卫生程序计划表；③提供支持日常监测计划的基础；④确保及时采取纠正措施的计划；⑤如何分析、确认问题发生的趋势，并防止其再次发生；⑥如何确保企业内每个人都理解卫生的重要性；⑦员工连续培训的计划；⑧向买方和检查人员的承诺；⑨改善企业内卫生操作和状况的方法。所以，尽管SSOP与GMP的概念相近，但它们分别详细描述了为确保卫生条件而必须开展的一系列不同活动。因此，就管理方面而言，GMP指导SSOP的开展。GMP是政府制定的、强制性实施的法规或标准，而SSOP是企业根据GMP要求和企业的具体情况自己编写的，因此，没有统一的文本格式，关键是易于使用和遵守。

除了水产品外，美国政府要求所有属联邦或地方政府管辖的肉、禽工厂制定、维持并遵守书面SSOP。美国农业部（USDA）食品安全检查署（FSIS）认为，SSOP在确定各机构的责任时是非常重要的，它有利于促使企业长期遵守有效卫生规程，减少产品直接污染或掺假的危险，因此提出了这项要求。肉、禽工厂SSOP囊括了为防止产品直接污染或掺假而采取的所有日常预处理及卫生操作规范；必须确定监督日常卫生操作、评价SSOP是否有效实施以及在需要时负责采取适当纠正措施的具体负责人。同时，要求有能够反映每天实施SSOP操作过程的情况记录。其中，发生偏差以及采取纠正措施的记录至少应保留 6 个月，以备核实和监督之用。纠正措施包括：①确保已污染的产品得到恰当处理；②恢复卫生状况；③防止产品直接污染及掺假现象再次发生，包括重新正确评价与修改 SSOP 内容；④书面 SSOP 中，要包括雇员在实际操作中实施与维持该操作的责任说明以及指定负责人员在保证实施卫生规程过程中的责任说明。

三、我国的 SSOP

国家认监委 2002 年第 3 号公告中确定的 SSOP 要素：接触食品（包括原料、半成品、成品）或与食品有接触的物品的水和冰应当符合安全卫生要求；接触食品的器具、手套和内外包装材料等必须清洁、卫生和安全；确保食品免受交叉污染；保证操作人员手的清洗消毒，保持洗手间设施的清洁；防止润滑油、燃料、清洗消毒用品、冷凝水及其他化学、物理和生物等污染物对食品造成安全危害；正确标注、存放和使用各类有毒化学物质；保证与食品接触的员工的身体健康和卫生；清除和预防鼠害、虫害。要点介绍如下：

1. SSOP 要点

（1）SSOP1——水和冰的安全性

生产用水（冰）的卫生质量是影响食品卫生的关键因素。对于任何食品的加工，首要的一点就是要保证水（冰）的安全。食品加工企业一个完整的 SSOP 计划，首先要考虑与食品接触或与食品接触物表面接触的水（冰）的来源与处理应符合有关规定，并要考虑非生产用水及污水处理的交叉污染问题。

①食品加工者必须提供在适宜的温度下足够的饮用水，对于自备水井，通常要认可水井周围环境、深度，井口必须斜离水井以促进适宜的排水，它们也应密封以禁止污水的进入。对储水设备（水塔、储水池、蓄水罐等）要定期进行清洗和消毒。无论是城市供水还是自备水源都必须有效地加以控制，有合格的证明后方可使用。

②对于公共供水系统必须提供供水网络图，并清楚标明出水口编号和管道区分标记。合理地设计供水、废水和污水管道，防止饮用水与污水的交叉污染及虹吸倒流造成的交叉污染。在检查期间内，水和下水道应追踪至交叉污染区和管道死水区域。

③在加工操作中易产生交叉污染的关键区域的要求：

a. 水管龙头需要一个典型的真空中断器或其他阻止回流装置以避免产生负压情况。如果水管中浸满水，而水管没有防止回流装置保护，脏水可能被吸入饮用水中。

b. 清洗/解冻/漂洗槽：水位不应进入低于水边缘之间两倍于进水管直径的空气间隙以防止回吸。

c. 要定期对大肠菌群和其他影响水质的成分进行分析。企业至少每月 1 次进行微生物监测，每天对水的 pH 值和余氯进行监测，当地主管部门对水的全项目的监测报告每年两次。水的监测取样，每次必须包括总的出水口，一年内做完所有的出水口。取样方法：先进行消毒并放水 5min。

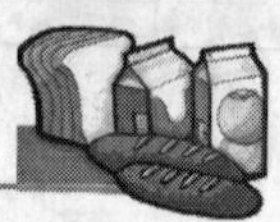

④对于废水排放的要求：

a. 要求地面有一定坡度易于排水，加工用水、台案或清洗消毒池的水不能直接流到地面，地沟（明沟、暗沟）要加箅子（易于清洗、不生锈），水流向要从清洁区到非清洁区，与外界接口要防异味、防蚊蝇。当冰与食品或食品表面相接触时，它必须以一种卫生的方式生产和储藏。由于这种原因，制冰用水必须符合饮用水标准，制冰设备卫生、无毒、不生锈，储存、运输和存放的容器卫生、无毒、不生锈。食品与不卫生的物品不能同存于冰中。冰必须防止由于人员在其上走动引起的污染，制冰机内部应检验以确保清洁并不存在交叉污染。

b. 若发现加工用水存在问题，应终止使用，直到问题得到解决。水的监控、维护及其他问题处理都要保持记录。

（2）SSOP2——食品接触表面的清洁

保持食品接触表面的清洁是为了防止污染食品。与食品接触的表面一般包括：直接（加工设备、工器具和台案、加工人员的手或手套、工作服等）和间接（未经清洗消毒的冷库、卫生间的门把手、垃圾箱等）两种。

①食品接触表面在加工前和加工后都应彻底清洁，并在必要时消毒。加工设备和器具的清洗消毒：首先必须进行彻底清洗（除去微生物赖以生长的营养物质，确保消毒效果），再进行冲洗，然后进行消毒（选 82℃水，如肉类加工厂；消毒剂，如次氯酸钠 100～150rag/L；物理方法，如紫外线、臭氧等）。加工设备和器具的清洗消毒的频率：大型设备在每班加工结束之后，工器具每 2～4h，加工设备、器具（包括手）被污染之后应立即进行。

②检验者需要判断是否达到了适度的清洁，为达到这一点，他们需要检查和监测难清洗的区域和产品残渣可能出现的地方，如加工台面下或钻在桌子表面的排水孔内等是产品残渣聚集、微生物繁殖的理想场所。

③设备的设计和安装应易于清洁，这对卫生极为重要。设计和安装应无粗糙焊缝、破裂和凹陷，表里如一，以防止细菌避开清洁和消毒化合物。在不同表面接触处应具有平滑的过渡。另外虽然设备设计得好，但已超过它的可用期并已刮擦或坑洼不平以至于它不能被充分地清洁，那么这台设备应修理或替换掉。

④设备必须用适于食品表面接触的材料制作，要耐腐蚀、光滑、易清洗、不生锈。多孔和难以清洁的木头等材料，不应被用作为食品接触表面。食品接触表面是食品可与之接触的任意表面。若食品与墙壁相接触，那么这堵墙是一个产品接触表面，需要一同设计，满足维护和清洁要求。其他的产品接触表面还包括那些人员的手接触后不再经清洁和消毒而直接接触食品的表面，例如不能充分清洗和消毒的冷藏库、卫生间的门把、垃圾箱和原材料包装。

⑤对手套和工作服的要求：手套和工作服也是食品接触表面，手套比手更容易清洗和消毒，如使用手套的话，每一个食品加工厂应提供适当的清洁和消毒的程序。不得使用线手套，且不易破损。工作服应集中清洗和消毒，应有专用的洗衣房，洗衣设备、能

力要与实际相适应，不同区域的工作服要分开，并每天清洗消毒（工作服是用来保护产品的，不是保护加工人员的）。不使用时它们必须储藏于不被污染的地方。

⑥工器具清洗消毒几点注意事项：固定的场所或区域；推荐使用热水、注意蒸汽排放和冷凝水；要用流动的水；注意排水问题；注意科学程序，防止清洗剂、消毒剂的残留。在检查发现问题时应采取适当的方法及时纠正，如再清洁、消毒、检查消毒剂浓度、培训员工等。记录包括检查食品接触面状况、消毒剂浓度、表面微生物检验结果等。记录的目的是提供证据，证实工厂消毒计划充分，并已执行。发现问题能及时纠正。

（3）SSOP3——交叉污染的防止

交叉污染是通过生的食品、食品加工者或食品加工环境把生物或化学的污染物转移到食品的过程。此方面涉及预防污染的人员要求、原材料和熟食产品的隔离和工厂预防污染的设计。

①人员要求。适宜地对手进行清洗和消毒能防止污染。手清洗的目的是去除有机物质和暂存细菌，所以消毒能有效地减少和消除细菌。但如果人员戴着珠宝或涂抹手指，佩戴管形、线形饰物或缠绷带，手的清洗和消毒将不可能有效。有机物藏于皮肤和珠宝或线带之间是导致微生物迅速生长的理想部位，当然也成为污染源。个人物品也能导致污染并需要远离生产区存放。它们能从加工厂外引入污物和细菌，存放设施不必是精心制作的小室，它甚至可以是一些小柜子，只要远离生产区。在加工区内吃、喝或抽烟等行为不应发生，这是基本的食品卫生要求。几乎在所有情况下，手经常会靠近鼻子，约50％人的鼻孔内有金黄色葡萄球菌。皮肤污染也是一个相关点。未经消毒的肘、胳膊或其他裸露皮肤表面不应与食品或食品接触表面相接触。

②隔离。防止交叉污染的一种方式是工厂的合理选址和车间的合理设计布局。一般在建造以前应本着减小问题的原则反复查看加工厂草图，提前与有关部门取得联系。这个问题一般是在生产线增加产量和新设备安装时发生。食品原材料和成品必须在生产和储藏中分离以防止交叉污染。可能发生交叉污染的例子是生、熟品相接触，或用于储藏原料的冷库同样储存了即食食品。原料和成品必须分开，原料冷库和熟食品冷库分开是解决这种交叉污染的最好办法。产品储存区域应每日检查。另外注意人流、物流、水流和气流的走向，要从高清洁区到低清洁区，要求人走门、物走传递口。

③人员操作。人员操作也能导致产品污染。当人员处理非食品的表面，然后又未清洗和消毒，手在处理食物产品时易发生污染。

④食品加工的表面必须维持清洁和卫生。这包括保证食品接触表面不受一些行为的污染，如把接触过地面的货箱或原材料包装袋放置到干净的台面上，或因来自地面或其他加工区域的水、油溅到食品加工的表面而污染。

⑤若发生交叉污染要及时采取措施防止再发生，必要时停产，直到改进；如有必要，要评估产品的安全性；记录采取的纠正措施。记录一般包括：每日卫生监控记录、消毒控制记录、纠正措施记录。

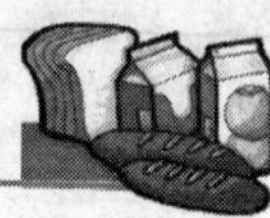

(4) SSOP4——手清洁、消毒和卫生间设施的维护

①目的。手的清洗和消毒是为防止交叉污染。一般的清洗方法和步骤为清水洗手，擦洗洗手皂液，用水冲净洗手液，将手浸入消毒液中进行消毒，用清水冲洗，擦干手。

②清洗和消毒台的要求。手的清洗和消毒台需设在方便之处，且有足够的数量，如果不方便的话，它们将不会被使用，流动消毒车也是一种不错的方式。但它们与产品不能离得太近，不应造成产品污染的风险。需要配备冷热混合水、皂液和干手器，或其他适宜的比如像热空气的干手设备。手的清洗台的建造需要防止再污染，水龙头以膝动式、电力自动式或脚踏式较为理想。检查时应该包括测试一部分的手清洗台以确信它能良好工作。清洗和消毒频率一般为：每次进入车间时；加工期间每 30min～1h 进行 1 次；当手接触了污染物、废弃物后等。

③对卫生间的要求：

a. 卫生间需要进入方便、卫生和有良好维护，具有自动关闭、不能开向加工区的门。这关系到空中或飘浮的病原体和寄生虫进入。检查应包括每个工厂的每个厕所的冲洗。如果便桶的周围不密封，人员可能在鞋上沾上粪便污物并带进加工区域。

b. 卫生间的设施要求：位置要与车间相连接，门不能直接朝向车间，通风良好，地面干燥，整体清洁；数量要与加工人员数量相适应；使用蹲坑厕所或不易被污染的坐便器；清洁的手纸和纸篓；洗手及防蚊蝇设施；进入厕所前要脱下工作服和换鞋；一般情况下要达到三星酒店的水平。

(5) SSOP5——防止外来污染物污染

食品加工企业经常要使用一些化学物质，如润滑剂、燃料、杀虫剂、清洁剂、消毒剂等，生产过程中还会产生一些污物和废弃物，如冷凝物和地板污物等。下脚料在生产中要加以控制，防止污染食品及包装。关键卫生条件是保证食品、食品包装材料和食品接触面不被生物的、化学的和物理的污染物污染。加工者需要了解可能导致食品被间接或不被预见的污染，而导致食用不安全的所有途径，如被润滑剂、燃料、杀虫剂、冷凝物和有毒清洁剂中的残留物或烟雾剂污染。工厂的员工必须经过培训，达到防止和认清这些可能造成污染的间接途径。可能产生外部污染的原因如下：

①有毒化合物的污染。非食品级润滑油被认为是污染物，因为它们可能含有毒物质；燃料污染可能导致产品污染；只能用被允许的杀虫剂和灭鼠剂来控制工厂内害虫，并应该按照标签说明使用；不恰当地使用化学品、清洗剂和消毒剂可能会导致食品外部污染，如直接的喷洒或间接的烟雾作用。当食品、食品接触面、包装材料暴露于上述污染物时，应被移开、盖住或彻底的清洗；员工们应该警惕来自非食品区域或邻近的加工区域的有毒烟雾。

②因不卫生的冷凝物和死水产生的污染以及被污染的水滴或冷凝物中可能含有致病菌、化学残留物和污物，导致产品被污染；缺少适当的通风会导致冷凝物或水滴滴落到产品、食品接触面和包装材料上；地面积水或池中的水可能溅到产品、产品接触面上，使得产品被污染。脚或交通工具通过积水时会产生喷溅。

(6) SSOP6——有毒化合物的处理、储存和使用

食品加工需要特定的有毒物质，这些有害有毒化合物主要包括：洗涤剂、消毒剂（如次氯酸钠）、杀虫剂（如1605）、润滑剂、试验室用药品（如氰化钾）、食品添加剂（如硝酸钠）等。没有它们工厂无法运转，但使用时必须小心谨慎，按照产品说明书使用，做到正确标记、储存安全，否则会导致企业加工的食品被污染的风险。所有这些物品需要适宜的标记并远离加工区域，应有主管部门批准生产、销售、使用的证明；主要成分、毒性、使用剂量和注意事项；带锁的柜子；要有清楚的标识、有效期；严格的使用登记记录；自己单独的储藏区域，如果可能，清洗剂和其他毒素及腐蚀性成分应储藏于密闭储存区内；要有经过培训的人员进行管理。

(7) SSOP7——雇员的健康状况

食品加工者（包括检验人员）是直接接触食品的人，其身体健康及卫生状况直接影响食品卫生质量。管理好患病或有外伤或其他身体不适的员工，他们可能成为食品的微生物污染源。对员工的健康要求一般包括以下几点：

①不得患有有碍食品卫生的传染病（如肝炎、结核等），不能有外伤、化妆、佩戴首饰和带入个人物品，必须具备工作服、帽、口罩、鞋等，并及时洗手消毒。

②应持有效的健康证，制订体检计划并设有体检档案，包括所有和加工有关的人员及管理人员，应具备良好的个人卫生习惯和卫生操作习惯。

③涉及有疾病、伤口或其他可能成为污染源的人员要及时隔离。

(8) SSOP8——害虫的灭除和控制

害虫主要包括啮齿类动物、鸟和昆虫等携带某种人类疾病病原菌的动物。通过害虫传播的食源性疾病的数量巨大，因此虫害的防治对食品加工厂是至关重要的。害虫的灭除和控制包括加工厂（主要是生产区）全范围，甚至包括加工厂周围，重点是厕所、下脚料出口、垃圾箱周围、食堂、储藏室等。食品和食品加工区域内保持卫生对控制害虫至关重要。

①去除任何产生昆虫、害虫的滋生地，如废物、垃圾堆积场地，不用的设备、产品废物和未除尽的植物等是减少吸引害虫的因素。安全有效的害虫控制必须由厂外开始。厂房的窗、门和其他开口，如开的天窗、排污洞和水泵管道周围的裂缝等能进入加工设施区。采取的主要措施包括：清除滋生地和预防进入的风幕、纱窗、门帘，适宜的挡鼠板、返水弯等；还包括产区用的杀虫剂、车间入口用的灭蝇灯和粘鼠胶、捕鼠笼等。但不能用灭鼠药。

②家养的动物，如用于防鼠的猫和用于护卫的狗或宠物不允许在食品生产和储存区域。由这些动物引起的食品污染构成了同动物害虫引起的类似风险。

2. 建立SSOP的注意点

SSOP计划应尽可能的详细，要有可操作性，其内容不限于上述8项内容。卫生监控的目的是保证满足GMP规定的要求。卫生监控频率可根据情况而定，但必须在监控计划中做出规定。监控发现问题时，应立即进行纠正。除虫、灭鼠应有执行记录，监督

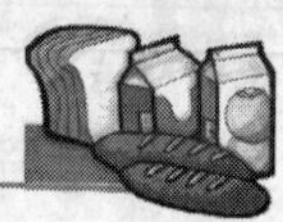

检查应有检查记录，纠正行动应有纠正记录。SSOP 的纠偏一般不涉及产品。卫生监控的内容认为严重和必要时，可列入 HACCP 计划加以控制。

第四节　危害分析关键控制点（HACCP）

一、概述

1. HACCP 的定义

HACCP 是 hazard analysis and critical control points 的缩写，即危害分析和关键控制点。

国家标准 GB/T 15091—1994《食品工业基本术语》对其规定的定义是：生产（加工）安全食品的一种控制手段，对原料、关键生产工序及影响产品安全的人为因素进行分析，确定加工过程中的关键环节，建立、完善监控程序和监控标准，采取规范的纠正措施。同义词为 HACCP。

国际标准 CAC/RCP—1“食品卫生通则 1997 修订 3 版”对 HACCP 的定义是：鉴别、评价和控制对食品安全至关重要的危害的一种体系。较为常见的定义解释为：HACCP 是对可能发生在食品加工环节中的危害进行评估，进而采取控制的一种预防性的食品安全控制体系。有别于传统的质量控制方法，HACCP 是对原料、各生产工序中影响产品安全的各种因素进行分析，确定加工过程中的关键环节，建立并完善监控程序和监控标准，采取有效的纠正措施，将危害预防、消除或降低到消费者可接受水平，以确保食品加工者能为消费者提供更安全的食品。

HACCP 表示危害分析的临界控制点。确保食品在生产、加工、制造、准备和食用等过程中的安全，在危害识别、评价和控制方面是一种科学、合理和系统的方法。但不代表健康方面一种不可接受的威胁。识别食品生产过程中可能发生的环节并采取适当的控制措施防止危害的发生。通过对加工过程的每一步进行监视和控制，从而降低危害发生的概率。

2. HACCP 的基本含义

HACCP 基本含义是：为了防止食物中毒或其他食源性疾病的发生，应从食品原料种植（养殖）到食品食用的全过程中造成食品污染发生或发展的各种危害因素进行系统和全面的分析；在此分析的基础上，确定能有效地预防、减轻或消除各种危害的“关键控制点”，进而在“关键控制点”对造成食品污染发生或发展的危害因素进行控制，并同时监测控制效果，随时对控制方法进行校正和补充。正是由于 HACCP 强调了：应沿着食品生产加工的整个过程，连续地、系统地对造成食品污染发生和发展的各种危害因素进行分析和控制，所以，HACCP 方法又被称为“食品安全的纵向保证法”（long itudinal intergration of food safety assurance）。

HACCCP 自 20 世纪 70 年代初在美国提出以来，已在全球范围内的不少发达和发展中国家进行了深入的研究与广泛的应用。CAC以及不少国家的科技与管理部门普遍认为：HACCP与ISO 9000及其他质量管理体系具有完全等同的效果，而且，由于HACCP注重于关键点的监督与管理，所以，HACCP较之于其他管理体系更经济。

3. HACCP体系的特点

①是建立在企业良好食品卫生管理基础上的管理体系；②是预防性的食品安全控制体系；③是根据不同的食品加工过程来确定的；④强调关键控制点的控制；⑤是一个基于科学分析建立的体系；⑥并不是零风险，还需要具备相关的检验、卫生管理手段来配合；⑦是与实际工作密切相关的发展变化的体系；⑧是一个应该认认真真进行“实践—认识—再实践—再认识”的过程，不断对其有效性进行验证，在实践中加以完善和提高。

二、HACCP体系的发展

美国是最早应用HACCP原理，并在食品加工过程中强制实施HACCP体系的国家。20世纪60年代，美国Pillsbury公司、Natick美军实验室以及国家航空和宇宙航行局在开发航天食品时，为了确保食品中没有病原体和毒素，Howard Bauman博士提出了HACCP概念。1971年，Pillsbury公司在第一届美国国家食品保护会议上首次公开提出HACCP概念。

1972年，联合国食品法典委员会（CAC）决定在食品生产管理的法规中推广运用HACCP体系。

1971年，美国食品药品管理局（FDA）开始研究HACCP体系在食品生产企业中的应用。

1973年，美国食品药品管理局（FDA）将HACCP体系应用于低酸罐头食品生产的控制。

1985年，美国国家科学研究所（NAS）向社会推荐HACCP体系。

1992年，美国国家食品微生物咨询委员会（NACMcF）提出以致病菌为控制目标的HACCP体系的7个基本原理。

1994年，欧盟食品委员会发布指令94/356/EEC，HACCP体系又被称为自检体系。

1995年，美国食品药品管理局（FDA）颁布21 CFR part 123水产品HACCP体系联邦法规。中国国家标准管理局颁布了GB 14881—1994《食品企业通用卫生规范》。

1996年，美国农业部颁布21 CFR part 416、417禽肉HACCP体系联邦法规。

1997年，联合国法典委员会（CAC）修改《食品卫生通则》CAC/RCP 1—1969，Rev. 3（1997），将HACCP体系应用于所有食品安全控制，并颁布了《HACCP体系及其应用准则》CAC/RCP 1—1969，Rev. 3（1997）。

1998—2000年，中国、加拿大、澳大利亚、丹麦、荷兰、日本、新西兰等国政府和相关协会积极推动HACCP体系在本国食品工业中的应用。

2002年，中国国家认证监管委员会发布了HACCP体系认证管理条例。

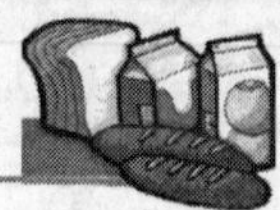

2004 年，中国认证机构国家认可委员会颁布了《基于 HACCP 的食品安全管理体系规范》（cNAB—SI 52—2004）。

2005 年，国际标准化委员会（ISO）颁布了《食品安全管理体系要求》ISO 22000：2005。

三、国际组织和各国有关推广应用 HACCP 的规定

1. FAO 推广应用 HACCP

FAO 于 1994 年起草的《水产品质量保证》文件中规定应将 HACCP 作为水产品企业进行卫生管理的主要要求，并使用 HACCP 原则对企业进行评估。

2. WHO 推广应用 HACCP

1988 年，WHO 在工作提纲中指出，各国应在食品卫生教育和培训工作中加强对 HACCP 的宣传和培训。同年，WHO 建议，为了防止李斯特杆菌的污染，各国应在食品企业中广泛应用 HACCP 方法。

WHO/国际食品微生物标准委员会和 WHO 分别于 1991 年和 1993 年发行了如何实施应用 HACCP 的技术手册。

3. CAC

食品法典委员会（Codex Alimentarius Commission）也大力鼓励世界各国在食品工业中应用 HACCP 体系。先后起草有关《全球 HACCP 宣传培训计划纲要》、《HACCP 在发展中国家的推广应用》等多项文件。

1993 年，FAO/WHO 食品法典委员会（CAC）批准了《HACCP 体系应用准则》。1997 年又颁发了新版法典指南《HACCP 体系及其应用准则》，作为《食品法典——食品卫生基础文件》三个文件之一，该指南已被广泛地接受并得到了国际上普遍的采纳。该指南应用于所有鱼、冻鱼、鱼糜；软体贝类；咸鱼，烟熏鱼；水产罐头；模拟蟹肉；养殖水产品的 HACCP 模式。

FAO/WHO 认为根据世界贸易组织（WTO）的规定，FAO/WHO 食品法典委员会制定的法典规范或准则被视为衡量各国食品是否符合卫生安全的尺度。

1997 年 6 月，CAC 召开的食品法典大会经讨论通过，起草了《HACCP 应用系统及其应用准则》，并再次强调：HACCP 系统应是国际食品贸易中应遵守的准则，各国应积极推广应用。

准则的主要内容：该准则第一部分介绍了 CAC 通过的 HACCP 体系的 7 个基本原理；第二部分提出应用该体系的一般指南。

准则指出：HACCP 体系具有科学性和系统性，它确定特定的危害和控制这些危害的措施，以保证食品安全；HACCP 体系的应用可贯穿从原料的生产到产品消费的全部环节；实施 HACCP 体系除了可以提高食品安全水平外，还会带来其他重要的益处，譬如，因为提高了对食品安全的信心而促进国际贸易的发展；应用 HACCP 体系有助于管理部门实施监督等；应用 HACCP 体系与实施 ISO 9000 系列质量管理体系等体系相当，

而且是食品安全卫生管理方面的优选体系。该准则特别指出，有关HACCP应用于食品安全管理的概念，可以推广到其他质量管理工作中。

1997年6月8～13日在荷兰召开了由美国、日本、英国、澳大利亚、欧盟委员会等18个国家和组织参加的“肉和禽类检查国际会议”决议指出，作为世界食品卫生主流，在食品加工控制中，应当采用HACCP体系，这是一种有效的办法；今后对于食品卫生，需要“从农田到餐桌”全面加以考虑，并要有相应的卫生管理程序。

在CAC等国际组织的大力倡导下，许多国家的食品企业和销售部门都普遍采用HACCP体系。

（1）美国　美国1972年成功地应用HACCP对低酸罐头的微生物污染进行了控制。自此，美国FDA、美国农业部等有关机构分别先后对HACCP的推广应用做出了一系列规定，并要求建立一个以HACCP为基础的食品安全监督体系（food safety inspection model based upon HACCP）。

①FDA　1995年FDA颁布了“水产品HACCP法规”（21 CFR part 123），1998年FDA提出了“应用HACCP对果蔬汁饮料进行监督管理法规”草案（63 FR 20486），美国FDA还将HACCP应用到各种有关食品零售、街头食品等项管理法规中。FDA于1999年4月修订了低酸罐头食品法规和酸化食品法规，并首次运用了HACCP原理。FDA还在1994年8月公布了食品和安全保障计划，倡导在整个食品行业中使用HACCP体系。2001年1月19日，FDA颁布了果蔬汁产品实施HACCP的最终法规。面对当今食品安全的新的威胁和挑战，FDA已将HACCP作为修订美国食品安全保证计划的基础，以实施更大范围的HACCP管理。

②美国农业部食品安全检验署（FSIS）　1996年7月25日，颁布了“降低致病菌：危害分析和关键控制点系统（HACCP）条例”，这一条例规定到1998年1月中旬，大型的肉和禽类加工企业以及进口商必须服从该法规规定的条款，建立HACCP计划。1996年FSIS颁布了“致病性微生物的控制与HACCP法规”（61 FR 38805）；要求国内和进口肉类食品加工企业必须实施HACCP管理。为了便于企业建立HACCP体系，FSIS提供了肉/禽类食品一般HACCP模式，这是目前世界上将HACCP体系全面系统得引入肉/禽生产中的具体应用实践。

③美国国家海洋渔业局（NMFS）　20世纪80年代后期，NMFS将HACCP运用到保证水产品安全上。NMFS对30多家企业的40多个产品进行分析，建立起多个HACCP模式，供企业选择。

（2）英国　英国可以说是对HACCP的应用进行立法规定较为全面和系统的国家之一。英国在其《食品安全法令》（1990）中明确规定了食品生产企业必须建立和实施HACCP，而且，还以法规形式制定了《地方官员应用HACCP进行管理的资格标准》。

（3）欧盟　1993年，欧洲联盟通过了关于食品生产应用HACCP体系的决定93/43/EEC，并于1995年12月起对各类进出口食品执行这一体系。欧盟92/5/EEC和94/65/EEC指令中均要求肉类加工企业建立自我检查体系，即HACCP体系。欧盟94/356/

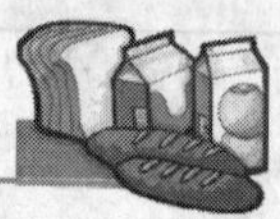

EC决议规定在欧洲市场上销售的水产品必须是应用HACCP体系实施安全控制所生产的。

(4) 加拿大　加拿大政府也推出一项食品安全促进计划（food safety enhancement program，FSEP)，农业部要求在所有食品生产过程中推行HACCP原理，由各食品加工企业负责制订自己的HACCP计划。

农业部根据HACCP计划具体执行情况的评估结果，帮助企业按FSEP的要求实施HACCP计划，该计划目前至少已提出了11种食品HACCP一般模式。海洋渔业署制定以HACCP原理为基础的“质量管理纲要”，规定了水产品加工企业建立关键控制点和监控这些关键控制点的质量管理的最低要求。这使得加拿大水产品行业成为世界上第一个受到HACCP计划管理的加工业。

(5) 澳大利亚和新西兰　澳大利亚检验检疫署：正在建立有关水产品、乳制品和蛋制品的新的检验体系，该体系要求，食品工厂对各种所生产的食品都要有书面的HACCP计划，该计划一旦被检验检疫署批准就成为检验检疫署官员实施检验的基础。

新西兰农业部食品法规机构：于1997年3月向该国食品加工企业提供了HACCP原理的生产和检验体系的基础，并认为HACCP体系的应用，将减少畜、禽胴体污染的可检测指标，并提高了加工和检验的效率。

(6) 日本　1993年，日本厚生省发表了“食用鸡加工肠HACCP卫生管理指南”。同年，日本政府对水产品采取“HACCP管理办法”提出了实施方案。目前日本已对约27种食品的HACCP进行了研究。

(7) 其他国家　荷兰、澳大利亚、挪威、泰国等国家都相继发布有关法规，要求在食品企业中实施HACCP体系。目前，HACCP体系已成为世界公认的能有效保证食品安全的控制体系。

(8) 中国　20世纪80年代开始，商检系统开始对HACCP体系进行学习和研究，并在冻鸡肉、冻猪肉、冻对虾、蜂蜜、芦笋罐头、柑橘等部分食品厂家中进行HACCP体系的试运行工作。从1990年至今，大体可分为三个阶段。第一阶段：1990—1996年实践探索阶段；第二阶段：1997—2000年实施美国水产品法规阶段；第三阶段：2001年进入统一管理和强制性实施阶段。

2002年4月19日，中国国家质量监督检验检疫总局发布了第20号令，明确提出了《卫生注册需评审HACCP体系的产品目录》，第一次强制性要求某些食品生产企业建立和实施HACCP管理体系，将HACCP管理体系列为出口食品法规的一部分。

中国国家认证认可监督管理委员会在《出口食品生产企业卫生注册登记管理规定》中，明确了六大类出口产品企业必须强制建立HACCP体系。

国家质量监督检验检疫总局在《食品生产加工企业质量安全监督管理办法》中，鼓励食品企业建立HACCP体系，提高企业质量管理水平；并规定获得HACCP认证的企业免于进行QS（食品质量安全市场准入标志）申请中必备条件的审查。

农业部在《优势农产品质量安全推进计划（2003—2007)》中要求在优势农产品区

域内应当积极推行 HACCP 体系的认证。

国家计委、国家经贸委、农业部联合发布《食品工业“十五”发展规划》强调在肉类、水产品类等产业要督促企业积极建立 HACCP 体系。

卫生部在 2002 年 7 月即向各地下发《食品企业 HACCP 实施指南》，要求各地卫生行政部门应积极鼓励并指导食品企业实施《指南》。

四、HACCP 体系的七项基本原理及其简要解释

原理一：进行危害分析并确定预防措施。危害分析是建立 HACCP 体系的基础，在制订 HACCP 计划的过程中，最重要的就是确定所有涉及食品安全性的显著危害，并针对这些危害采取相应的预防措施，对其加以控制。实际操作中可利用危害分析表，分析并确定潜在危害。

原理二：确定关键控制点（CCP），即确定能够实施控制且可以通过正确的控制措施达到预防危害、消除危害或将危害降低到可接受水平的 CCP，例如，加热、冷藏、特定的消毒程序等。应该注意的是，虽然对每个显著危害都必须加以控制，但每个引入或产生显著危害的点、步骤或工序未必都是 CCP。CCP 的确定可以借助于 CCP 决策树。

原理三：确定 CCP 的关键控制限（CL），即指出与 CCP 相应的预防措施必须满足的要求，例如温度的高低、时间的长短、pH 值的范围以及盐浓度等。CL 是确保食品安全的界限，每个 CCP 都必须有一个或多个 CL 值。一旦操作中偏离了 CL 值，必须采取相应的纠正措施才能确保食品的安全性。

原理四：建立监控程序，即通过一系列有计划的观察和测定（例如温度、时间、pH 值、水分等）活动来评估 CCP 是否在控制范围内，同时准确记录监控结果，以备用于将来核实或鉴定之用。使监控人员明确其职责是控制所有 CCP 的重要环节。负责监控的人员必须报告并记录没有满足 CCP 要求的过程或产品，并且立即采取纠正措施。凡是与 CCP 有关的记录和文件都应该有监控员的签名。

原理五：建立纠正措施。如果监控结果表明加工过程失控，应立即采取适当的纠正措施，减少或消除失控所导致的潜在危害，使加工过程重新处于控制之中。纠正措施应该在制订 HACCP 计划时预先确定，其功能包括：①决定是否销毁失控状态下生产的食品；②纠正或消除导致失控的原因；③保留纠正措施的执行记录。

原理六：建立有效的记录保存体系。需要保存的记录包括：①HACCP 计划的目的和范围；②产品描述和识别；③加工流程图；④危害分析；⑤HACCP 审核表；⑥确定关键控制限的依据；⑦对关键控制限的验证；⑧监控记录，包括关键控制限的偏离；⑨纠正措施；⑩验证活动的记录；⑪校验记录；⑫清洁记录；⑬产品的标识与可追溯性；⑭害虫控制；⑮培训记录；⑯对经认可的供应商的记录；⑰产品回收记录；⑱审核记录；⑲对 HACCP 体系的修改、复审材料和记录。在实际应用中，记录为加工过程的调整、防止 CCP 失控提供了一种有效的监控手段，因此，记录是 HACCP 计划成功实施的重要组成部分。

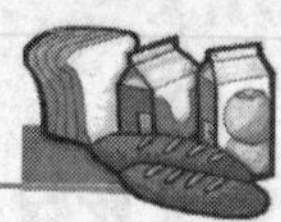

原理七：建立验证 HACCP 体系是否是正确运行的程序。虽然经过了危害分析，实施了 CCP 的监控、纠正措施并保持有效的记录，但是并不等于 HACCP 体系的建立和运行能确保食品的安全性，关键在于：①验证各个 CCP 是否都按照 HACCP 计划严格执行；②确证整个 HACCP 计划的全面性和有效性；③验证 HACCP 体系是否处于正常、有效的运行状态。这三项内容构成了 HACCP 的验证程序。在整个 HACCP 执行程序中，分析潜在危害、识别加工中的 CCP 和建立 CCP 关键控制限，这三个步骤构成了食品危险性评价操作，它属于技术范围，由技术专家主持，而其他步骤则属于质量管理范畴。

五、实施 HACCP 体系的各项步骤

任何一个 HACCP 系统都具有一定的开放性，能够接纳新的变化，如设备的改进、加工程序的进步和技术的发展。在实施过程中，确定食品对人类健康的风险因素时必须有科学的证据作为指导。HACCP 的成功实施需要企业管理层和员工的全面承诺和积极参与，还需要多学科的系统作战，不同的应用领域需要不同的专门知识，包括农学、畜牧兽医学、医学、微生物学、医学和大众健康、食品技术、环境健康、化学和工程学等专门知识或其组合。

HACCP 可用于从初级产品到最终消费品的整个食品链。它的应用与质量管理系统，如 ISO 9000 系列的实施是相兼容的，是这类质量系统中的适用于食品安全管理的一个系统。其实施步骤包括：预先步骤、研究步骤、具体实施这三大程序。实施 HACCP 体系的预先步骤包括：描述产品的最终状态、包装形式、储存和销售方式；确定产品的预期用途和消费人群；建立并验证生产流程图。

HACCP 计划的研究步骤包括：危害分析、建立预防控制措施、确定关键控制点（CCP）、制订 HACCP 计划表、确认 HACCP 计划。

按照国际食品法典委员会制定的 HACCP 体系，HACCP 计划实施过程介绍如下。

1. 组建 HACCP 工作小组

HACCP 小组负责制订 HACCP 计划以及实施和验证 HACCP 体系。HACCP 小组的人员构成应保证建立有效 HACCP 计划所需的相关专业知识和经验，应包括企业具体管理 HACCP 计划实施的领导、生产技术人员、工程技术人员、质量管理人员以及其他必要人员。技术力量不足的部分小型企业可以外聘专家。应确定 HACCP 计划的范围，即在食品供应链中的具体实施环节，以及需加以解决的危害的一般类别（例如是有选择地解决危害问题还是解决所有的危害问题）。

2. 描述产品，确定产品的预期用途

HACCP 工作的首要任务是对实施 HACCP 系统管理的产品进行描述。描述的内容包括：产品名称（说明生产过程类型），产品的原料和主要成分，产品的理化性质（包括 pH 等）及杀菌处理（如热加工、冷冻、盐渍、熏制等），包装方式，储存条件；保质期限，销售方式，销售区域，必要时，有关食品安全的流行病学资料，产品的预期用途和消费人群。

3. 绘制和确认生产工艺流程图

HACCP工作小组应深入生产线，详细了解产品的生产加工过程，在此基础上绘制产品的生产工艺流程图，制作完成后需要现场验证流程图。

4. 危害分析

(1) 危害分析可分为两项活动——自由讨论和危害评价

自由讨论时，范围要广泛、全面，要包含所用的原料、产品加工的每一步骤和所用设备、终产品及其储存和分销方式，一直到消费者如何使用产品等。在此阶段，要尽可能列出所有可能出现的潜在危害。没有发生理由的危害不会在HACCP计划中作进一步考虑。自由讨论后，小组对每一个危害发生的可能性及其严重程度进行评价，以确定出对食品安全非常关键的显著危害（具有风险性和严重性），并将其纳入HACCP计划。

(2) 进行危害分析时应将安全问题与一般质量问题区分开

应考虑的涉及安全问题的危害：生物危害（包括细菌、病毒及其毒素、寄生虫和有害生物因子）和化学危害。化学危害又可分为四类：天然的化学物质、有意加入的化学品、无意或偶然加入的化学品、生产过程中所产生的有害化学物质。天然的化学物质，如霉菌毒素、组胺等；有意加入的化学品，如食物添加剂、防腐剂、营养素添加剂、色素添加剂；无意或偶然加入的化学药品，如农业上的化学药品、禁用物质、有毒物质和化合物、工厂化学物质（润滑剂、清洁化合物等）。物理的危害，是指任何潜在于食品中不常发现的有害异物，如玻璃、金属等。

(3) 列出危害分析工作单

危害分析工作单可以用来组织和明确危害分析的思路。HACCP工作小组还应考虑对每一危害可采取哪种控制措施。

5. 确定关键控制点

应用判定树的逻辑推理方法，确定HACCP系统中的关键控制点（CCP）。对判定树的应用应当灵活，必要时也可使用其他的方法。

如果在某一步骤上对一个确定的危害进行控制对保证食品安全是必要的，然而在该步骤及其他步骤上都没有相应的控制措施，那么，对该步骤或其前后步骤的生产或加工工艺必须进行修改，以便使其包括相应的控制措施。

6. 建立每个关键控制点的关键限值

每个关键控制点会有一项或多项控制措施确保预防、消除已确定的显著危害或将其减至可接受的水平。每一项控制措施要有一个或多个相应的关键限值。

关键限值的确定应以科学为依据，可来源于科学刊物、法规性指南、专家、试验研究等。用来确定关键限值的依据和参考资料应作为HACCP方案支持文件的一部分。

通常关键限量所使用的指标包括：温度、时间、湿度、pH值、水分活性、含盐量、含糖量、物理参数、可滴定酸度、有效氯、添加剂含量以及感官指标，如外观和气味等。

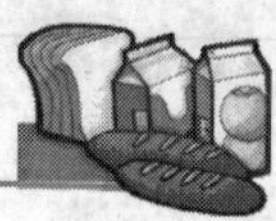

7. 建立起对每个关键控制点进行监测的系统

通过监测能够发现关键控制点是否失控。此外，通过监测还能提供必要的信息，以及时调整生产过程，防止超出关键限值。

操作限值是比关键限值更严格的限值，是由操作人员使用用以降低偏离风险的标准。加工工序应当在超过操作限值时就进行调整，以避免违反关键限值，这些措施称为加工调整。加工人员可以使用这些调整措施避免失控和避免采取纠偏行动，及早发现失控的趋势，并采取行动可以防止产品返工，或者更坏的情况造成产品报废，只有在超出关键限值时才采取纠偏行动。

一个监控系统的设计，必须确定以下几个方面：

（1）监控内容　通常通过观察和测量来评估一个 CCP 的操作是否在关键限值内。

（2）监控方法　设计的监控措施必须能够快速提供结果。物理和化学检测能够比微生物检测很快地进行，是很好的监控方法。常用的物理、化学监测指标包括时间和温度组合（常用来监控杀死或控制病原体生长的有效程度）、水分活度（可通过限制水分活度来控制病原体的生长）。因此可以收集样品检测其水分活度、酸度或 pH 值（一定的 pH 值水平可限制病原体的生长）、感官检验（一种检测食品的直观方法）。

（3）监控设备　例如温度计、湿度计、钟表、天平、pH 计、水分活度计、化学分析设备等。

（4）监控频率　监控可以是连续的或非连续的，如有可能，应采取连续监控。连续监控对许多物理或化学参数都是可行的。如果监测不是连续进行的，那么监测的数量或频率应确保关键控制点是在控制之下。

（5）监控人员　可以进行 CCP 监控的人员包括：流水线上的人员、设备操作者、监督员、维修人员、质量保证人员等。负责监控 CCP 的人员必须接受有关 CCP 监控技术的培训，完全理解 CCP 监控的重要性，能及时进行监控活动，准确报告每次监控工作，随时报告违反关键限值的情况以便及时采取纠偏活动。

8. 建立纠偏措施

在 HACCP 计划中，对每一个关键控制点都应预先建立相应的纠偏措施，以便在出现偏离时实施。

纠偏措施应包括：①确定并纠正引起偏离的原因；②确定偏离期所涉及产品的处理方法，例如进行隔离和保存并做安全评估、退回原料、重新加工、销毁产品等处理；③记录纠偏行动，包括产品确认（如产品处理、留置的数量）、偏离的描述、采取的纠偏行动，包括对受影响产品的最终处理、采取纠偏行动人员的姓名、必要的评估结果。

9. 建立验证程序

通过验证、审查、检验（包括随机抽样化验），可确定 HACCP 是否正确运行。验证程序包括对 CCP 的验证和对 HACCP 体系的验证。

（1）CCP 的验证活动

①校准：CCP 验证活动包括监控设备的校准，以确保采取的测量方法的准确度。

②校准记录的复查：复查设备的校准记录涉及检查日期、校准方法以及实验结果。应该保存校准的记录并加以复查。

③针对性的采样检测。

④CCP 记录的复查。

(2) HACCP 体系的验证

①验证的频率应足以确认 HACCP 体系在有效运行，每年至少进行一次或在系统发生故障时、产品原材料或加工过程发生显著改变时或发现了新的危害时进行。

②体系的验证活动检查产品说明和生产流程图的准确性，检查 CCP 是否按 HACCP 的要求被监控，监控活动是否在 HACCP 计划中规定的场所执行，监控活动是否按照 HACCP 计划中规定的频率执行，当监控表明发生了偏离关键限值的情况时，是否执行了纠偏行动，设备是否按照 HACCP 计划中规定的频率进行了校准，工艺过程是否在既定的关键限值内操作，检查记录是否准确和是否按照要求的时间来完成等。

10. 建立文件和记录档案

一般来讲，HACCP 体系需保存的记录应包括以下几类：

(1) 危害分析小结包括书面的危害分析工作单和用于进行危害分析和建立关键限值的任何信息的记录。支持文件也可以包括制定抑制细菌性病原体生长的方法时所使用的充足的资料，建立产品安全货架寿命所使用的资料，以及在确定杀死细菌性病原体加热强度时所使用的资料。除了数据以外，支持文件也可以包含向有关顾问和专家进行咨询的信件。

(2) HACCP 计划包括 HACCP 工作小组名单及相关的责任、产品描述、经确认的生产工艺流程和 HACCP 小结。HACCP 小结应包括产品名称、CCP 所处的步骤和危害的名称、关键限值、监控措施、纠偏措施、验证程序和保持记录的程序。

(3) HACCP 计划实施过程中发生的所有记录。

(4) 其他支持性文件，例如验证记录，包括 HACCP 计划的修订等。

六、实施 HACCP 的目的和意义

采用 HACCP 体系的主要目的就是建立一个以预防为主的食品安全控制体系，最大限度地消除/减少食源性疾病。因此，这种理性化、系统性强、约束性强、适用性强的管理体系，对政府监督机构、消费者和生产商都有利，其理由如下：

①HACCP 是一种结构严谨的控制体系，它能够及时识别出所有可能发生的危害，包括生物、化学和物理的危害，并在科学的基础上建立预防性措施。例如，它将加工企业对原料的要求传递给原料供应商，从而确保原料的安全性，减少食品的原始危害。所以，实施 HACCP 体系能最大限度地控制食品生产、储存和销售过程中的食品安全问题。

②HACCP 体系是保证生产安全食品最有效、最经济的方法，因为其目标直接指向生产过程中的有关食品卫生和安全问题的关键部分，因此能降低质量管理成本，减少终

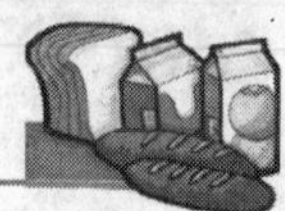

产品的不合格率，提高产品质量，延长产品货架寿命，大大减少由于食品腐败而造成的经济损失，不但降低了生产成本，而且极大地减少了生产和销售不安全食品的风险。同时还减少企业和监督机构在人力、物力和财力方面的支出，最终形成经济效益、生产与质量管理等方面的良性循环。

③HACCP 体系能通过预测潜在的危害以及提出控制措施使新工艺和新设备的设计与制造更加容易和可靠，有利于食品企业的发展与改革。

④HACCP 体系为食品生产企业和政府监督机构提供了一种最理想的食品安全监测和控制方法，使食品质量管理与监督体系更完善，管理过程更科学。应用 HACCP 体系可以弥补传统的质量控制与监督方法的不足。实践证明，对终产品进行抽样检测以确定产品是否合格的方法往往只能做一些事后补救工作，这种事情发生了才行动的反应型管理方法早已不适应现代化食品生产的需要，更不能确保食品的安全性。HACCP 概念的基本思想是：高质量的产品是生产出来的，而不是检测出来的，所以，应该将“安全”二字设计到产品加工过程中，在食源性疾病发生前就预先行动——监控食品链中的 CCP，做到防患于未然，这种预防型的食品安全控制体系自然为食品生产企业和政府监督机构提供了最经济、最有效的手段。

⑤HACCP 已被政府监督机构、媒介和消费者公认为目前最有效的食品安全控制体系，实施该体系等于向公众证明企业是一个将食品安全视为第一的企业，从而增加人们对产品的信心，提高产品在消费者中的置信度，保证食品工业和商业的稳定性。

⑥在食品外贸上重视 HACCP 审核可减少对成品实施烦琐的检验程序。

七、HACCP 应用展望

食品安全性至关重要，目前对食品安全性的保证和对质量的控制仍然存在某些缺陷，HACCP 的推广应用是一个长期而艰巨的任务。HACCP 的应用当前还存在一些问题，尤其是利用 HACCP 自动控制软件进行管理，起步晚、应用少，但这是今后的发展方向和研究方向，在实际工作中应引起注意。

①对 HACCP 体系的研究起步晚，具体操作经验少，存在问题多，应加强基础研究工作。

②食品法规不健全且执法力度不够，应加强立法工作，完善规章制度。

③管理不全面，只重视生产过程中的应用，对原料的生产和产品的分配流通抓得少，应进行食品的全线控制，保证消费者食用安全的食品。

④保证食品安全时，要严格把好质量关，二者兼顾。

⑤工厂化生产对产品安全和质量管理严格，个体食品、街头食品管理松散，不注意食品卫生，这方面的管理有待加强。

⑥在具体执行过程中有盲目性，尤其是对关键控制点的确定，要根据实际情况指定相应的 HACCP 计划。

⑦对 HACCP 管理情况的监督要严格，生产单位内部，监控应由质检部门完成，避

免车间走过场的行为。政府也应有专门的监督部门监控生产厂家的执行情况。针对工业上应用 HACCP 管理系统存在的问题，在实际应用中，要周全考虑各方面的因素确保发挥该系统的优点，给消费者提供高品质和安全的食品。

第五节　食品安全管理体系

2005 年 9 月，国际标准化组织发布了 ISO 22000 标准《食品安全管理体系——食品链中各类组织的要求》。我国等同采用的 GB/T 22000—2006 于 2006 年 3 月 1 日发布，同年 7 月 1 日实施。ISO 22000 标准与 ISO 9001 有相似的框架，并包含 HACCP 原理的核心内容。ISO 22000 标准规定了食品安全管理体系的要求，以使食品链中的组织证实其有能力控制食品安全危害，确保其提供给人类消费的食品是安全的。ISO 22000 标准适用于食品链中各种规模和复杂程度的所有组织，包括直接或间接介入食品链中的一个或多个环节的组织。直接介入的组织包括：饲料生产者、农作物种植者、辅料生产者、食品生产制造者、零售商、餐饮服务与经营者，以及提供清洁、消毒、运输、储存和分销服务的组织等。其他间接介入食品链的组织包括：设备、清洁剂、包装材料，以及其他与食品接触材料的供应商，同时也包括相关服务提供者等。ISO 22000 标准还规定了允许小型或欠发达组织，如小农场、小包装分销商、小型食品零售或服务点，实施由外部制定和设计食品安全控制方案。

一、食品安全管理体系的关键要素

1. 相互沟通

为了确保食品链每个环节所有相关的食品危害均得到识别和充分控制，组织与其外部相关方以及组织内部均需进行沟通。

2. 体系管理

组织应该根据食品安全管理体系标准的要求，建立有效的食品安全管理体系，组织应该规定食品安全管理体系中所涉及的产品或产品类别、过程和生产场地。从而针对每个涉及点进行体系管理，以保证最终产品的安全性。

3. 前提方案

保持卫生环境所必需的基本条件和活动，这些条件和活动是食品链范围内的，其作用是生产、处理和提供适合人类消费的安全食品。

4. HACCP 原理

HACCP 原理是对食品加工、运输以及销售整个过程中的各种危害进行分析和控制，从而保证食品达到安全水平。

二、食品安全管理体系建立的基本内容

（1）按照 ISO 22000 标准的要求，制定食品安全方针，设立可测量的食品安全目标。

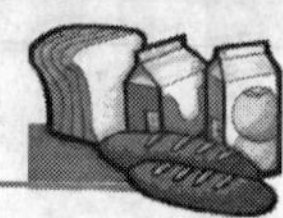

设立的方针和目标应与组织的市级及其产品市场相适宜。

(2) 识别适用于组织食品安全需要的法律法规和应遵守的其他要求。这些法律法规包括组织所在国家或地区和产品市场地的要求。

(3) 确定组织实现安全产品的生产所需的过程和活动。生产所需的过程还包括所有辅助生产的部门和过程。

(4) 建立实现产品安全目标的管理方案。明确所生产产品的安全质量标准及其控制措施。

(5) 建立组织机构，明确相应的管理职责，提供必要的资源。组织机构、管理职责和必要的资源是基础，资源的配备需满足相关法规的要求。

(6) 策划并编制食品安全管理体系实施所必需的文件。体系文件是实施食品安全管理的依据。

三、建立食品安全管理体系的步骤

食品安全管理体系建立一般包括 6 个步骤：体系建立的准备、体系的策划、前提方案的建立、危害分析、操作性前提方案和 HACCP 计划的制订、食品安全管理体系文件的编制。

1. 体系建立的准备

(1) 组织最高管理者决定建立食品安全管理体系，管理层和全体员工统一思想认识；

(2) 设立食品安全小组，由多种专业和具备食品安全管理经验的人员组成，成员一般是各部门的骨干；

(3) 资源准备，包括识别与产品有关的法律法规、人力资源储备、员工培训、基础设施设备、工作环境等；

(4) 制订体系建立的工作计划。

2. 体系的策划

(1) 初始状态评审内容包括：获取并确定组织适用的法律法规和组织应遵守的顾客、消费者等其他有关食品安全要求；对照适用的法律法规要求对本组织的食品安全管理进行评价；收集整理组织现行的与食品安全管理相关的制度，评价其有效性，并策划其与 ISO 22000 食品安全管理体系相融合的方案。

(2) 食品安全管理体系策划内容包括：制定食品安全方针，制定食品安全目标，确定食品安全管理的各项职责。

(3) 前提方案的建立：

①法律法规和其他要求的获取、识别及其符合性评价，形成前提方案的依据；

②选择和（或）制定前提方案。前提方案是在整个食品链中为保持安全卫生环境所必需的基本条件和活动，是实施 HACCP 计划的基础，组织应结合适用的法律法规和其他要求、组织的类型和组织在食品链中的位置，制定文件化的前提方案。

3. 危害分析

参照 HACCP 体系的相关内容。

4. 操作性前提方案和 HACCP 计划的制订

(1) 操作性前提方案的建立　操作性前提方案实现的顺序和步骤，可包括通过危害分析确定的影响食品安全的部分卫生标准操作程序（SSOP）和工艺标准操作程序（SOP）等不通过 HACCP 计划管理的控制措施。对人员和环境卫生、清洁和消毒，虫害控制、交叉污染控制、包装程序、采购材料和产品处理等内容，应根据组织的产品特性、相关方针和法规要求增删。

(2) HACCP 计划的建立　基于 HACCP 原理的应用，实现食品安全管理体系的持续改进。(HACCP 体系的步骤 6～12)

5. 食品安全管理体系文件的编制

食品安全管理体系文件是对一个组织食品安全管理体系的描述，是对食品安全卫生控制各项活动进行规定并提出要求的文件集合，既是组织食品安全管理体系运行的规范性指导文件，也是组织开展食品安全管理体系审核和认证的主要依据。一般分 3 个层次：食品安全管理手册、食品安全管理体系程序文件、食品安全管理体系其他文件（如作业指导书、操作规程、工艺卡等）。

四、食品安全管理体系的运行和保持

1. 食品安全管理体系运行的基础工作

(1) 人员培训　对相关人员实施培训，使他们了解食品安全管理体系文件要求，明确岗位职责。

(2) 应急准备和响应　组织应根据自身情况制定应急准备和响应程序。

(3) 加强内外沟通　沟通内容包括食品安全管理体系有关的各种信息。

2. 食品安全管理体系运行的监视和检查

(1) 监视和测量为评价控制措施是否按预期运行，对控制参数进行策划并实施的一系列观察和测量活动。

(2) 纠正和预防措施对食品安全管理体系实施运行中发现的不符合进行纠正，并制定纠正措施，应对可能出现的不符合采取预防措施。

(3) 记录控制。

3. 食品安全管理体系的确认和验证

(1) 食品安全管理体系的确认，是控制措施操作前的评估。

(2) 食品安全管理体系的内部审核，是验证收集所运用信息的一种有组织的活动，按照计划的时间间隔进行。

(3) 食品安全管理体系的管理评审，包括评价改进的机会，以及对食品安全管理体系进行修改的需要，由组织的最高管理者主持，管理评审每年不得少于 1 次。

(4) 最终产品的检验，对最终产品进行微生物或化学等指标监测。

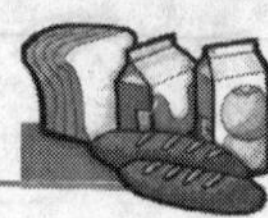

(5) 对验证结果的评价和分析，包括评审监视记录，评审偏离及其解决或纠正措施，处理受影响的产品，校准测量设备，观察控制措施是否处于受控，随机分析产品样品，评审消费者投诉等。

4. 食品安全管理体系的持续改进

组织应通过沟通、管理评审、内部审核、单项验证结果的评价、验证活动结果的分析、控制措施组合的确认、纠正措施和食品安全管理体系更新，持续改进食品安全管理体系的有效性。

第六节　全面质量管理

最早提出全面质量管理概念的美国著名质量管理专家菲根堡姆，给 TQM 下的定义是：为了在最经济的水平上，并考虑到充分满足顾客要求的条件下进行市场研究、设计、制造和售后服务，把企业内部各部门的研究质量、维持质量和提高质量的活动构成为一体的一种有效体系。1994 年 ISO8402 中的定义是：一个组织以质量为中心，以全员参与为基础，目的在于通过让顾客满意和本组织所有成员及社会受益而达到长期成功的管理途径。TQM 以顾客为中心、以产品质量为核心、以过程为基础，注重满足顾客、投资者、社会和供应商等多方面的需要。TQM 的实施范围包括与产品质量有关的全部活动，涉及领导关系、经营策略和计划、信息管理、人力资源管理、过程管理、效益结果和客户管理七大方面。

20 世纪 60 年代初期，美国的戴明在日本宣传推动 TQM，培训骨干，日本各工业部门通过认真实践，创造了一套实践经验和方式，并在企业中普遍推广，取得了极大成功，使日本的经济发展出现了奇迹般的腾飞。我国于 1978 年从日本引进 TQM，经过努力已经取得了一定的成绩，企业的质量意识有所提高，建立了相应的质量管理机构，培训了一批质量管理人员，可以说一些企业具备了一定的质量管理水平，但是在食品行业实施 TQM 的工厂并不多。

第七节　食品安全的风险分析

一、概述

食品安全风险分析是近年来国际上出现的保证食品安全的一种新的模式，同时也是一种正在发展中的新兴学科，食品安全风险分析的根本目的在于保护消费者的健康和促进公平的食品贸易。规范开展食品安全风险分析，建立以风险分析为基础的标准安全标准基础数据，推行食品安全科学的管理模式，基于风险分析制定食品安全标准，已逐渐成为国际标准化组织和各发达国家食品安全标准工作的重点。

国际标准化组织和发达国家都非常重视风险分析及其在食品安全标准中的应用，制定了一系列科学合理、实用有效的工作原则和指南，指导研究和积累了大量科学基础数据。CAC 指导各组织和成员国开展了大量食品安全基础性数据的研究。

1. 风险分析的概念

世界贸易组织（WTO）的卫生与植物卫生检疫协定（SPS）第 5 条规定，各国需要根据风险性评估结果来确定本国适当的卫生和植物卫生措施保护水平，各国不得主观、武断地以保护本国国民健康为理由，设立过于严格的卫生和植物卫生措施，从而阻碍贸易公平进行。

为保证食品的卫生和质量，也就是食品安全，各国都在积极制定本国的食品安全监控体系和安全法规。近年来的经济全球化发展迫使各国政府不能“闭门造车”，必须在食品安全问题上采取统一协调的卫生监管措施。而这种监管措施是以科学为依据建立的一种等同、有效的风险分析（risk analysis）方法。

“风险分析”的概念首先出现在环境科学的危害控制中，但直到 20 世纪 80 年代末才出现在食品安全领域，20 世纪 90 年代被 FAO/WHO 食品法典委员会（CAC）采纳并完善，现在已成为国际公认的一种重要的食品安全方面的方法学理论。

风险分析的重要性表现在如下四个方面：①风险分析是世界贸易组织多边贸易规则《实施卫生与植物卫生措施协定》的主要原则之一；②风险分析是 WTO 各成员国动植物检疫决策的主要技术支持；③风险分析可保持检疫的正当技术壁垒作用，充分发挥检疫的保护功能；④风险分析能强化检疫对贸易的促进作用，增加本国农产品（食品）的市场准入机会。

2. 风险分析相关术语

根据 CAC 工作程序手册（1997 年，第 10 版）与食品安全有关的风险分析术语的定义如下，需要说明的是，风险分析是一个正在发展中的理论体系，因此有关术语及其定义也在不断地修改和完善。风险分析的主要内容如图 3－2 所示。

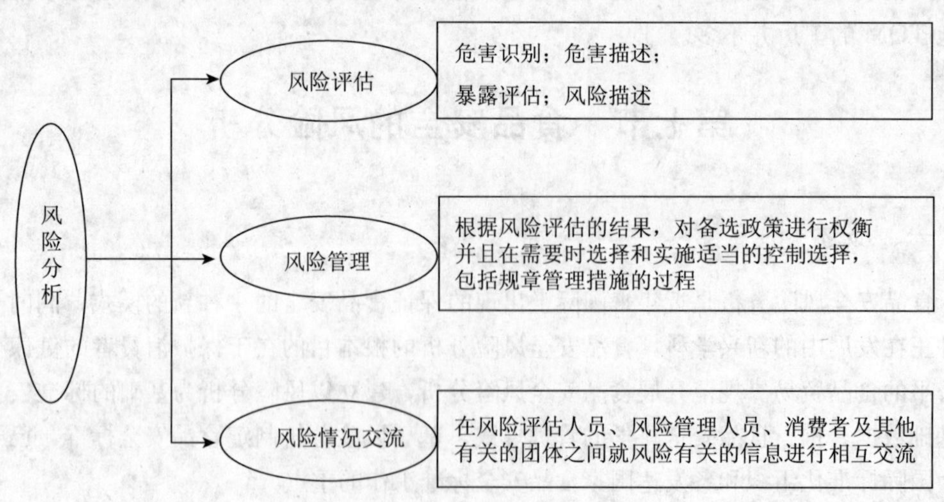

图 3－2　风险分析的主要内容

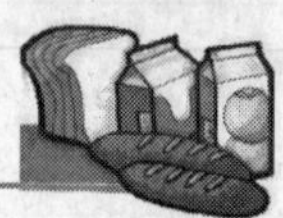

危害（hazard）　食品中可能导致一种健康不良效果的生物、化学或者物理因素或状态。

风险（risk）　一种健康不良效果的可能性以及这种效果严重程度的函数，这种效果是由食品中的一种危害所引起的。

风险分析（risk analysis）　包含三个部分的一个过程，即风险评估、风险管理和风险情况交流。

风险评估（risk assessment）　是一个建立在科学基础上的包含下列步骤的过程：危害识别，危害描述，暴露评估，风险描述。

危害识别（hazard identification）　识别可能产生健康不良效果并且可能存在于某种或某类特别食品中的生物、化学和物理因素。

危害描述（hazard characterization）　对与食品中可能存在的生物、化学和物理因素有关的健康不良效果的性质的定性和/或定量评价。对化学因素应进行剂量—反应评估。对生物或物理因素，如数据可得到时，应进行剂量—反应评估。

剂量—反应评估（dose－response assessment）　确定某种化学、生物或物理因素的暴露水平（剂量）与相应的健康不良效果的严重程度和/或发生频度（反应）之间的关系。

暴露评估（exposure assessment）　对于通过食品的可能摄入和其他有关途径暴露的生物、化学和物理因素的定性和/或定量评价。

风险描述（risk characterization）　根据危害识别、危害描述和暴露评估，对某一给定人群的已知或潜在健康不良效果的发生可能性和严重程度进行定性和/或定量的估计，其中包括伴随的不确定性。

风险管理（risk management）　根据风险评估的结果，对备选政策进行权衡，并且在需要时选择和实施适当的控制选择，包括规章管理措施的过程。

风险情况交流（risk communication）　在风险评估人员、风险管理人员、消费者和其他有关的团体之间就与风险有关的信息和意见进行相互交流。

食品安全风险分析是刚刚兴起的学科，与食品危害相关的风险评估和风险管理的理论基础还处在发展阶段。对我们来讲，分清“危害”（hazard）与“风险”（risk）的差别十分重要。危害是存在于食品或食品用材料中的具有损害健康潜能的生物、化学或物理的因素。风险是指对于由食品危害对暴露人群的健康造成不良影响的可能性和严重性进行评估。减少危害可能针对的只是某种食品，而降低与消费者健康相关的风险则是对于制定食品安全的系统措施方面，具有特殊的重要性。

二、基本内容

1. 风险评估

风险评估的过程可以分为四个明显不同的阶段：危害识别、危害描述、暴露评估以及风险描述。危害识别采用的是定性方法，其余三步可以采用定性方法，但最好采用定量方法。

风险评估是一种系统地组织科学技术信息及其不确定度的方法，用以回答有关健康风险的特定问题。它要求对相关信息进行评价，并且选择模型根据信息做出推论。风险评估过程中的不确定度来自资料和选择模型两个方面，前者源于可获得资料的有限性以及流行病学和毒理学研究实际资料的评价和解释；后者是当试图采用某一特定条件下发生的具体事件的资料来估计或预测另外一种条件下类似事件的发生时产生的。风险评估的毒理学试验应采用标准化规程，并且具备有关权威组织认可的最少数据量。有时，为了克服知识和资料的不足，在风险评估中可以使用合理的假设。

(1) 危害识别

简单来说，对于化学因素（包括食品添加剂、农药和兽药残留、污染物和天然毒素）而言，危害识别主要是指要确定某种物质的毒性（即产生的不良效果），在可能时对这种物质导致不良效果的固有性质进行鉴定。由于资料往往不足，因此最好采用所谓的"证据力"（weight-of-evidence）方法。这种方法要求对从适当的数据库、同行评审的文献以及可获得的其他来源（如企业界未发表的研究）中得到的科学信息进行充分的评议。通常按照下列顺序对不同的研究给予不同的重视：流行病学研究、动物毒理学研究、体外试验和定量的结构—活性关系。阳性的流行病学资料以及临床资料对于危害的识别十分有用，但是由于流行病学研究的费用较高，对于大多数危害的研究而言提供的数据有限，因此实际工作中，危害识别一般采用动物和体外试验的资料作为依据。动物试验包括急性和慢性毒性试验，它们必须遵循广泛接受的标准化试验程序，同时必须实施良好实验室规范（GLP）和标准化的质量保证/质量控制（QA/QC）程序。最少数据量应当包含规定的品系数量、两种性别、适当的剂量选择、暴露途径和足够的样本量。动物试验的主要目的在于确定无可见作用剂量水平（NOEL）、无可见不良作用剂量水平（NOAEL）或者临界剂量。通过体外试验可以增加对危害作用机制的了解。通过定量的结构—活性关系研究，对于同一类化学物质（如多环芳烃、多氯联苯、二噁英），可以根据一种或多种化合物已知的毒理学资料，采用毒物当量的方法来预测其他化合物的危害。

(2) 危害描述

危害描述一般是由毒理学试验获得的数据外推到人，计算人体的每日容许摄入量（ADI 值）。严格来说，对于食品添加剂、农药和兽药残留，为制定 ADI 值；对于污染物，为制定暂定每周耐受摄入量（PTWI 值，针对蓄积性污染物如铅、镉、汞）或暂定每日耐受摄入量（PTDI 值，针对非蓄积性污染物如砷）；对于营养素，为制定每日推荐摄入量（RDI 值）。目前，国际上由 JECFA 制定食品添加剂和兽药残留的 ADI 值以及污染物的 PTWI/PTDI 值，由 JMPR 制定农药残留的 ADI 值。由于食品中所研究的化学物质的实际含量很低，而一般毒理学试验的剂量又必须很高，因此在进行危害描述时，就需要根据动物试验的结论对人类的影响进行估计。为了与人体的摄入水平相比，需要把动物试验的数据外推到低得多的剂量，这种剂量—反应关系的外推存在质和量两方面的

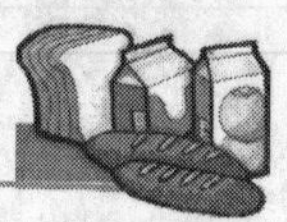

不确定性；此外，剂量的种属间度量系数也是目前争论很大的问题。致癌物可分为遗传毒性致癌物和非遗传毒性致癌物，前者能够直接或者间接引起靶细胞的遗传改变，其主要作用靶是遗传物质，后者作用于非遗传位点，可能导致细胞增殖和/或靶位点的持续性的功能亢进/衰竭。某些非遗传毒性致癌物（称为啮齿类动物特异性致癌物）在剂量大小不同时会产生不同的效果（致癌或不致癌），相反，遗传毒性致癌物没有这种作用。因此，从原则上讲，非遗传毒性致癌物可以采用阈值方法如 NOEL—安全系数法进行管理，最重要的就是要根据 NOEL 或者 NOAEL 值除以安全系数得出 ADI 值。目前，安全系数一般选为 100，用以估计试验动物与人体以及人群不同个体之间的差异。遗传毒性致癌物应当采用非阈值法进行管理，一是禁止该种化学物质的商业性使用，二是制定一个极低的可忽略不计的、对健康影响甚微或者社会可接受的风险水平。后者需要对致癌物进行定量的风险评估。

（3）暴露评估

暴露评估主要是根据膳食调查和各种食品中化学物质暴露水平调查的数据进行的。通过计算，可以得到人体对于该种化学物质的暴露量。进行暴露评估需要有有关食品的消费量和这些食品中相关化学物质浓度两方面的资料，一般可以采用总膳食研究、个别食品的选择性研究和“双份饭”研究进行。因此，进行膳食调查和国家食品污染监测计划是准确进行暴露评估的基础。

（4）风险描述

风险描述是就暴露对人群产生健康不良效果的可能性进行估计，对于有阈值的化学物质，就是比较暴露和 ADI 值（或者其他测量值）。暴露小于 ADI 值时，健康不良效果的可能性理论上为零；对于无阈值物质，人群的风险是暴露和效力的综合结果。同时，风险描述需要说明风险评估过程中每一步所涉及的不确定性。将动物试验的结果外推到人可能产生两种类型的不确定性：①动物试验结果外推到人时的不确定性。例如，喂养丁基羟基茴香醚（BHA）的大鼠发生前胃肿瘤和甜味素引发小鼠神经毒性作用可能并不适用于人；②人体对某种化学物质的特异易感性未必能在试验动物上发现。例如人对谷氨酸盐的过敏反应。在实际工作中，这些不确定性可以通过专家判断和进行额外的试验（特别是人体试验）加以克服。这些试验可以在产品上市前或上市后进行。

2. 风险管理

食品风险管理的主要目标是通过选择和实施适当的措施，尽可能有效地控制这些风险，从而保障公众健康。措施包括制定最高限量，制定食品标签标准，实施公众教育计划，通过使用其他物质、或者改善农业或生产规范以减少某些化学物质的使用等。在制定风险管理措施时，管理者首先要了解风险评估过程所确定的风险特征。风险评估与风险管理在功能上要分开。前面说过，风险评估是由科研机构来完成的，而风险管理则是由政府管理部门来实施。这是 CAC 食品法典准则所倡导的，也是目前国际上发达国家和地区在食品安全风险分析方面的一个重要的发展趋势。而在我国，由于食品安全风险分析刚起步，无论是风险评估还是风险管理都不很规范。

（1）风险管理的主要内容

风险管理可以分为四个部分：风险评估、风险管理措施的评估、管理决策的执行以及监控和评价，如图 3－3 所示。但在风险管理的实际过程中，有时可能没有必要包括所有内容。如国家级的风险管理决策中可能适用该定义的所有内容，但 CAC 的风险管理通常不包括实施、监控和评价。

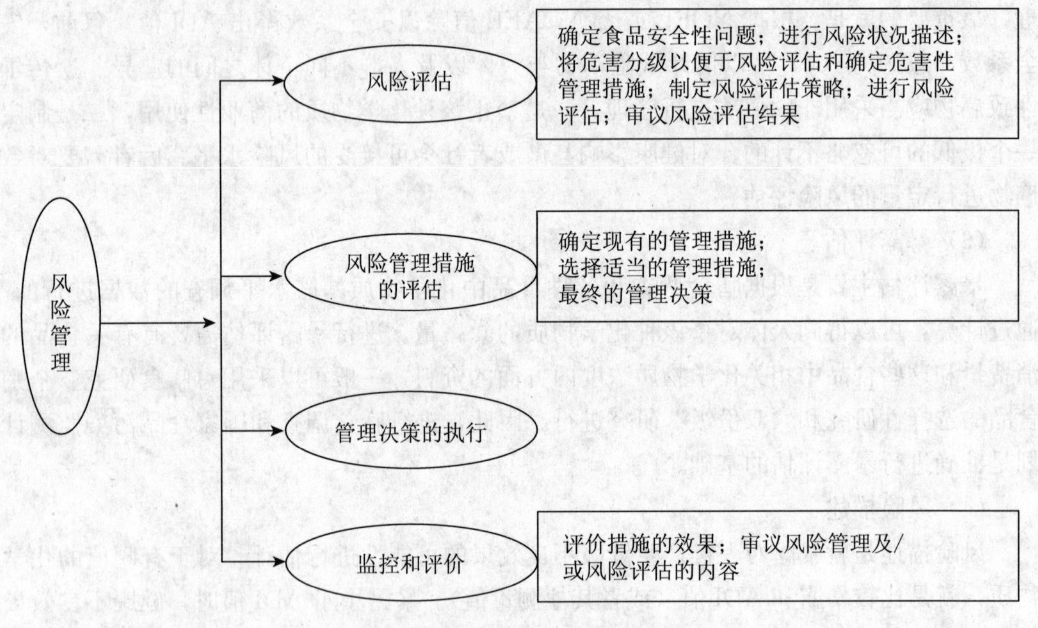

图 3－3　风险管理的主要内容

（2）风险管理的总原则

①风险管理应遵循程序化方法原则。风险管理的程序化方法包括“风险评估”、“风险管理措施的评估”、“管理决策的实施”和“监控和评价”。在某些情况下，风险管理活动并不包括所有这些因素（如法典标准的制定、国家政府实施的控制手段）。

②在风险管理决策中，保护人类健康应该是首要考虑的问题。对风险的可接受程度主要应该依据对人类健康的影响来决定，同时，应该避免在确定风险水平过程中的任意性和不合理性。在某些风险管理情况下，尤其是在手段抉择时，可适当考虑其他因素（经济成本、效益、技术可行性和社会习俗等）。这些考虑不应该是任意的，但应该是透明的。

③风险管理决策和实施应是透明的。风险管理应该保存风险管理过程（包括决策过程）中所有因素的材料和系统文件，以使所有相关部门对其原因有清楚的了解。

④风险评估策略的确定应该作为风险管理的特殊组成部分。风险评估策略是在风险评估过程中，为价值判断和特定的取向而制定的准则，因此最好在风险评估之前与风险评估者合作共同制定策略。

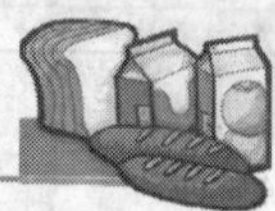

⑤风险管理应该通过维持风险管理和风险评估的功能独立性，来保证风险评估过程的科学完整性。风险管理和风险评估在功能上独立，能确保风险评估过程的科学完整性，并减少风险评估和风险管理之间的利益冲突。但是，应认识到风险分析是个循环往复的过程，风险管理者和风险评估者之间的相互作用在实际应用中是不可缺少的。

⑥风险管理决策应该考虑到风险评估结果的不确定性。在评价风险性时，应尽可能将风险的不确定性进行量化，并用易理解的方式呈现给风险管理者们，以便他们在决策中，能充分考虑不确定性的范围。如风险评估的结论很不确定，那么可想而知，风险管理者的决策就可能会更加保守。

⑦风险管理在整个过程的各方面应保持与消费者和其他有关组织之间进行透明的和相互的信息交流。所有有关组织之间相互信息交流是风险管理过程中的有机部分。风险信息交流不仅仅是信息的传播，而更重要的功能是收集信息，使风险管理决策更为有效。

⑧风险管理应该是一个连续的过程，应不断地参考风险管理决策的评价和审议过程中产生的新资料。在风险管理决策之后，为了确定实现食品安全性目标的效率，应对决策进行周期性的评价。在审议时，为了保证审议的有效性，有必要实行监控和其他活动。

3. 风险情况交流

风险情况交流的目的在于：①通过所有的参与者，在风险分析过程中提高对所研究的特定问题的认识和理解；②在达成和执行风险管理决定时增加一致化和透明度；③为理解建议的或执行中的风险管理决定提供坚实的基础；④改善风险分析过程中的整体效果和效率；⑤制定和实施作为风险管理选项的有效的信息和教育计划；⑥培养公众对于食品供应安全性的信任和信心；⑦加强所有参与者的工作关系和相互尊重；⑧在风险情况交流过程中，促进所有有关团体的适当参与；⑨就有关团体对于与食品及相关问题的风险的知识、态度、估价、实践、理解进行信息交流。

风险情况的交流应当包括下列组织和人员：国际组织（包括 CAC、FAO 和 WHO、WTO），政府机构，企业，消费者和消费者组织，学术界和研究机构以及大众传播媒介（媒体）。

进行有效的风险情况交流的要素包括：①风险的性质，包括危害的特征和重要性、风险的大小和严重程度、情况的紧迫性、风险的变化趋势、危害暴露的可能性、暴露的分布、能够构成显著风险的暴露量、风险人群的性质和规模、最高风险人群；②利益的性质，包括与每种风险有关的实际或者预期利益，受益者和受益方式，风险和利益的平衡点，利益的大小和重要性，所有受影响人群的全部利益；③风险评估的不确定性，包括评估风险的方法，每种不确定性的重要性，所得资料的缺点或不准确度，估计所依据的假设，估计对假设变化的敏感度，有关风险管理决定的估计变化的效果；④风险管理的选择，包括控制或管理风险的行动，可能减少个人风险的个人行动，选择一个特定风险管理选项的理由，特定选择的有效性，特定选择的利益，风险管理的费用和来源，执行风险管理选择后仍然存在的风险。

风险情况交流的原则，包括了解听众和观众、科学专家的参与、建立交流的专门技能、成为信息的可靠来源、分担责任、区分科学与价值判断、保证透明度以及全面认识风险。

为了确保风险管理政策能够将食源性风险减少到最低限度，在风险分析的全部过程中，相互交流都起着十分重要的作用。许多步骤是在风险管理人员和风险评估人员之间进行的内部的反复交流。其中两个关键步骤，即危害识别和风险管理方案选择，需要在所有有关方面进行交流，以改善决策的透明度，提高对各种产生结果的可能的接受能力。

目前，进行有效的风险情况交流还存在以下三方面的障碍。①在风险分析过程中，企业由于商业等方面的原因、政府机构由于某些原因，不愿意交流他们各自掌握的风险情况，造成信息获取方面的障碍；另外，消费者组织和发展中国家在风险分析过程中的参与程度不够。②由于经费缺乏，目前CAC对许多问题无法进行充分的讨论，工作的透明度和效率有所降低，另外，在制定有关标准时，考虑所谓非科学的“合理因素”造成了风险情况交流中的障碍。③由于公众对风险的理解、感受性的不同以及对科学过程缺乏了解，加之信息来源的可信度不同和新闻报道的某些特点，以及社会特征（包括语言、文化、宗教等因素）的不同，造成进行风险情况交流时的障碍。因此，为了进行有效的风险情况交流，有必要建立一个系统化的方法，包括搜集背景和其他必要的信息、准备和汇编有关风险的通知、进行传播发布、对风险情况交流的效果进行审查和评价。另外，对于不同类型的食品风险问题，应当采取不同的风险情况交流方式。

需要指出的是，在进行一个风险分析的实际项目时，并非风险分析三个部分的所有具体步骤都必须包括在内，但是某些步骤的省略必须建立在合理的前提之上，而且整个风险分析的总体框架结构应当是完整的。

三、风险分析意义

在目前的国际食品贸易中，SPS协定是保证食品安全的基础。基于SPS协定的所有措施必须以科学性为基础，同时保持一致化和透明度。所谓科学性，就是要以风险分析的原理研究所关心的问题。由此可以看出，风险分析在WTO工作中的作用至关重要。它是制定食品安全标准和解决国际食品贸易争端的依据。另外，风险分析体系的建立，也为各国在食品安全领域建立合理的贸易壁垒提供了一个具体的操作模式。按照目前的发展趋势，风险分析很可能成为将来制定食品安全政策、解决一切食品安全事件的总模式，同时还将指导设计进出口检验体系，食品放行或退货标准，监控和调查程序，提供制定有效管理策略的信息，以及根据食品危害类别全面分配食品安全管理资源等。

上面简单介绍了风险分析在食品安全中的概念、框架和总的原则。CAC对食品风险分析及其风险管理有严格科学的程序，符合WTO的要求。作为WTO成员国，其食品安全管理体系也必须建立在食品风险分析的基础之上，这是CAC也是WTO的通行要

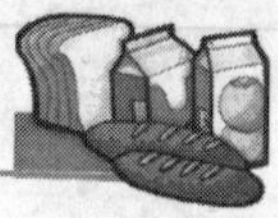

求。食品安全管理则必须以风险分析为基础，制定合理的管理措施，建立在风险评估基础上的、符合CAC风险管理原则要求的管理措施才是科学合理的，才是能降低风险，促进和保障食品安全水平的。

四、国际标准化组织的食品安全风险分析及其应用

世界贸易组织认可的与食品相关的国际标准组织主要有联合国粮农组织和世界卫生组织食品法典委员会（FAO/WHO CAC）、国际植物保护公约（IPPC）、国际兽医局（OIE）、国际标准化组织（ISO）四大标准组织，其中CAC和IPPC在风险分析及其应用研究方面取得了实质性的进展。

1. 食品法典委员会（CAC）

食品法典委员会（CAC）是联合国粮农组织（FAO）和世界卫生组织（WHO）于1961年建立的政府间协调食品标准的国际组织。它通过建立国际协调的食品标准体系，保护消费者健康，促进公平贸易。其通过9个一般委员会和16个商品委员会分别制定食品的横向（针对所有食品）和纵向（针对不同食品）规定，建立完整的食品国际标准体系。

在风险分析领域，食品法典委员会总结了30多年的工作经验，将“风险分析”的概念引入食品安全管理中，并将之系统化和理论化，成为指导食品法典工作和食品标准制定的重要原则和方法。CAC食品安全风险分析发展现状和趋势对国际食品安全领域的影响举足轻重。

（1）食品安全风险分析理论框架

FAO/WHO/GATT于1991年在意大利罗马召开的“食品标准、食品中化学物质及食品贸易”会议，通过了食品法典各分委员会及顾问组织“在食品安全评价时继续以适当的科学原则为基础并进行风险评估”的决议，第19次CAC大会采纳该项决议。1993年在第20次CAC会议上，针对有关“CAC及其下属和顾问机构实施风险评估的程序”的议题进行了讨论，提出在CAC框架下，各分委员会及其专家咨询机构，如食品添加剂联合专家委员会（JECFA）和农药残留联合专家委员会（JMPR），应在各自领域的化学物质安全性评估中采纳风险分析方法。1995年、1997年和1999年，FAO/WHO连续召开了有关“风险分析在食品标准中的应用”、“风险管理与食品安全”以及“风险交流在食品标准和安全问题上的应用”的专家咨询会议，提出了风险分析的定义、框架及三个要素（风险评估、风险管理、风险交流）的应用原则。通过十几年间的一系列会议和咨询报告，CAC建立起一套较为完整的风险分析理论体系。

（2）风险分析原则和标准

CAC于2003年进一步将风险分析纳入《食品法典程序手册》中，从而最终确定并通过了其风险分析的工作原则。这些原则为在风险分析的基础上制定食典标准和相关文本提供了方法和准则。目前，食品法典委员会正在致力于制定具体的有关风险分析应用于标准制定中的指导性文件，以供各成员国使用，敦促各国采用统一的制标原则，促进

有关食品安全措施的协调一致。

CAC 制定并发布了一系列的风险分析原则和指南，包括风险分析通用原则、各类危害物风险评估原则与指南、生物技术食品风险分析原则及方法、风险分析在标准中的应用原则与指南等，初步构建了食品安全风险分析标准体系。如“风险分析工作原则”（CX/GP 02/3，FAO，Rome）、“微生物风险评估原则和指南”［CAC GL 30（1999），CAC，1999］等，并正在制定“食品中化学物暴露评估指南”，在生物技术食品的风险分析方面正在制定“现代生物技术食品风险分析原则”、“DNA 重组植物性食品安全性评价指南”、“DNA 重组动物性食品安全性评价指南”、“DNA 重组微生物生产的食品安全性评价指南”（Alinorm 03/34）等。

（3）风险分析在食品法典标准制定中的应用

根据 WTO/SPS 和 TBT 协议的规定，各成员国在发生食品贸易争端时，可以在 WTO 争端解决机构中进行解决，但必须以 CAC 的标准或风险分析的结论为依据。WTO 规定了 CAC 的标准要以科学理论为基础，采用风险分析的原则进行制定。

食品法典标准作为全球性的法规文件，其制定原则建立在风险分析的基础上，充分体现了 WTO/SPS 和 TBT 协议的规定要求，在此原则下制定出的标准、准则和推荐规程得到了世界各国的认可和遵守。

CAC 各分委员会积极将风险分析原则应用于各自领域的食品法典标准制定中，制定了一系列的风险分析在标准制定中的应用原则和指南。如 2002 年制定的《微生物风险评估在食品安全标准及相关文件中应用和指南》、《食品中化学物暴露评估指南》，为食品中微生物和化学物暴露评估提供方法和准则。食品添加剂及污染物法典委员会（CCFAC）、农药残留法典委员会（CCPR）在其标准制定过程中也正在积极开展风险分析的应用。CAC 与 CCFAC、JECFA 在标准制定过程中，就风险分析活动进行明确分工，协作完成。CCFAC 进行添加剂污染物和农药残留危害的初步风险评价，制定风险评估政策；JECFA 和 JMPR 进行添加剂污染物和农药残留的风险评估；CCFAC 根据其评估结果进行标准的制定，保证了标准的科学合理。

在 CAC 颁布的《微生物风险评估在食品安全标准制定中应用原则和指南》中，将食源性风险的管理框架分为初步风险管理活动、风险管理策略评估、执行风险管理决定、监控和审查四个相互关联的步骤，绘制了详细的风险分析操作流程，用于指导食品安全标准的制定。

CAC 文件《风险交流在食品标准和安全问题上的应用》中，提出了将风险交流原则贯穿于食品法典标准制定的各个阶段的原则和步骤，旨在保证各利益相关团体在标准制定过程中进行充分的交流和磋商，提高食品标准的科学、透明、协调性，得到社会各界的认同。

CAC 指导各组织和成员国开展了大量食品安全基础数据的研究。

①食品添加剂和污染物领域　目前由 JECFA 提出某一食品添加剂的 ADI 值，食品添加剂与污染物食品法典委员会（CCFAC）批准此食品添加剂在食品中的使用范围和最

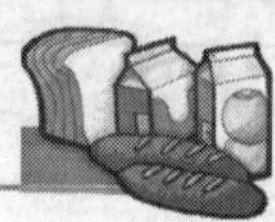

大使用量。目前，CCFAC 正在将食品添加剂从单个食品向覆盖各种食品的食品添加剂通用标准（GSFA）发展。在制定食品添加剂使用量的单个食品标准时极少考虑添加剂总摄入量的可能，而 GSFA 则要考虑总摄入量的评估。GSFA 开展的研究有：关于“污染物与毒素暴露量评估方法及原则”、预防粮食中霉菌污染的操作规范、黄曲霉毒素 M1 限量制定过程的基础性数据研究，关于制定有害元素的限量的考虑，开展对海产品（鱼、甲壳类、软体动物）、果汁、奶油、糖等中镉、铅等限量基础性数据研究等。

②农药残留（CCPR）领域　农药残留法典委员会职权是：制定具体单项食品或一组食品中农药残留最高限量 MRL；对国际贸易中出于保护人类健康理由而流动的某些动物饲料中的农药残留制定最高限量；制定优先考虑的农药名单，以便 FAO/WHO 农药残留专家联席会议（JMPR）进行评价；对确定食品和饲料中农药残留的抽样和分析方法进行审议；制定具体单项食品或一组食品中含有在化学或其他方面类似于农药的环境和工业污染物的最高限量等。其主要开展的工作有：关于农药残留和 MRL，关于 EMRL（最高再残留限量），关于制定 MRL 所需的“膳食暴露”估算的问题。

③食品中兽药残留领域　JECFA 对兽药做出毒理学评价，兽药残留有专门的兽药残留法典委员会（CCRVDF），其任务是正式推荐 MRL。开展了以下工作：讨论 GVP（良好兽医规范）在建立 MRL 中的作用，首次同意使用 GPVD（兽药使用中的良好规范）定义，开始考虑加工过程对残留的影响。准备起草 CCRVDF 的风险分析原则和有关方法学问题，请各国向法国提供评论及信息。例如，抗生素耐药性问题，CCRVDF 强调此事重要性，CI 组织观察员也强调抗生素耐药性问题在保护消费者健康方面的重要性，决定停止将抗生素用作活体生长促进剂；重视 WHO 有关抗生素耐药性污染物导则的工作。

JECFA 认为雌激素、雄激素、孕激素等天然（内源性）激素不用规定 MRL［包括 11th CCRVDF 提出对牛生长激素（BST）不定 MRL］。

兽药残留分析方法方面，正在起草“选定兽药残留分析方法准则”，按 1998 年 11th CCRVDF 确定，分类组成四个特定任务工作小组制定相应的取样与分析方法标准报 13th CCRVDF 讨论。

④营养与特殊膳食领域　CAC 营养与特殊膳食委员会（CCNFSDU）工作涉及食品营养领域中蛋白质、维生素、矿物质、脂肪、糖等的含量等方面研究。从食品类别而言，涉及婴幼儿配方食品、特殊医用食品、运动食品和饮料、高能量食品和饮料、各种保健食品等。其在食品安全基础性数据研究方面做了大量工作。

⑤生物因素领域　CAC 刚开始对生物性因素，如对细菌、病毒、寄生虫等做系统的危险性分析，主要由 JEMRA 采用个案研究进行，目前主要集中于沙门菌和单核细胞增生李斯特杆菌。最近，CCFH 评价了李斯特杆菌在食品中的检出情况。此外，肉类卫生法典委员会（CCMH）对肉类食品进行危险性分析，提出卫生标准和卫生规范。有关微生物的危险性管理信息，FAO/WHO 已经建立了一个相应的专家委员会 JEMRA 来开展定量危险性的结论。

2. 国际植物保护公约（IPPC）

联合国粮农组织国际植物保护公约（FAO/IPPC）是一个由联合国粮农组织（FAO）倡导的多边条约，得到了 WTO/SPS 协议的认可，所制定的植物检疫措施国际标准在国际贸易中起着重要作用。《国际植物保护公约》（International Plant Protection Convention，IPPC）1951 年由 FAO 通过，1952 年开始生效。1979 年和 1997 年对该公约进行过修订。IPPC 的建立是为了促进控制植物及植物产品的有害生物的国际合作，防止其在国际上扩散，特别是防止其侵入濒危地区。新修订的公约文本强调了 IPPC 在贸易活动中的重要作用，特别是在制定和认可国际标准方面的作用。

FAO/IPPC 十分注重风险分析的研究应用。1997 年 FAO 大会修改的 IPPC 新版本更加突出地反映了其与 SPS 协议的关系，改革了其标准制定制度，强调了风险分析应用原则，建立了较为完善的国际植物卫生措施标准体系。在 CAC 食品安全风险分析的理论框架基础上，2002 年年底制定了《有害生物风险分析准则》（ISPM Pub. No. 2，ISPM 第 2 号出版物）和《检疫性有害生物风险分析》（ISPM Pub. No. 11，ISPM 第 11 号出版物）。这两个标准是按照风险管理学的原理和方法制定的，并且遵循了风险识别、风险估算到风险控制方法的选择和实施这一风险管理学的程序。

FAO/IPPC 目前正在制定《非检疫性有害生物的风险分析标准》、《有害生物风险分析准则》的补充标准《潜在的经济重要性和相关术语的解释和应用指南》，以及《检疫性有害生物风险分析》的补充标准《环境风险分析》等。

目前，IPPC 已完成批准的植物检疫措施国际标准如下：

ISPM 1　与国际贸易有关的植物检疫原则

ISPM 2　有害生物风险分析指南

ISPM 3　外来生物防治物的输入和释放行为守则

ISPM 4　建立无有害生物区的要求

ISPM 5　植物检疫术语表

ISPM 6　监测指南

ISPM 7　出口证书体系

ISPM 8　某一地区有害生物状况的确定

ISPM 9　有害生物根除计划准则

ISPM 10　建立无有害生物产地和无有害生物生产场所的要求

ISPM 11　检疫性有害生物风险分析

ISPM 12　植物检疫证书指南

ISPM 13　违规通知和紧急行动指南

ISPM 14　有害生物风险管理综合措施一系列方法

ISPM 15　国际贸易中木质包装材料管理准则

ISPM 16　限定的非检疫性有害生物：概念和应用

ISPM 17　有害生物报告

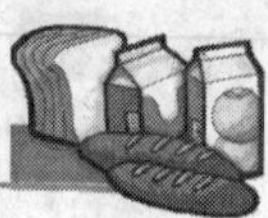

3. 国际兽医局（OIE）

食品法典委员会（CAC）将风险分析工作原则列为食品法典总原则的一部分，这就意味着在食品法典框架下制定所有的食品安全标准时都要应用风险分析原理。联合国粮农组织（FAO）制定了有害生物风险分析准则，OIE 作为 WTO 授权的国际贸易中动物卫生国际标准的制定组织，也将风险评估纳入法典框架，制定了进口风险分析准则，并明确规定了贸易伙伴所要求的最低卫生保证，促进动物和动物产品的国际贸易，避免因国际交流而传播动物疫病的危险。风险分析已成为国际组织力促在国际贸易中应用的主要原则之一。

OIE 将风险分析原理引入到《陆生动物卫生法典》，制定了各国在动物及动物产品国际贸易中应遵循的进口风险分析准则。SPS 协议明确规定，OIE 主持制定的标准为动物卫生国际标准，WTO 各成员必须以此为基础。澳大利亚、新西兰、美国、加拿大等畜牧业发达国家大都遵循 SPS 协议和 OIE 的规定，对进境动物及动物产品实施风险分析。虽然各国地理位置、地形与气候、生物资源不同，经济发展水平、法制完备状况、疫情分布与流行状况及管理水平存在差异，各国的动物及动物产品进口风险分析还是有共同的特点的。

此外，OIE 在 1992 年初步制定了《进口风险分析准则》，确立了动物及动物产品国际贸易中广泛采用的风险分析框架以及国际推荐的进口动物及动物产品风险分析原则及程序，对进出口动物及动物产品中兽药开展风险评估和分析。发达国家大都以此为基础，制定了法规形式的风险评估标准和方法。如美国制定了《风险分析内部指南》（Internal directive on risk analysis），澳大利亚制定了《进口风险分析（IRA）手册》，加拿大制定了《动物卫生和生产风险分析框架》等。

动物卫生工作中存在许多的不确定性。动物及动物产品国际流通的相对自由，动物流行病学数据的局限性、不确定性等，都给动物卫生工作带来很大的风险。政府的动物卫生决策往往涉及制定对内对外政策、法规、命令和条例等具有普遍约束性质和强制性质的文件，这些文件一旦付诸实施失败后会对社会以及政府形象产生很大影响。从美国、澳大利亚、新西兰和欧盟的进出境检验体系看，为控制动物疫病传入风险，他们在进口动物及动物产品前，先行开展了风险分析和评估，降低疫病传入风险。同时，在制定动物卫生标准，紧急疫病反应体系建设，建立国家无疫区等国家动物卫生决策中，他们也大多以风险分析为基础。

“可接受风险水平”，WTO/SPS 协议又称之为“适当保护水平”（ALOP）。适当的动物卫生保护水平（ALOP），是指 WTO 成员为保护其境内人类、动物的生命或健康而采取动物卫生（SPS）措施时，认为适当的保护水平。适当的动物卫生保护水平（ALOP），是采取任何 SPS 措施的依据。若 SPS 措施适用于国际贸易，须再进行进口风险分析（IRA）。通过风险评估计算出的风险要与国家的 ALOP 进行比较，从而采取相应的 SPS 措施。各畜牧业发达国家大都确立了适合本国国情的 ALOP。如澳大利亚定性表达其 ALOP，即实施 SPS 的高水平保护，将风险降低到非常低的水平，而不是零风险水平。

风险评估不仅是风险分析的核心，也是进行风险管理的科学依据。为保障风险评估的科学性、客观性、透明度和有效性，发达国家大都将风险评估和风险管理职能分开，成立专门的风险评估机构，遵循内外一致的原则进行风险评估，同时协调各国际组织，尤其是国内涉及食品安全的各行政机构的信息收集、交换和整合工作。CAC 风险分析工作原则强调，风险评估和风险管理应职能分离，以避免风险评估者和风险管理者的职能混淆。在食品法典框架下，风险评估是由联合专家委员会负责，而风险管理是由各食品法典委员会负责。

为了更好地做好风险分析工作，各国大都在指导性准则中确立了风险分析中考虑的因素。动物疫病风险评估工作主要涉及生物学因素、国家因素和商品因素三个方面。进口动物及动物产品时，首先考虑该种动物的易感疫病；确立动物疫病后，对出口国的国际和商品因素开展评估工作。在国家层次上，他们要评价该类动物疫病在出口国的流行率/发病率，以及该国控制和监控这些疫病的能力；在企业层次上，要对第三国生产企业进行严格的考察工作，以评价该企业是否存在污染动物产品的风险；在商品即动物和动物产品因素上，要检验该商品是否感染相关的疫病因子。如果上述三个层次中任何一个层次存在风险，即拒绝从该国家进口动物及动物产品。风险分析工作的起始有其特定的条件。各国在这方面有所不同，但是总体说来有以下情形：当进口新产品时；当从新的国家或地区进口产品时；当某国或某地区的动物卫生状况发生改变时；在进行区域区划认证过程中；在促进产品出口时，甚至在制定政策措施时均要进行评估和分析。当然，如果情形相近或相似，可以采用本国已经做出的风险评估结果，或者由其他国家或国际组织做过的客观公正的风险评估结果。为了促进风险分析工作的顺利实施，各国大都制定了风险分析运作程序，从风险分析的启动到进口政策的制定整个过程按照明确的时间表进行。这大大提高了进口风险分析工作的效率。另外，澳大利亚还规定了完备的上诉程序，利益相关者如果对风险分析的过程不满意，可以在不同阶段向独立于生物安全局（BA）的进口风险分析上诉小组（IRAAP）和副部长提出上诉。

4. 国际标准化组织（ISO）

随着经济全球化的快速发展，国际食品贸易的数额也在急剧增加，各国政府所关心的最重要的问题是：从他国进口的食品对消费者健康是否安全，是否威胁动植物的健康和安全。为了保护本国消费者的安全，各食品进口国政府纷纷制定强制性的法律、法规或标准来消除或降低这种威胁，但是，各国的法规特别是标准繁多且不统一，使食品生产加工企业难以应付，妨碍了食品国际贸易的顺利进行。不仅如此，人们还有理由担心，这种各自为政的标准很有可能成为隐藏的贸易壁垒。为了满足各方面的要求，国际标准化组织（ISO）在丹麦标准协会的倡导下开发了一个适合审核的食品安全管理体系《ISO 22000—食品安全管理体系要求》，简称 ISO 22000。ISO 22000 是基于 HACCP 原理开发的一个自愿性国际标准，是对各国现行的食品安全管理标准和法规的整合，是一个统一的国际标准。ISO 22000 是建立在 HACCP、GMP、SSOP 的基础上，整合了 ISO

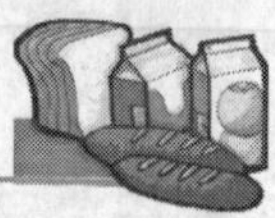

9001的部分要求，但不等于说ISO 22000包括ISO 9001。ISO 22000主要内容是针对食品链中的任何组织的要求，适用于从饲料生产者、初级食物生产者、食品制造商、储运经营者、转包商到零售商和食品服务端的任何组织，以及相关的组织如设备、包装材料、清洁设备、添加剂和成分的生产者。最终的目的是通过对供应链的控制，达到提供安全的最终端产品，既满足消费者又可采用的食品安全规则。

国际标准化组织（ISO）2005年9月1日发布了最新国际标准ISO 22000：2005，食品安全管理体系——对食物链中任何组织的要求。

该标准对全球必需的方法提供了一个国际上统一的框架，该标准是由来自食品行业的专家与专业国际组织的代表一起在食品规范委员会的密切合作下开发的，食品规范委员会是由联合国粮食与农业组织和世界卫生组织为开发食品标准而联合成立的。它负责众所周知的关于食品卫生的危害分析与关键控制点系统，由于ISO与食品规范委员会之间坚固的伙伴关系，ISO 22000使食品规范委员会在这个领域开发的危害分析与关键控制点和食品卫生原则的执行更加便利。

ISO 22000是该标准族中的第一个文件，该标准族还包括了下列文件。

ISO/TC 22004，食品安全管理体系——对提供食品安全管理体系审核和认证机构的要求，将对ISO 22000认证机构的合格评定提供协调一致的指南，并详细说明审核食品安全管理体系符合标准的规则，在2006年第一季度发布。

ISO 22005，饲料和食品链的可追溯性——体系设计和发展的一般原则和指导方针，也作为一个国际标准草案运行。

ISO 22000和ISO/TS 22004是ISO技术委员会ISO/TC 34（食品）的工作小组的WG 8（食品安全管理体系）开发的，来自23个国家的专家参加了工作小组，还有一些国际组织以联络员身份参加。除了食品规范委员会外，还包括欧盟食品和饮料行业联合会和世界食品安全组织等，他们参加了ISO/TS 22003的开发。

2007年，ISO/TC 34食品技术委员会研制了ISO 22005：2007，即《饲料与食品供应链的可追溯性——体系设计与实施的总则与基本要求》，确立了设计和实施饲料与食品供应链追溯管理体系的原则与要求。该标准是ISO 22000系列食品安全管理体系标准家族中的最新成员，使用了与CAC国际食品法典委员会一致的可追溯性定义，为组织实施ISO 22000：2005的标准提供了一种补充。该标准是允许食品机构对食品链的任何环节实施追溯管理：追踪食品、饲料、组分及包装等材料的流转过程；编制必要的文档，跟踪每一生产环节；确保不同食品从业者之间充分的协调合作；要求（供应链的）每个组织至少为其直接供应商和客户所了解等。

除公共卫生考虑外，新标准还具有其他社会和经济优势。食品工业多种多样的零售渠道和小作坊生产模式，导致食品安全水平参差不齐，技术要求宽严不一，成本投入厚薄不均，迫使供应商去适应不同的质量计划，供货状况鱼龙混杂。而ISO 22005：2007标准为全球范围内食品安全良好操作规范提供了一套独特的解决方案，进而有助于降低食品贸易壁垒。

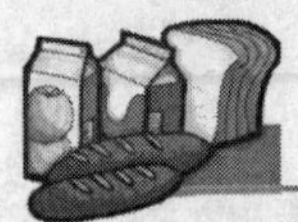

追溯管理体系允许组织从生产源头到消费环节，对饲料和食品生产、加工、分销、处理过程中的每一个环节，每一个操作，通过文献鉴别或找到一种产品，进而判定食品不合格的原因，并有助于必要时作出撤销或召回产品的决定。食品安全追溯管理体系可提高相关信息的可靠性与适用性以及供应链各组织的有效性和生产效率。

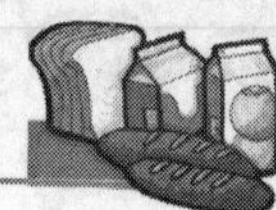

第四章　我国食品安全管理体系

食品安全问题举国关注，世界各国政府大多将食品安全视为国家公共安全，并纷纷加大监管力度。我国于1995年通过《食品卫生法》，确立的食品卫生监管部门是卫生部门。从2003年、2004年开始逐步增加其他部门分别管，现在大家都比较习惯的叫做分段监管体制。2004年9月1日，国务院发布了《国务院关于进一步加强食品安全工作的决定》，决定采取切实有效的措施，进一步加强食品安全工作。从2006年起，为了解决我国的食品安全相关法律尚未涵盖“从农田到餐桌”的全过程，存在空白或重复、交叉的问题。例如《食品卫生法》规范的是食品的生产（不包括种植业和养殖业）、采集、收购、加工、储存、运输、陈列、供应、销售等活动，《产品质量法》规范的是食品（经过加工制作用于销售的）的生产、销售活动，《农业法》规范的是种植业、畜牧业和渔业等产业以及与其直接相关的产前、产中、产后服务。从总体上看，种植、养殖等环节的食品安全问题尚没有专门的法律予以调整。因此，遵循食品生产经营企业对食品安全承担首要责任的原则，着手制定新的《中华人民共和国食品安全法》来规范食品生产经营企业内部的食品安全管理关系、食品生产经营企业之间的食品安全协作关系以及食品安全监管机关与食品生产经营企业之间的食品安全管理关系。2009年2月28日十一届全国人大常委会第七次会议表决通过了《中华人民共和国食品安全法》。此法律于2009年6月1日起取代《食品卫生法》。

最近几年我国在食品安全方面出台了许多法律法规和规章制度，采取了很多措施，健全了食品安全体系。由于这几方面内容涉及多部门、多层面、多环节，是一个复杂的系统工程。因此拟从法律法规体系；组织结构；认证认可体系；市场准入；食品安全应急处理机制；食品安全标准和检验检测体系；食品安全风险评估评价体系；食品安全信用体系；食品安全信息监测、通报、发布的网络体系；追溯制度；进出口食品的监管和召回制度等方面进行介绍。

第一节　我国食品安全法律法规体系

目前，我国已建立了一套完整的食品安全法律法规体系，为保障食品安全、提升质量水平、规范进出口食品贸易秩序提供了坚实的基础和良好的环境。

一、法律法规

食品安全法律法规包括《中华人民共和国食品安全法》、《中华人民共和国标准化法》、

《中华人民共和国产品质量法》、《中华人民共和国计量法》、《中华人民共和国消费者权益保护法》、《中华人民共和国农产品质量安全法》、《中华人民共和国刑法》、《中华人民共和国进出口商品检验法》、《中华人民共和国进出境动植物检疫法》、《中华人民共和国国境卫生检疫法》、《中华人民共和国农业法》、《中华人民共和国动物防疫法》、《中华人民共和国渔业法》和《中华人民共和国海洋环境保护法》等近20部与食品安全相关的法律。

1.《中华人民共和国食品安全法》

自2009年6月1日起施行的《食品安全法》共分为十章一百零四条，分别为总则、食品安全风险监测和评估、食品安全标准、食品生产经营、食品检验、食品进出口、食品安全事故处置、监督管理、法律责任和附则。法律规定，食品生产经营者应当依照法律法规和食品安全标准从事生产经营活动，对社会和公众负责，保证食品安全，接受社会监督，承担社会责任。法律明确规定，国务院设立食品安全委员会。国家建立食品安全风险监测和评估制度。国家对食品生产经营实行许可制度，对食品添加剂的生产实行许可制度，食品安全监督管理部门对食品不得实施免检。法律规定，除食品安全标准外，不得制定其他的食品强制性标准。国务院卫生行政部门应当对现行的食用农产品质量安全标准、食品卫生标准、食品质量标准和有关食品的行业标准中强制执行的标准予以整合，统一公布为食品安全国家标准。进口的食品、食品添加剂以及食品相关产品应当符合我国食品安全国家标准。此外，法律还对食品安全事故处置、监督管理以及法律责任做了规定。

2.《中华人民共和国农产品质量安全法》

自2006年11月1日起施行的农产品质量安全法共八章五十六条。该法适用于未经加工、制作的农业初级产品，是继《中华人民共和国农业法》之后的又一部综合性的农业法律，与《中华人民共和国畜牧法》、《中华人民共和国动物防疫法》、《中华人民共和国渔业法》等农业法律相衔接，进一步完善了我国现代农业法制体系。《食品安全法》第二条规定，供食用的源于农业的初级产品（以下称食用农产品）的质量安全管理，遵守《中华人民共和国农产品质量安全法》（以下简称《农产品质量安全法》）的规定。

《农产品质量安全法》明确规定了县级以上人民政府农业行政主管部门负责农产品质量安全的监督管理工作，县级以上人民政府相关部门按照职责分工负责农产品质量安全的有关工作；要求国务院农业行业行政主管部门要设立农产品质量安全风险评估专家委员会，对可能影响农产品质量安全的潜在危害进行风险分析和评估；授权国务院农业行政主管部门和省、自治区、直辖市人民政府农业行政主管部门发布农产品质量安全状况信息。《农产品质量安全法》还明确规定了不符合农产品质量安全标准和国家有关强制性技术规范的农产品不得上市销售的五种情形。同时，对农产品质量安全管理的公共财政投入、农产品质量安全科学研究与技术推广、农产品质量安全标准的强制性措施、农产品的标准化生产、农业投入品的监督抽查和合理使用也进行了规定。

3.《中华人民共和国产品质量法》

《中华人民共和国产品质量法》（简称《产品质量法》）适用于包括食品在内的经过

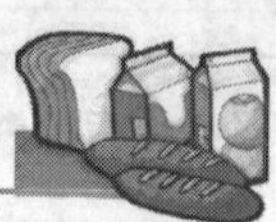

加工、制作，用于销售的一切产品。它是我国加强产品质量监督管理、提高产品质量、保护消费者合法权益、维护社会经济秩序的主要法律。《产品质量法》明确了我国产品质量的监督管理机制，明确由国务院产品质量监督部门主管全国产品质量监督工作。国务院有关部门和县级以上地方人民政府在各自的职责范围内负责产品质量监督工作。规定了产品质量国家监督抽查、产品质量认证等产品质量监管制度；规范了产品生产者、销售者、检验机构、认证机构的行为及相关法律责任。

4.《中华人民共和国标准化法》

《中华人民共和国标准化法》规定了对包括食品在内的工业产品应制定标准，并明确了标准制定、实施和相关职责及法律责任。

对需要在全国范围内统一的技术要求，应当制定国家标准，行业标准由国务院有关行政主管部门制定，并报国务院标准化行政主管部门备案，在公布国家标准之后，该项行业标准即行废止。对没有国家标准和行业标准而又需要在省、自治区、直辖市范围内统一的工业产品的安全、卫生要求可以制定地方标准，地方标准由省、自治区、直辖市标准化行政主管部门制定并报国务院标准化行政主管部门和国务院有关行政主管部门备案，在公布国家标准或者行业标准之后，该项地方标准即行废止，企业生产的产品没有国家标准和行业标准的，应当制定企业标准，作为组织生产的依据。企业的产品标准报当地政府标准化行政主管部门和有关行政主管部门备案。已有国家标准或者行业标准的，国家鼓励企业制定严于国家标准或者行业标准的企业标准，在企业内部适用。国家标准、行业标准分为强制性和推荐性。

5.《中华人民共和国农业法》

《中华人民共和国农业法》规定，国家采取措施提高农产品的品质和质量，建立健全农产品质量标准体系和质量检测监督体系，制定保障消费安全和保护生态环境的农产品强制性标准，禁止生产、经营不符合强制性标准的农产品。国家支持建立、健全优质农产品认证和标志制度；扶持发展无公害农产品生产。符合标准规定的农产品，可以申领绿色食品标志、有机农产品标志。建立农产品地理标志制度。建立健全农产品加工制品质量标准，加强对农产品加工过程的质量安全管理和监督，保障食品安全。健全动植物防疫、检疫体系，加强监测、预警和防治，建立重大疫情和病虫害的快速扑灭机制，建设无规定动物疫病区，实施植物保护工程。采取措施保护农业生态环境，防止农业生产过程对农产品的污染。对可能危害人畜安全的农业生产资料的生产经营，依法实施登记或者许可制度，建立健全农业生产资料安全使用制度。

二、管理条例

国务院发布的行政法规包括《国务院关于加强食品等产品安全监督管理的特别规定》（国务院第 503 号令，2007 年 7 月 26 日）、《中华人民共和国工业产品生产许可证管理条例》、《中华人民共和国认证认可条例》、《中华人民共和国进出口商品检验法实施条例》、《中华人民共和国进出境动植物检疫法实施条例》、《中华人民共和国兽药管理条

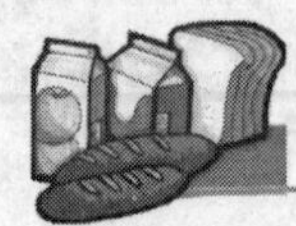

例》（国务院第404号令，2004年4月9日）、《中华人民共和国农药管理条例》（国务院第326号令）、《中华人民共和国出口货物原产地规则》、《中华人民共和国标准化法实施条例》、《无照经营查处取缔办法》、《饲料和饲料添加剂管理条例》、《农业转基因生物安全管理条例》、《中华人民共和国濒危野生动植物进出口管理条例》、《中华人民共和国种畜禽管理条例》和《生猪屠宰管理条例》等近40部。

1.《兽药管理条例》

我国第一个《兽药管理条例》（简称为《条例》）是1987年5月21日由国务院发布的，它标志着我国兽药法制化管理的开始。《条例》自1987年发布以来，分别在2001年和2004年经过两次较大的修改。现行的《条例》于2004年3月24日经国务院第45次常务会议通过，以国务院第404号令发布并于2004年11月1日起实施。内容包括总则、兽药生产企业的管理、兽药经营企业的管理、兽医医疗单位的药剂管理、新兽药审批和进口兽药管理、兽药监督、兽药的商标和广告管理、罚则和附则，共九章七十五条。

新《条例》增加了食品安全、兽药残留监督和处罚、兽药安全使用等法规制度。提高了对从业机构和人员的要求，强化了对违法行为和人员的处罚力度，加强了兽药监督要求，是一部更全面、更具体的法规草案。在兽药安全使用管理方面，新《条例》加大了对使用违禁药物和不按标准使用兽药的处罚力度，设置了处方药和非处方药分类管理制度，用药记录制度，加深了对兽药包装、标签、说明书的管理。在对从业机构和人员的要求方面，新《条例》设置了GMP标准，明确了对兽药研究单位审核的要求。因此新《条例》从兽药研究、生产、经营和使用四个环节全面加强兽药规范化管理。

为保障条例的实施，与《条例》配套的规章有《兽药注册办法》、《处方药和非处方药管理办法》、《生物制品管理办法》、《兽药进口管理办法》、《兽药标签和说明书管理办法》、《兽药广告管理办法》、《兽药生产质量管理规范》、《兽药经营质量管理规范》、《兽药非临床研究质量管理规范》和《兽药临床试验质量管理规范》等。

2.《中华人民共和国兽药典》

《兽药管理条例》第四十五条规定，"国家兽药典委员会拟定的、国务院兽医行政管理部门发布的《中华人民共和国兽药典》和国务院兽医行政管理部门发布的其他兽药标准为兽药国家标准"。也就是说，兽药只有国家标准，不再有地方标准。

根据《中华人民共和国标准化法实施条例》，兽药标准属强制性标准。强制性标准是必须执行的标准。《中华人民共和国兽药典》是国家为保证兽药产品质量而制定的具有强制约束力的技术法规，是兽药生产、经营、进出口、使用、检验和监督管理部门共同遵守的法定依据。它不仅对我国的兽药生产具有指导作用，而且是兽药监督管理和兽药使用的技术依据，也是保障动物源食品安全的基础。

1990年版《中华人民共和国兽药典》分为一、二部。一部为化学药品、生物制品，收载品种379个，其中，化学药品343个，生物制品36个。二部为中药，收载品种499个，其中药材418个，成方制剂81个。全书共收载878个品种。2000年版《中华人民共和国兽药典》仍然分为一、二部。一部收载化学药品、抗生素、生物制品和各类制剂

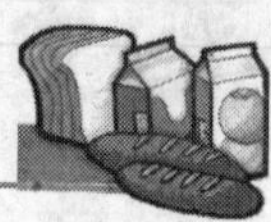

共469个；二部收载中药材、中药成方制剂共656个。全书共收载1125个品种，约210万字。2005年版《中华人民共和国兽药典》为了与国际接轨，进行了改革，把药物的“作用与用途”、“用法与用量”等内容适当扩充独立编写为《兽药使用指南》以期更好地指导科学、合理用药。

三、有关食品安全的部门规章

农业、卫生、质检、工商等部门制定了《无公害农产品管理办法》、《食品生产加工企业质量安全监督管理实施细则（试行）》、《中华人民共和国工业产品生产许可证管理条例实施办法》、《食品卫生许可证管理办法》、《食品添加剂卫生管理办法》、《进出境肉类产品检验检疫管理办法》、《进出境水产品检验检疫管理办法》、《流通领域食品安全管理办法》、《农产品产地安全管理办法》、《农产品包装和标识管理办法》、《食品标签标注规定》、《新资源食品卫生管理办法》、《转基因食品卫生管理办法》和《出口食品生产企业卫生注册登记管理规定》等部门规章。

我国还有一些与食品安全密切相关的配套法规、行政规章、食品卫生标准及检验规程等。另外，我国各地方政府也出台了大量地方性法规以及地方行政规章。以上法律法规体系，为提高中国食品安全水平奠定了重要的基础。

1. 有关食品安全标准

在过去，我国有两套食品国家标准：一套称之为“食品质量标准”，法律依据是《食品质量法》，制定单位是国家质检总局；另外一套是“国家食品卫生标准”，依据的法律是《食品卫生法》，执行单位是国家卫生部。对此，《食品安全法》明确规定，国务院卫生行政部门应当对现行的食用农产品质量安全标准、食品卫生标准、食品质量标准和有关食品的行业标准中强制执行的标准予以整合，统一公布为食品安全国家标准。

按《食品安全法》第三章，食品安全国家标准由国务院卫生行政部门负责制定、公布，国务院标准化行政部门提供国家标准编号。食品安全标准应当包括下列内容：①食品、食品相关产品中的致病性微生物、农药残留、兽药残留、重金属、污染物质以及其他危害人体健康物质的限量规定；②食品添加剂的品种、使用范围、用量；③专供婴幼儿和其他特定人群的主、辅食品的营养成分要求；④对与食品安全、营养有关的标签、标识、说明书的要求；⑤食品生产经营过程的卫生要求；⑥与食品安全有关的质量要求；⑦食品检验方法与规程；⑧其他需要制定为食品安全标准的内容。

食品中农药残留、兽药残留的限量规定及其检验方法与规程由国务院卫生行政部门、国务院农业行政部门制定。屠宰畜禽的检验规程由国务院有关主管部门会同国务院卫生行政部门制定。有关产品国家标准涉及食品安全国家标准规定内容的，应当与食品安全国家标准相一致。进口的食品、食品添加剂以及食品相关产品应当符合我国食品安全国家标准。建立科学、统一、权威的食品安全标准体系，不仅能为保障食品安全奠定坚实的基础，还能有效杜绝各个执法部门法出多门、各自为政的现象。

2. 农业部和国家质检总局有关动物卫生控制的规章

农业部和国家质检总局有关动物卫生控制的规章有《供港澳活禽检验检疫管理办法》(国家质检总局第26号局令)、《动物疫情报告管理办法》(1999年10月20日农业部发布)、《国家动物疫情测报体系管理规范（试行)》、《国家高致病性禽流感防治应急预案》、《关于印发（高致病性禽流感防治技术规范）等7个重大动物疫病防治技术规范的通知》、《关于加强农药安全管理工作的通知》(农业部办公厅2002年5月16日)、《农药管理条例实施办法》(农业部第20号令)、《关于加强农药残留监控工作的通知》、《农药限制使用管理规定》(2002年6月28日)、《关于加强农药残留监控工作的通知》、《农药限制使用管理规定》(农业部第17号令)、《关于发布〈允许作饲料药物添加剂的兽药品种及使用规定〉的通知》(农牧发［1997］8号)。

3. 出口肉类、水产品及蜂蜜生产加工卫生安全控制的规章

有关出口肉类、水产品及蜂蜜生产加工卫生安全控制的部门规章包括：《出口肉类检验管理规定》、《进出境肉类产品检验检疫管理办法》(国家质检总局2002年第26号令)、《出口肉禽饲养用药管理办法》、《出口禽肉及其制品检验检疫要求》、《进出境水产品检验检疫管理办法》(国家质检总局2002年第31号令)、《水产品卫生管理办法》(卫生部)、《关于加强渔业质量管理工作的通知》、《出口蜂蜜检验检疫管理办法》(国家质检总局第20号局令)、《出口水产品质量安全控制规范》(GB/Z 21702—2008)。

4. 有关出口食品企业注册管理的规章

有关出口食品企业注册管理的规章包括：《出口食品卫生注册登记管理规定》(国家质检总局2002年第20号令)、《出口食品生产企业危害分析与关键控制点（HACCP）管理体系认证管理规定》(认监委2002年第3号公告)、《出口食品生产企业申请国外卫生注册管理办法》(认监委2002年第15号公告)、《出口鳗鱼养殖场登记管理办法》、《出口水产品生产企业注册卫生规范》(SN/T 1357—2004)、《关于加强注册企业危害分析和关键控制点（HACCP）验证工作的通知》(国认注［2007］65号)、《出境水产品追溯规程（试行)》(国质检食函［2004］348号)、《出境养殖水产品检验检疫和监管要求（试行)》(国质检食函［2004］348号)、《关于出口食品加施检验检疫标志的公告》(质检总局2007年第85号公告)。

5. 发布的其他有关兽药管理的规章

(1)《兽药管理条例实施细则》

凡从事兽药生产、经营、使用、研究、宣传、检验、监督管理活动者须遵守本细则的规定。国家对兽药生产、经营、进口及医疗单位配制兽药制剂实行许可证制度，未经许可禁止生产、经营、进口兽药及配制兽药制剂。

其中与残留监控关系密切的有，第九章饲料药物添加剂管理中规定：第五十条凡含有药物的饲料添加剂，均按兽药进行管理。饲料药物添加剂必须按农业部发布的饲料药物添加剂允许使用品种及标准的规定进行生产、经营和使用。第五十一条药品不得直接加入饲料中使用，必须将药物制成预混剂。预混剂应规定载体、稀释剂和分散剂的品

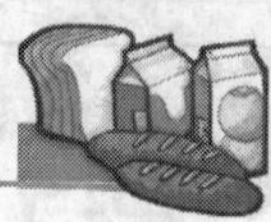

种。生产企业应将配方、生产工艺、质量标准按兽药制剂的申报程序，报省、自治区、直辖市农业（畜牧）厅（局）审查批准发给批准文号后，方准生产。第五十二条预混剂有效成分的配方必须在标签上注明。规定停药期的，应当在标签或说明书上注明。第五十三条饲料药物添加剂使用的药物，必须符合兽药标准的规定。由两种以上药物制成的饲料添加剂，必须符合药物配伍规定。

(2)《兽药生产质量管理规范》(农业部第 11 号令)

本规范是兽药生产企业管理生产和质量的基本准则。兽药生产的全过程均应符合本规范的规定。

(3)《兽药标签和说明书管理办法》(农业部第 22 号令)

为加强兽药监督管理，规范兽药标签和说明书的内容、印制、使用活动，保障兽药使用的安全有效，根据《兽药管理条例》，制定本办法。

(4)《关于查处非法生产、销售和使用盐酸克伦特罗等药品的紧急通知》(农牧发［2000］4 号)

各省（自治区、直辖市）畜牧兽医、饲料和药品监督管理部门要迅速组建查处非法生产、销售和使用盐酸克伦特罗等药品联合工作组，各司其职，分工协作，堵截源头，严格监控该类药品的销售渠道。

(5)《撤销的兽药产品批准文号目录》(农业部 208 号公告)

该公告共废止国家标准 8 个，行业标准 2 个，地方标准 207 个，其中废止渔用药产品质量标准 52 个；各地共撤销产品批准文号 1057 个，其中撤销渔用药产品批准文号 143 个。

(6) 农业部、卫生部、国家食品药品食品监督管理局公告的《禁止在饲料和动物饮用水中使用的药物品种目录》(农业部与药监局 227 号公告)

为保证动物性产品质量安全，维护人民身体健康，根据《兽药管理条例》规定，2002 年 4 月农业部发布了《食品动物禁用的兽药及其他化合物清单》(农业部 193 号公告，以下简称《禁用清单》)，禁止氯霉素等 29 种兽药用于食品性动物，限制 8 种兽药作为动物促生长剂使用，并废止了禁用兽药质量标准，注销了禁用兽药产品批准文号，对兽药生产、经营、使用单位的库存禁用兽药一律做销毁处理，从养殖生产用药环节对动物产品质量安全实施监控。

经最高人民法院审判委员会第 1237 次会议、最高人民检察院第九届检察委员会第 109 次会议通过。以法释［2002］26 号，《最高人民法院、最高人民检察院关于办理非法生产、销售、使用禁止在饲料和动物饮用水中使用的药品等刑事案件具体应用法律若干问题的解释》，作为《禁止在饲料和动物饮用水中使用的药物品种目录》(农业部与药监局 227 号公告) 附件公布。为对于使用禁药的处理提供了相应的法律基础。

(7) 关于发布《允许作饲料药物添加剂的兽药品种及使用规定》的通知（农牧发［1997］8 号)

目录中所列类别及品种为《饲料和饲料添加剂管理条例》规定的营养性饲料添加剂和一般饲料添加剂，其执行的质量标准为国家标准和行业标准，总计 173 种（类）。

(8) 其他的管理规章

《兽用生物制品管理办法》,《兽药质量监督抽样规定》,《进口兽药管理办法》,《兽药药政药检工作管理办法》,《新兽药及兽药新制剂管理办法》,《兽用新生物制品管理办法》,《核发(兽药生产许可证)、(兽药经营许可证)、(兽药制剂许可证)管理办法》,《兽药广告审查办法》(国家工商局、农业部第29号令),《兽药广告审查标准》(国家工商行政管理局26号令),《兽药生产质量管理规范检查验收办法》(农业部267号公告)等为规范兽药的管理、生产和流通提供了法规保障。

(9) 有关残留限量标准

①兽药残留限量标准　农业部于1994年首次发布了42种兽药在动物源性食品中的最高残留限量;经修订,1997年发布了47种兽药在动物源性食品中的最高残留限量;1999年又对残留限量标准进行了修订,共规定了109种兽药的最高残留限量;2002年再次对残留限量标准进行修订,并于2002年12月24日发布。新发布的《动物性食品中兽药最高残留限量》由四个部分组成:a. 凡农业部批准使用的兽药,按质量标准、产品使用说明书规定用于食品动物,不需要制定最高残留限量的有88种药物;b. 凡农业部批准使用的兽药,按质量标准、产品使用说明书规定用于食品动物,需要制定最高残留限量的有94种药物;c. 凡农业部批准使用的兽药,按质量标准、产品使用说明书规定用于食品动物,但不得在动物性食品中检出兽药残留的有9种药物;d. 农业部明文规定禁止用于所有食品动物,且在动物性食品中不得检出残留的药物有31种。

②农药残留限量标准　以前我国的农药残留限量标准是以单一药物一个标准发布的,难以查阅。之后经整合以国家标准GB 2763—2005《食品中农药最大残留限量》发布。

③食品添加剂使用卫生标准　我国的食品添加剂使用卫生标准以国家标准GB 2760—1996发布的,以后每年有所增补。现行的标准是新整合的GB 2760—2007《食品添加剂使用卫生标准》。

④其他残留限量标准　GB 2761—2005《食品中真菌毒素限量》、GB 2762—2005《食品中污染物限量》。

(10) 兽药休药期标准

农业部于1994年发布了《饲料药物添加剂允许使用目录》,规定了94种兽药可用做饲料药物添加剂。1997年,发布了《允许作饲料药物添加剂的兽药品种及使用规定》,规定了30种允许作饲料药物添加剂的兽药的适用动物品种、适用阶段、适用剂量、停药期和配伍禁忌。《中华人民共和国兽药典》(2000年版)中还首次规定了20多种兽药的停药期。2001年,农业部再次修订发布了《饲料药物添加剂使用规范》,对兽药通过饲料给药进行了规范,并确定了将兽药分为处方药和非处方药管理的目标。2003年4月,全国残留专家委员会开会,参照发达国家兽药休药期的规定,结合我国药代动力学、药物在动物体内消除规律研究的结果,研究制定了我国400余种兽药的休药期,发布了《兽药国家标准和部分品种的停药期规定》(农业部278号公告)。目前实行的停药

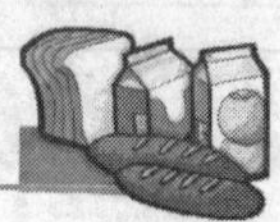

期标准是同2006年7月发布的2005年版《中华人民共和国兽药典》配套的《兽药使用指南（化学药品卷）》。它对各种兽药品种提供兽医临床所需的资料，以达到科学、合理用药，并保证动物性食品安全的目的。因此是兽药使用的法定依据。《兽药使用指南（化学药品卷）》收载品种831个，分别介绍其性状、药理、药物相互作用、不良反应、最高残留限量、制剂、适应证、用法与用量、注意事项、停药期、规格等。

第二节　食品安全管理机构及职责分工

关于我们国家的食品安全监管体制，它有一个历史发展过程，1995年通过的《食品卫生法》，确立的食品卫生监管部门是卫生部门。随着我们的食品安全形势越来越复杂，一些食品安全事故不断出现，一个部门的监管显得力不从心。为了使监管资源充分利用，从2003年、2004年开始逐步增加其他部门分别管，现在大家都比较习惯的叫做分段监管体制。《食品安全法》重新明确了各个部门的监管职责，确立了分段监管体制，主要是卫生、农业、质检、工商和食药监各司其职，分别负责对食品安全风险的评估、食品标准的制定，对初期农产品，对食品生产环节、食品流通环节和餐饮服务方面的监管，即从原料到产品，从生产到流通、餐饮的全程监管。在此基础上，设立国务院食品安全委员会，加强对各个监管部门监管工作的协调和指导。

在2008年国务院对各机构进行了新的“三定”方案，其中涉及食品安全管理机构及职责进行了新的划分。根据《国务院关于部委管理的国家局设置的通知》（国发[2008] 12号）文件，设立国家食品药品监督管理局（副部级）为卫生部管理的国家局，职能调整为：将国家食品药品监督管理局综合协调食品安全、组织查处食品安全重大事故的职责划给卫生部；将卫生部食品卫生许可，餐饮业、食堂等消费环节（以下简称消费环节）食品安全监管和保健食品、化妆品卫生监督管理的职责，划入国家食品药品监督管理局。

根据新的职责分工，食品安全监管的职责分工：卫生部牵头建立食品安全综合协调机制，负责食品安全综合监督；农业部负责农产品生产环节的监管；国家质量监督检验检疫总局负责食品生产加工环节和进出口食品安全的监管；国家工商行政管理总局负责食品流通环节的监管；国家食品药品监督管理局负责餐饮业、食堂等消费环节食品安全监管。卫生部承担食品安全综合协调、组织查处食品安全重大事故的责任。各部门要密切协同，形成合力，共同做好食品安全监管工作。

食品生产、流通、消费环节许可工作监督管理的职责分工：卫生部负责提出食品生产、流通环节的卫生规范和条件，纳入食品生产、流通许可的条件；国家食品药品监督管理局负责餐饮业、食堂等消费环节食品卫生许可的监督管理；国家质量监督检验检疫总局负责食品生产环节许可的监督管理；国家工商行政管理总局负责食品流通环节许可的监督管理。不再发放食品生产、流通环节的卫生许可证。

县级以上地方人民政府统一负责、领导、组织、协调本行政区域的食品安全监督管理工作，建立健全食品安全全程监督管理的工作机制；统一领导、指挥食品安全突发事件应对工作；完善、落实食品安全监督管理责任制，对食品安全监督管理部门进行评议、考核。

县级以上卫生行政、农业行政、质量监督、工商行政管理、食品药品监督管理部门加强沟通、密切配合，按照各自职责分工，依法行使职权，承担责任。

一、国家食品安全委员会

按照食品安全法规定，国务院设立食品安全委员会。国务院成立食品安全委员会作为高层次的议事协调机构，协调、指导食品安全监管工作，以达到在一定程度上消解多头、分段管理弊端的目的。

二、国家质量监督检验检疫总局

2001 年 4 月，国务院将国家质量技术监督局与国家出入境检验检疫局合并，组建中华人民共和国国家质量监督检验检疫总局（正部级，简称国家质检总局）。国家质量监督检验检疫总局是国务院主管全国质量、计量、出入境商品检验、出入境卫生检疫、出入境动植物检疫和认证认可、标准化等工作，并行使行政执法职能的直属机构。国家质量监督检验检疫总局在各口岸都设立了专业机构（原国家出入境检验检疫局），负责出入境食品安全的检验监督和检测方法研究工作。

国家质检总局，组织起草、制定、发布、实施有关质量监督检验检疫方面的法律法规，指导、监督质量监督检验检疫的行政执法工作，负责全国与质量监督检验检疫有关的技术法规工作，宏观管理和指导全国质量工作，组织实施并监督管理出入境检验检疫工作。在食品监督方面的主要职能是：组织实施进出口食品安全、卫生、质量监督检验和监督管理；管理进出口食品生产、加工单位的卫生注册登记，管理出口企业对外卫生注册工作。总局垂直管理出入境检验检疫机构；对省（自治区、直辖市）质量技术监督机构实行业务领导。

1. 进出口食品安全局

国家质检总局专门成立了进出口食品安全局，加强对进出口食品的检验检疫和监督管理工作。其主要职能：一是研究拟定进出口食品安全、质量监督和检验检疫的规章、制度；二是组织实施进出口食品的检验检疫和监督管理；三是组织实施相关食品卫生风险分析评估和紧急预防措施；四是调查处理重大进出口食品卫生质量事故等。进出口食品安全局的成立，体现了国家质检总局对进出口食品安全工作的重视，也标志着中国进出口食品安全工作进入了一个新的历史时期。

2. 国家认证认可监督管理委员会

为加强对全国认证认可工作的统一领导和监督管理，国务院组建中国国家认证认可监督管理委员会（中华人民共和国国家认证认可监督管理局），2001 年 8 月正式挂牌成立。为国家质量监督检验检疫总局（简称质检总局）管理的事业单位。国家认证认可监

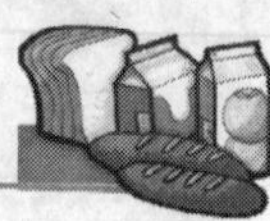

督管理委员会是国务院授权的履行行政管理职能，统一管理、监督和综合协调全国认证认可工作的主管机构。其职能主要包括：统一管理和监督认证认可工作以及相关的对校准、检测、检验实验室技术能力的认可，计量认证和资格认定工作，管理并组织实施进出口认证认可和进出口安全质量许可以及出入境检验检疫实验室注册认证、进出口食品卫生注册登记，涉外检验检疫、鉴定和认证机构（含中外合资、合作机构）技术能力的审核和监督管理。食品安全的 HACCP 认证也是其主管内容，包括 HACCP 认证以及咨询机构的认可审批、监督、管理。

三、卫生部

国家卫生部主要负责全国的卫生工作，保证人民健康，防止传染病的传播。根据第十一届全国人民代表大会第一次会议批准的国务院机构改革方案和《国务院关于机构设置的通知》（国发［2008］11 号），在食品卫生方面有如下职责：①起草与食品安全相关法律法规草案，制定食品安全规章，依法制定有关标准和技术规范；②承担食品安全综合协调、组织查处食品安全重大事故的责任，组织制定食品安全标准，负责食品及相关产品的安全风险评估、预警工作，制定食品安全检验机构资质认定的条件和检验规范，统一发布重大食品安全信息。

1. 食品安全综合协调与卫生监督局

卫生部内设食品安全综合协调与卫生监督局，与食品安全有关的职责是：组织拟定食品安全标准；承担组织查处食品安全重大事故的工作；组织开展食品安全监测、风险评估和预警工作；拟定食品安全检验机构资质认定的条件和检验规范；承担重大食品安全信息发布工作；负责公共场所、饮用水等的卫生监督管理。

2. 中国疾病预防控制中心

中国疾病预防控制中心是卫生部领导的一个机构，是政府举办的实施疾病预防控制与公共卫生技术管理和服务的公益事业单位。营养与食品安全所（以下简称营养食品所）是中国疾病预防控制中心领导下的国家级营养与食品安全专业机构，是全国营养与食品安全业务技术指导中心。其在食品安全领域的主要职责有：建立健全食源性疾病及食品污染物监测体系，营养与食品相关实验室质量控制体系以及营养与食品安全控制技术，并开展推广应用工作。组织和承担制定国家营养与食品卫生标准、检验方法及有关技术规范。开展各种食品及原料的检验、鉴定，营养、安全、功能评价及技术仲裁工作。

3. 国家食品药品监督管理局

国家食品药品监督管理局是卫生部管理的一个机构，其在食品方面的主要职责包括：负责餐饮业、食堂等消费环节食品安全监管。

四、农业部

农业部是国务院主管农村经济和综合管理种植业、畜牧业、渔业、农垦、乡镇企业、饲料工业及农业机械化的职能部门。其在食品安全方面的主要职能有：拟定农业各产业技术标准并组织实施；组织实施农业各产业产品及绿色食品的质量监督、认证和农业植物新品种的保护工作；组织协调种子、农药、兽药等农业投入品质量的监测、鉴定和执法监督管理。因此其在食品安全领域的作用主要表现在管理种植业和畜牧业中农药、兽药、化肥等的使用情况，推动实施良好农业操作规范（GAP），保证农产品种植、生产和销售过程中的安全，而在农产品深加工方面介入的比较少。农业部建立了农药和兽药监察体系，负责种植和养殖阶段的食品安全工作，并承担动物性食品中人畜共患疾病的兽医检验。

五、国家工商行政管理总局

国家工商行政管理总局负责组织实施市场交易秩序的规范管理和监督，对食品生产者、经营企业和个体工商户进行检查，审核其主体资格，执行卫生许可前置审批规定。同时，查处假冒伪劣产品和无证无照加工经营农副产品与食品等违法行为。

六、商务部

商务部侧重于食品流通管理，主要职责是通过积极开展“争创绿色市场”活动，整顿和规范食品流通秩序，建立健全食品安全检测体系，监管上市销售食品和出口农产品的卫生安全质量。

七、其他部门

除了以上部门外，还有一些政府机构也参与了食品检验和控制。例如，铁路和交通管理部门的食品安全监督司参与自己职责领域内的食品安全检验工作；环保局参与产地环境、养殖场和食品加工流通企业污染物排放的监测与控制工作。

第三节　中国食品安全管理体系介绍

一、食品安全标准体系

经过50年的发展，中国已经初步建立了包括国家标准、行业标准、地方标准和企业标准的标准框架体系，有力地促进了中国食品行业的发展和食品质量的提高。近年来，在国家标准化管理委员会统一管理和卫生、农业、质检等相关部门的共同参与下，食品标准化工作取得了快速进展。

根据“中国的食品质量安全状况白皮书”介绍，国家标准化管理委员会统一管理中国食品标准化工作，国务院有关行政主管部门分工管理本部门、本行业的食品标准化工作。食品安全国家标准由各相关部门负责草拟，国家标准化管理委员会统一立项、统一审查、统一编号、统一批准发布。目前，中国已初步形成了门类齐全、结构相对合理、

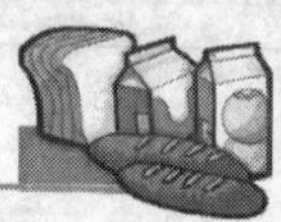

具有一定配套性和完整性的食品质量安全标准体系。食品安全标准包括了农产品产地环境，灌溉水质，农业投入品合理使用准则，动植物检疫规程，良好农业操作规范，食品中农药、兽药、污染物、有害微生物等限量标准，食品添加剂及使用标准，食品包装材料卫生标准，特殊膳食食品标准，食品标签标识标准，食品安全生产过程管理和控制标准，以及食品检测方法标准等方面，涉及粮食、油料、水果蔬菜及制品、乳与乳制品、肉禽蛋及制品、水产品、饮料酒、调味品、婴幼儿食品等可食用农产品和加工食品，基本涵盖了从食品生产、加工、流通到最终消费的各个环节。目前，中国已发布涉及食品安全的国家标准1800余项，食品行业标准2900余项，其中强制性国家标准634项。

但是我国食品安全标准还有很多问题，主要表现为一方面我国的相关标准太老、太少，未与国际接轨；另一方面我国食品标准又太多、太乱，卫生标准、质量标准、农产品质量标准等，又有国家标准、企业标准，各标准间相互重复交叉、层次不清。为此在《食品安全法》中针对食品安全标准规定了国务院卫生行政部门应当对现行的食用农产品质量安全标准、食品卫生标准、食品质量标准和有关食品的行业标准中强制执行的标准予以整合，统一公布为食品安全国家标准。进口的食品、食品添加剂以及食品相关产品应当符合我国食品安全国家标准。建立科学、统一、权威的食品安全标准体系，不仅能为保障食品安全奠定坚实的基础，还能有效杜绝各个执法部门法出多门、各自为政的现象。

二、食品安全风险评价体系

一直以来，我国对食品安全的监管是以对不安全食品的立法、清除市场上的不安全食品和负责部门认可项目的实施作为基础的。这些传统的做法由于缺乏预防性手段，故对食品安全现存及可能出现的危险因素不能做出及时而迅速的控制。我们必须建立一套评价和降低食源性疾病暴发的新方法，同时加强对与食品有关的化学、微生物及新的食品相关技术等危险因素的评价，从而逐步建立我国自己的食品安全评价体系，并在实践中加以不断完善。以新技术的安全评价为例，基因工程和辐照等高新技术在食品生产领域的引进，也对食品安全提出了特殊的挑战。某些新技术虽然会提高农业生产量，同时也可能使食品更安全，但若让广大消费者接受，必须对其应用和安全性进行评估，而且这种评估必须公开、透明，并采用国际上认可的方法。

《食品安全法》明确规定国家建立食品安全风险评估制度，对食品、食品添加剂中生物性、化学性和物理性危害进行风险评估。国务院卫生行政部门负责组织食品安全风险评估工作，成立由医学、农业、食品、营养等方面的专家组成的食品安全风险评估专家委员会进行食品安全风险评估。对农药、肥料、生长调节剂、兽药、饲料和饲料添加剂等的安全性进行评估，应当有食品安全风险评估专家委员会的专家参加。食品安全风险评估应当运用科学方法，根据食品安全风险监测信息、科学数据以及其他有关信息进行。

作为国家“十五”重大科技专项“食品安全关键技术”中的“进出口食品安全风险

控制技术研究”课题通过专家组验收，这标志着中国已在进出口食品安全领域建立了食品安全风险分析系统。该项研究根据中国国情，首次在国内确定了中国进出口食品安全风险分析的一般性原则，建立了食品安全风险分析信息平台以及食品安全风险分析的理论体系；填补了中国进出口食品安全风险分析领域的空白，标志着中国食品安全风险分析从理论研究阶段进入了实践应用阶段。根据这项研究所确定的一般性原则，结合近年来中国进出口贸易中出现的热点问题和国际热点问题已在有关口岸开展了应用实践，如对酱油中氯丙醇，苹果汁中甲胺磷、乙酰甲胺磷残留，禽肉中氯霉素残留，冷冻加工水产品中金黄色葡萄球菌（及其肠毒素），油炸马铃薯食品中丙烯酰胺，水产品中金属异物的风险评估等，为进出口食品检验监管提供了极大便利，产生了良好的社会效益和经济效益，使进出口食品检验与监管工作步入更加科学化、规范化和标准化管理的新阶段。

三、食品安全检验检测体系

我国食品安全监测机构分布在农业部、卫生部、国家质检总局等多个政府部门。根据“中国的食品质量安全状况白皮书”介绍，我国已建立了一批具有资质的食品检验检测机构，初步形成了以“国家级检验机构为龙头，省级和部门食品检验机构为主体，市、县级食品检验机构为补充”的食品安全检验检测体系。检测能力和水平不断提高，能够满足对产地环境、生产投入品、生产加工、储藏、流通、消费全过程实施质量安全检测的需要，基本能够满足国家标准、行业标准和相关国际标准对食品安全参数的检测要求。我国对食品实验室实行了与国际通行做法一致的认可管理，加强国际互认、信息共享、科技攻关，保证了检测结果的科学、公正。已认定了一批食品检验检测机构的资质，共有 3913 家食品类检测实验室通过了实验室资质认定（计量认证），其中食品类国家产品质检中心 48 家，重点食品类实验室 35 家，这些实验室的检测能力和检测水平达到了国际较先进水平。在进出口食品监管方面，形成了以 35 家“国家级重点实验室”为龙头的进出口食品安全技术支持体系，全国共有进出口食品检验检疫实验室 163 个，拥有各类大型精密仪器 10000 多台（套）。全国各进出口食品检验检疫实验室直接从事进出口食品实验室检测的专业技术人员有 1189 人，年龄结构、专业配置合理。各实验室可检测各类食品中的农兽药残留、添加剂、重金属含量等 786 个安全卫生项目以及各种食源性致病菌。截至 2006 年，已经建设国家级（部级）农产品质检中心 323 个、省地县级农产品检测机构 1780 个，初步形成了部、省、县相互配套、互为补充的农产品质量安全检验检测体系，为加强农产品质量安全监管提供了技术支撑。

1. 农业部的检测体系

农业部建立了农药和兽药检测体系，负责种植和养殖阶段的食品安全工作，并承担动物性食品中人畜共患疾病的兽医检验。

我国政府一直高度重视农产品质量安全检测体系的建设。自 1985 年国务院颁布《产品质量监管试行办法》以后，为了有效地加强对农产品质量安全的监督，农业部分

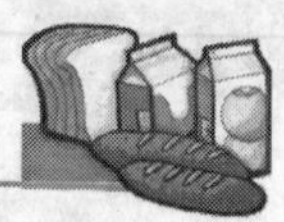

别于1988年、1991年和1998年分三批，在与农业有关的科研、教学和专业检验检测机构中择优组建了国家级产品质检中心13个，还规划建设了179个部级农产品质检中心，到目前已有164个部级农产品质检中心通过了国家计量认证和机构授权认可。

经过10多年的建设，目前农业部所属的国家级、部级检测中心的管理水平明显加强，执法地位逐步树立，检测范围不断扩大，检测条件有了一定的改善，从事农产品质量安全检测的人员数量有了明显的增加，人员素质有了明显提高，具备对我国重点行业和重点产品的现有国家、行业标准所规定的各项指标要求的检测能力。这些质检机构寓监督于服务之中，集质量评价、市场信息、技术服务和人才培训为一体，在促进农产品质量安全水平的全面提高，保证人体和动植物健康安全，提高农产品市场竞争力，维护市场秩序等方面，发挥了重要作用。

在建好部级质检中心的同时，农业部还指导地方农业部门建立省级农产品质量安全检验站（所）480余个，地、市、县级农产品质量安全检测站（所）1200余个。

2. 质检总局的检测体系

国家质量监督检验检疫总局是由原国家出入境检验检疫局和国家技术监督局合并而成的。质检总局一是在各口岸都设立有专业机构负责出入境食品安全的检验监督和检测方法研究工作；二是负责市场上食品的质量抽查。

目前，国家质检总局系统依法设置和授权建立了3000多个食品质量检测机构，其中：在黑龙江、安徽、河南、大连、吉林等19个省、市建立了近30个食品类国家级质量监督检验中心；在全国31个省、自治区、直辖市和5个计划单列市，以及相关产业部门建有173个省部级食品检测技术机构；地市级食品质检机构335个；2000多个县也都建有食品检测技术机构。全国35个直属出入境检验检疫局和156个分支局，建有163个食品检验检疫中心和300多个进出口食品质量安全检测室，承担着全国食品和农产品的进出口检测检验任务。国家和省级食品质量安全检验机构可以对农药残留、兽药残留、重金属残留等进行全面监督检查。目前，全国食品检验在用设备已有上万套，检验人员逾10万人。其中，70%以上人员具有大学专科以上学历。特别是近年来，根据国际形势的发展，还专门建立了疯牛病检测实验室、转基因产品检测实验室等。已基本形成了以国家级技术机构为中心，以省级技术机构为龙头，以市、县技术机构为基础的食品检验检测体系。

3. 卫生部的检测体系

卫生部将原卫生防疫站改建为疾病预防控制中心负责检验工作，并形成了从中央到省、市、县的全国食品安全监督检验体系。在食源性疾病方面，卫生部有一个食物中毒的调查、诊断、处理系统，包括病原微生物的检测。卫生部下设卫生监督中心、县及以上各级卫生行政部门和中国CDC（营安所）。其中卫生监督中心是行政执行机构，下设同级卫生监督所（局）。中国CDC（营安所）是技术支持部门，下设同级CDC。口岸进口食品监督检验机构，全国共有10万左右的卫生监督员，20余万的食品卫生检验人员。

4. 商务部的检测体系

商务部门市场检测体系初步建立，全国大型农副产品批发市场已普遍配备了卫生质量检测设备和专职人员，开展检测的零售市场也在不断增加。

四、食品认证认可体系

1. 概述

认证是国际通行的现代质量管理、质量控制的有效手段。它是由处于公正第三方地位的认证机构证明食品及其生产、加工和储运、销售全过程符合标准、技术规范要求的合格评定活动。

2003 年，国家质检总局与国家认证认可监督管理委员会、农业部、国家经贸委、外经贸部、卫生部、国家环保总局、国家工商总局、国家标准委九个部门提出了建立农产品认证认可工作体系的具体措施，即建立统一、规范的农产品认证认可体系；实行统一的农产品认证机构、认证咨询机构和认证培训机构的国家认可制度。

中国国家认证认可监督管理委员会统一管理、监督和综合协调全国的认证认可工作，加强认证市场整顿，规范认证行为，现已基本形成了统一管理、规范运作、共同实施的食品、农产品认证认可工作局面，基本建立了“从农田到餐桌”全过程的食品、农产品认证认可体系。认证类别包括饲料产品认证、良好农业规范（GAP）认证、无公害农产品认证、有机产品认证、食品质量认证、HACCP 管理体系认证、绿色市场认证等。目前，我国有机产品认证面积达 203 万公顷，已进入世界前 10 位；与国际接轨的 GAP 认证已在 18 个试点省 286 家出口企业及农业标准化示范基地开展认证试点工作；2675 家食品生产企业获得了 HACCP 认证；28600 个初级农产品获得无公害农产品认证；饲料产品认证、酒类产品质量等级认证、绿色市场认证等工作不断取得进展。国家不断加强对认证产品和企业的监管，提高认证工作的权威性、有效性。

2. 食品生产企业 HACCP 体系认证

2002 年，国家认监委先后发布了《食品生产企业危害分析与关键控制点（HACCP）管理体系认证管理规定》和关于在出口罐头、水产品、肉及肉制品、速冻蔬菜、果蔬汁、速冻方便食品 6 类出口食品企业开展强制性 HACCP 体系认证的规定。2004 年 3 月，国家认监委会同国家质检总局、农业部、原国家经贸委、原外经贸部、卫生部、国家环保总局、国家工商总局和国家标准委下发了《关于建立农产品认证认可工作体系实施意见》，明确提出在农产品领域积极推行 HACCP 管理体系及认证。目前，正在组织或会同有关方面在一些领域开展 HACCP 体系认证的实施规则，规范相关认证活动。今后，更应该致力于 HACCP 体系认证范围的拓宽，从几类食品到所有市场销售食品，从沿海地区到内地，从大中城市到小城镇。总之，要使 HACCP 体系认证覆盖全国的食品行业，真正消除低劣食品的生存空间，从根本上解决中国食品质量水平低下的问题，为社会的全面小康奠定基础。

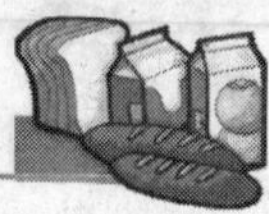

3. SN/T 1443.1—2004 食品安全管理体系认证

(1) 认证依据　SN/T 1443.1—2004 食品安全管理体系认证是 HACCP 体系认证的升级形态，其认证依据为 SN/T 1443.1—2004《食品安全管理体系要求》标准。

该标准是国家质检总局正式批准发布、拥有中国自主知识产权的我国第一个食品安全管理体系建立、认证、官方验证、监督管理的标准和依据，适用于生产、加工、包装、储藏、运输、销售或制售供人类消费的各类食品及其原料的任何组织。该标准以国际食品法典委员会（CAC）公布的 HACCP 体系为核心，增加了食品卫生基础要求，融入了管理体系要素，对食品企业从原料供方管理到最终消费者食用安全保障的全过程提出了规范性安全管理和操作要求，规定了覆盖食品链的全程食品安全管理体系。

该标准的发布实施是继 QS 食品市场准入制度之后，国家质检总局和国家认监委为从源头上解决食品安全问题所采取的又一重要举措。QS 食品市场准入制度与 SN/T 1443.1—2004 食品安全管理体系标准的配合实施，将从根本上改善我国食品安全状况，对保障人民生命安全和身体健康具有重要的现实意义。

(2) 认证申请条件　申请 BQC 提供的 SN/T 1443.1—2004 食品安全管理体系认证的食品企业，需具备以下基础条件之一：获得 HACCP 体系认证；通过 HACCP 体系官方验证；获得出口食品企业卫生注册；已申请或获得 QS 市场准入资格；获得 ISO9001 认证。

(3) 认证审核技术　在认证审核中以具有国际先进水平的 SN/T 1443.2—2004《食品安全管理体系审核指南》标准为指导，引入具有国际先进水平的食品安全质量审核技术，注重企业基于标准的行动满足标准要求的程度，为确保获证企业建立实施的食品安全管理体系达到并保持国际先进水平提供世界一流的认证审核技术保证。

4. 无公害农产品认证、绿色食品认证和有机食品认证

我国的农产品认证，到目前为止分为：无公害食品、绿色食品、有机食品认证。从标准的严格程度来看，无公害食品的标准较低，绿色食品的标准次之，有机食品的标准最高。其中无公害食品和绿色食品为中国特色的产物，有机食品则是国际通用标准。

(1) 无公害食品认证　无公害农产品是指产地环境、生产过程、产品质量符合国家有关标准和规范的要求，经认证合格获得认证证书并允许使用无公害农产品标志的未经加工或初加工的食用农产品。

根据《无公害农产品管理办法》（农业部、国家质检总局第 12 号令），无公害农产品认证分为产地认定和产品认证，产地认定由省级农业行政主管部门组织实施，产品认证由农业部农产品质量安全中心组织实施，获得无公害农产品产地认定证书的产品方可申请产品认证。无公害农产品定位是保障基本安全、满足大众消费。

无公害农产品认证的性质：无公害农产品认证是政府行为，认证不收费。无公害农产品认证流程如图 4-1 所示。

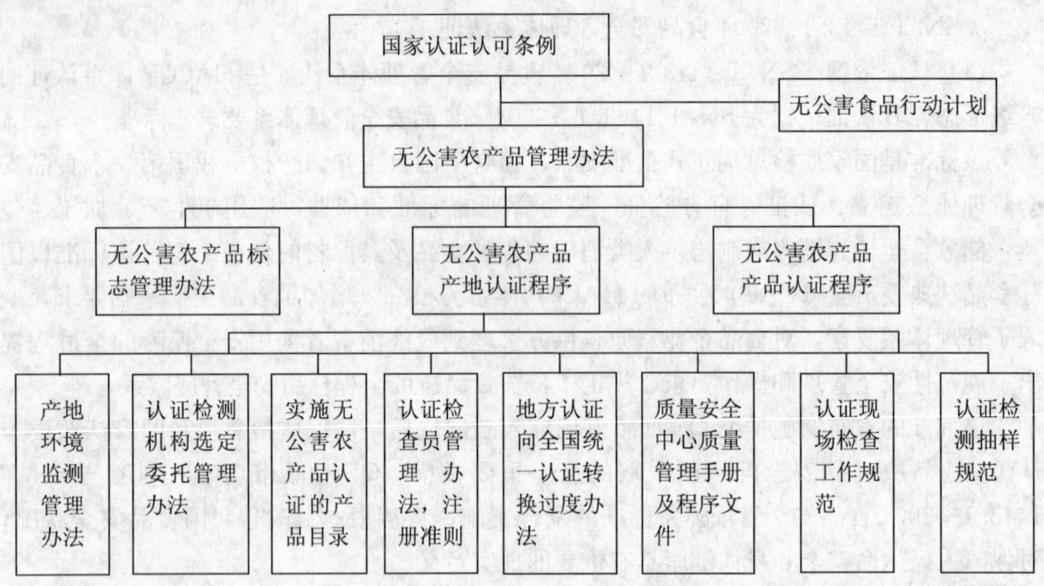

图 4-1　无公害农产品认证流程

目前我国无公害农产品认证依据的标准是中华人民共和国农业部颁发的农业行业标准。无公害农产品认证经过的环节：①省农业行政主管部门组织完成无公害农产品产地认定（包括产地环境监测），并颁发《无公害农产品产地认定证书》；②省级承办机构接收《无公害农产品认证申请书》及附报材料后，审查材料是否齐全、完整，核实材料内容是否真实、准确，生产过程是否有禁用农业投入品使用和投入品使用不规范的行为；③无公害农产品定点检测机构进行抽样、检测；④农业部农产品质量安全中心所属专业认证分中心对省级承办机构提交的初审情况和相关申请资料进行复查，对生产过程控制措施的可行性、生产记录档案和产品《检验报告》的符合性进行审查；⑤农业部农产品质量安全中心根据专业认证分中心审查情况，组织召开“认证评审专家会”进行最终评审；⑥农业部农产品质量安全中心颁发认证证书、核发认证标志，并报农业部和国家认监委联合公告。

在经过无公害农产品产地认证的基础上，在该产地生产农产品的企业和个人，按要求组织材料，经过省级承办机构、农业部农产品质量安全中心专业分中心的严格审查、评审，符合无公害农产品的标准，同意颁发无公害农产品证书并许可加贴标志的农产品，才可以冠以“无公害农产品”称号。

无公害农产品标志的作用及其意义：①无公害农产品标志是由农业部和国家认监委联合制定并发布，是加施于获得全国统一无公害农产品认证的产品或产品包装上的证明性标识。印制在包装、标签、广告、说明上的无公害农产品标志图案，不能作为无公害农产品标志使用；②该标志的使用涉及政府对无公害农产品质量的保证和对生产者、经营者及消费者合法权益的维护，是国家有关部门对无公害农产品进行有效监督和管理的重要手段。因此，要求所有获证产品以“无公害农产品”称谓进入市场流通，均需在产

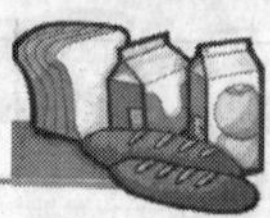

品或产品包装上加贴标志；③标志除采用多种传统静态防伪技术外，还具有防伪数码查询功能的动态防伪技术。因此，使用该标志是无公害农产品高度防伪的重要措施。

无公害农产品是指产地环境、生产过程和产品质量都符合无公害农产品标准的农产品，不是指不使用农药，而是合理使用化肥和农药，在保证产量的同时，确保产地环境安全、产品安全。所以不使用任何农药生产出的农产品也不一定是无公害农产品。

截至 2004 年 4 月 7 日，通过全国统一标志的无公害农产品认证的单位有 2838 家，通过认证的产品有 3959 个，其中种植业产品 3344 个，渔业产品 567 个，畜牧业产品 448 个。

（2）绿色食品认证　绿色食品必须具备以下四个条件：①绿色食品必须出自优良的生态环境，即产地经监测，其土壤、大气、水质符合《绿色食品产地环境技术条件》要求；②绿色食品的生产过程必须严格执行绿色食品生产技术标准，即生产过程中的投入品（农药、肥料、兽药、饲料、食品添加剂等）符合绿色食品相关生产资料使用准则规定，生产操作符合绿色食品生产技术规程要求；③绿色食品产品必须经绿色食品定点监测机构检验，其感官、理化（重金属、农药残留、兽药残留等）和微生物学指标符合绿色食品产品标准；④绿色食品产品包装必须符合《绿色食品包装通用准则》要求，并按相关规定在包装上使用绿色食品标志。

绿色食品认证是我国较为主要的认证体系。主要根据《欧共体关于有机农业及其有机农产品和食品条例》、《有机农业运动国际联盟（IFOAM）有机农业和食品加工基本标准》、《联合国食品法典委员会（CAC）有机生产标准》、《中国国家环境标准》、《中国食品质量标准》、《中国绿色食品生产技术研究成果》制订。它分为两类，AA 级绿色食品和 A 级绿色食品。主要从环境质量标准、生产操作规程、产品标准、包装标准、储藏和运输标准及其他相关标准等方面进行检验认证，是一个比较完整的质量认证体系。

（3）有机食品认证　按照有机农业生产标准，在生产过程中不使用有机化学合成的肥料、农药、生长调节剂和畜禽饲料添加剂等物质，不采用基因工程技术获得的生物及其产物，而是遵循自然规律和生态学原理，采取一系列可持续发展的农业技术，协调种植业和畜牧业的关系，促进生态平衡、物种的多样性和资源的可持续利用。

有机产品是包括有机食品在内的所有经过有机认证的产品的总称。有机产品既可以是经过加工的，又可以是未经加工的。有机食品是最主要和最大量的有机产品。

我国有机产品认证管理正在趋于更加成熟、规范。主要遵循由国家质检总局发布的《有机产品认证管理办法》、国家标准 GB 19630.1～19630.4—2005《有机产品标准》以及《有机产品认证实施规则》等规范性文件。

①《有机产品认证管理办法》(以下简称《办法》)　规定了今后我国的有机产品认证、认可工作将在国家认监委的统一管理、综合协调和监督之下开展。《办法》同时规定，凡是在我国境内从事有机产品认证活动以及有机产品生产、加工、销售活动都应当遵循相关规定。这就意味着我国在有机产品认证、认可方面将有一套统一的评价和管理要求。这无疑将为我国大力发展优质、高产、高效、生态、安全农业，全面提高农产品

质量安全水平起到积极的促进作用。《有机产品认证管理办法》的发布和实施，促进了行业发展，提供了统一评价体系，无论对于政府部门的统一监管，企业的生产活动，认证机构的认证行为，还是对于消费者购买相关产品，都具有极其重要的积极意义。

②GB 19630.1～19630.4—2005《有机产品标准》 GB 19630 标准分为 4 部分。第 1 部分生产，规定了农作物、食用菌、野生植物、禽畜、水产、蜜蜂及其未加工产品的有机生产通用规范和要求；适用于有机生产的全过程主要包括：作物种植、食用菌栽培、野生植物采集、禽畜养殖、水产养殖、蜜蜂养殖及其产品的运输、储藏和包装。第 2 部分加工，规定了有机加工的通用规范和要求，适用于第 1 部分生产的未加工产品为原料进行加工及包装、储藏和运输的全过程。第 3 部分标识与销售，规定了有机产品的标识和销售的通用要求。第 4 部分生产管理体系，规定了有机产品生产、加工、经营过程中应建立和维护的管理体系的通用规范和要求；适用于有机产品的生产者、加工者、经营者和相关的供应环节。

③《有机产品认证实施规则》 该规则对认证机构开展有机产品认证程序做了统一要求，分别对认证申请、受理、现场检查的要求、提交材料和步骤、样品和产地环境监测的条件和程序、检查报告的记录与编写、做出认证决定的条件和程序、认证证书和标志的发放和管理方式、收费标准等做出了具体规定。

5. 中国良好农业规范（CHINAGAP）认证

（1）关于 GAP（良好农业规范） GAP 是应用现有的知识来处理农场生产过程和生产后的环境、经济和社会的可持续性，农业生产者通过环境控制、病虫害综合防治、养分综合管理和保护性农业等可持续性发展方法来建立 GAP 控制体系，从而获得安全健康的农产品食物。良好农业规范对可追溯性、食品安全、环境保护和工人福利等提出要求，增强了消费者对 GAP 产品的信心。从总体上讲，GAP 在控制食品安全危害的同时，兼顾了可持续发展的要求，以及区域文化和法律法规的要求，并以第三方认证的方式来推广实施。

CHINAGAP——中国良好农业规范，是结合中国国情，根据中国的法律法规，参照 EUREPGAP《良好农业规范综合农场保证控制点与符合性规范》制定的用来认证安全和可持续发展农业的规范性标准。

（2）国际、国内 GAP 认证的趋势 联合国粮农组织（FAO）已经提出了 GAP 的框架，为各国制定和实施本国 GAP 提供了指南。美国、澳大利亚、加拿大等国际主要农产品生产和贸易大国都已经建立了自己的 GAP 认证规范和体系。

目前，应用最为广泛的是 EUREPGAP。EUREPGAP 是 1997 年由欧洲零售商协会农产品工作组（EUREP，Euro—Retailer ProdLlee working Group）发起，并组织零售商、农产品供应商和生产者制定了 GAP 标准。随着公众对食品安全问题的关注，欧盟对进口农产品的要求越来越严格，未通过 EUREPGAP 认证的供货商在国际市场上占有的市场份额正在逐步缩小。欧洲的大部分国家根据自己情况制定了 GAP，GAP 已经成为欧盟成员国农业生产长期持续和改进的基本要求。

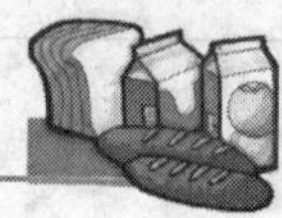

目前，国家认监委已制定了中国良好农业规范综合农场保证认证实施规则和中国良好农业规范综合农场保证控制点与符合性系列规范（11项），并准备开展中国良好农业规范应用与认证工作。同时，国家认监委与EUREPGAP签署了《国家认证认可监督管理委员会与EUREPGAP/FOODPLUS技术合作备忘录》，就GAP技术交流和认证基准性比较（即国际互认）等方面达成一致。

（3）认证级别的划分及认证要求　CHINAGAP划分为一级认证和二级认证两个级别，具体内容：一级认证要求必须100%符合所有适用的一级控制点要求，所有模块的所有适用的二级控制点至少90%符合要求（果蔬类所适用的二级控制点必须至少95%符合），不设定三级控制点最小符合百分比；二级认证要求所有适用的一级控制点必须95%符合（果蔬类所适用的一级控制点必须100%符合），不设定二级、三级控制点最小符合百分比。

第四节　食品质量安全市场准入制度

一、概述

对于产品的市场准入，一般的理解是，允许市场的主体（产品的生产者与销售者）和客体（产品）进入市场的程度。食品市场准入制度也称食品质量安全市场准入制度，是指为保证食品的质量安全，具备规定条件的生产者才允许进行生产、经营活动，具备规定条件的食品才允许生产销售的监管制度。因此，实行食品质量安全市场准入制度是一种政府行为，是一项行政许可制度。

目前我国食品质量安全市场准入制度包括3项具体制度：①对食品生产企业实施生产许可证制度。对具备基本生产条件、能够保证食品质量安全的企业，发放《食品生产许可证》，准予生产获证范围内的产品；对未取得《食品生产许可证》的企业不准生产食品。这就从生产条件上保证了企业能生产出符合质量安全要求的产品。②对企业生产的食品实施强制检验制度。未经检验或经检验不合格的食品不准出厂销售。对于不具备自检条件的生产企业强令实行委托检验。这项规定适合我国企业现有的生产条件和管理水平，能有效地把住产品出厂安全质量关。③对实施食品生产许可制度的产品实行市场准入标志制度。对检验合格的食品要加印（贴）市场准入标志——QS标志，没有加贴QS标志的食品不准进入市场销售。这样做，便于广大消费者识别和监督，便于有关行政执法部门监督检查，同时，也有利于促进生产企业提高对食品质量安全的责任感。

二、食品质量安全市场准入制度主要涉及的法律法规、规章

食品质量安全市场准入制度主要涉及的法律法规、规章有3个方面。一是法律、行政法规和部门规章。《中华人民共和国产品质量法》、《中华人民共和国标准化法》、《中华人民共和国计量法》、《工业产品生产许可证试行条例》、《工业产品质量责任条例》、

《工业产品生产许可证管理办法》、《查处食品标签违法行为规定》、《产品标识标注规定》等法律法规，是我们实施食品质量安全市场准入制度、制定相应的工作文件的法律依据。二是规范性文件。为了解决国内食品生产加工领域存在的严重的质量问题，国家质检总局以上述法律法规为依据，根据国务院赋予的管理职能，制定了《进一步加强食品质量安全监督管理工作的通知》和《加强食品质量安全监督管理工作实施意见》，确立了食品质量安全市场准入制度的基本框架，明确了实施食品质量安全市场准入制度的目的、职责分工、工作要求和主要工作程序。三是技术法规。为了在全国范围内统一食品生产加工企业的准入标准，规范质量技术监督部门的管理行为，国家质检总局还针对具体食品生产许可证实施细则。这次印发的《大米生产许可证实施细则》、《小麦粉生产许可证实施细则》、《食用植物油生产许可证实施细则》、《酱油生产许可证实施细则》、《食醋生产许可证实施细则》，属于技术性很强的技术规范，也就是大家通常所说的技术法规，用以指导企业完善保证产品质量的必备条件，指导各地实施食品生产许可证的审查工作和食品强制检验工作。

上述3个方面的法律法规和规范性文件，对规范食品生产加工行为，切实从源头加强食品质量安全的监督管理，提高我国食品质量，保证消费者人身健康、安全，提供了一个基本的工作依据。

1. 食品质量安全市场准入审查通则

《食品质量安全市场准入审查通则》（以下简称《审查通则》）适用于所有生产加工食品的质量安全市场准入审查。国家质检总局对每一大类食品都制定了一个具体的审查细则——《×××食品生产许可证审查细则》（以下简称《审查细则》）。

《审查通则》和《审查细则》要相互配合使用，才能完成对某一类食品企业的质量安全市场准入审查。《审查通则》分为两大部分：一是《审查通则》的正文部分；二是“附表”，即审查工作中使用的几种表格，共有7种文书，即《食品生产许可证申请书》、《食品生产加工企业必备条件现场核查工作计划表》、《食品生产加工企业必备条件现场核查表》、《食品生产加工企业必备条件现场核查报告》、《食品生产加工企业不合格项改进表》、《食品生产加工企业必备条件核查工作廉洁信息反馈表》、《食品生产许可证发证检验抽样表》。

《审查通则》正文部分包括3个方面的内容：①提出了食品生产加工企业应当具备的保证食品质量安全的10个必备条件，即环境卫生、生产资源、原辅材料、生产加工、产品要求、人员要求、检验要求、包装及标识、储运要求、质量管理；②提出了对食品生产加工企业必备条件现场核查的具体要求；③提出了对食品质量安全检验工作的具体要求。

2. 食品质量安全市场准入制度的适用范围

根据《加强食品质量安全监督管理工作实施意见》规定：“凡在中华人民共和国境内从事食品生产加工的公民、法人或其他组织，必须具备保证食品质量的必备条件，按规定程序获得《食品生产许可证》，生产加工的食品必须经检验合格并加贴（印）食品

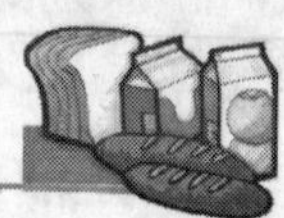

市场准入标志后，方可出厂销售。进出口食品的管理按照国家有关进出口商品监督管理规定执行。”

同时规定国家质检总局负责制定《食品质量安全监督管理重点产品目录》，国家质检总局对纳入《食品质量安全监督管理重点产品目录》的食品实施食品质量安全市场准入制度。按照上述规定，食品质量安全市场准入制度的适用范围如下，适用地域：中华人民共和国境内；适用主体：一切从事食品生产加工并且其产品在国内销售的公民、法人或者其他组织；适用产品：列入国家质检总局公布的《食品质量安全监督管理重点产品目录》，且在国内生产和销售的食品。进出口食品按照国家有关进出口商品监督管理规定办理。

3. 食品质量安全市场准入制度

国家质检总局从2002年下半年开始首批启动对小麦粉、大米、食用植物油、酱油和食醋5种食品实行食品质量安全市场准入制度。2004年全国全面实施食品质量安全市场准入制度，目前我国已经有28大类食品370种食品全面纳入了食品质量安全市场准入制度的监管，占全部食品的70.4%，全国已有35000家企业取得了食品生产许可证，获得了市场准入资格。

以下是关于28大类纳入国家食品质量安全市场准入制度（QS制度）的食品分类。

（1）粮食加工品：小麦粉，大米，挂面，其他粮食加工品［谷物加工品（分装）、谷物碾磨加工品（分装）、谷物粉类制成品］。

（2）食用油、油脂及其制品：食用植物油，食用油脂制品［食用氢化油、人造奶油（人造黄油）、起酥油、代可可脂］，食用动物油脂（猪油、牛油、羊油）。

（3）调味品：酱油、食醋、味精、鸡精调味料、酱类、调味料产品。

（4）肉制品：肉制品（腌腊肉制品、酱卤肉制品、熏烧烤肉制品、熏煮香肠火腿制品、发酵肉制品）。

（5）乳制品：乳制品［液体乳（巴氏杀菌乳、高温杀菌乳、灭菌乳、酸乳），乳粉（全脂乳粉、脱脂乳粉、全脂加糖乳粉、调味乳粉、特殊配方乳粉、牛初乳粉），其他乳制品（炼乳、奶油、干酪、固态成型产品）］；婴幼儿配方乳粉（湿法工艺、干法工艺）。

（6）饮料：饮料［瓶（桶）装饮用水类（饮用天然矿泉水、饮用纯净水、其他饮用水），碳酸饮料（汽水）类，茶饮料类，果汁及蔬菜汁类，蛋白饮料类，固体饮料类，其他饮料类］。

（7）方便食品：方便食品（方便面、其他方便食品）。

（8）饼干：饼干。

（9）罐头：罐头（畜禽水产罐头、果蔬罐头、其他罐头）。

（10）冷冻饮品：冷冻饮品（冰淇淋、雪糕、雪泥、冰棍、食用冰、甜味冰）。

（11）速冻食品：速冻食品［速冻面、米食品（生制品、熟制品），速冻其他食品（速冻肉制品、速冻果蔬制品、速冻其他类制品）］。

（12）薯类和膨化食品：薯类食品、膨化食品。

(13) 糖果制品（含巧克力及制品）：糖果制品（糖果、巧克力及巧克力制品），果冻。

(14) 茶叶及相关制品：茶叶（茶叶、边销茶），含茶制品和代用茶。

(15) 酒类：白酒、葡萄酒及果酒、啤酒、黄酒、其他酒。

(16) 蔬菜制品：酱腌菜，蔬菜干制品（自然干制蔬菜、热风干燥蔬菜、冷冻干燥蔬菜、蔬菜脆片、蔬菜粉及制品），食用菌制品（干制食用菌、腌渍食用菌），其他蔬菜制品。

(17) 水果制品：蜜饯，水果制品（水果干制品、果酱）。

(18) 炒货食品及坚果制品：炒货食品及坚果制品（烘炒类、油炸类、其他类）。

(19) 蛋制品：蛋制品（再制蛋类、干蛋类、冰蛋类、其他类）。

(20) 可可及焙烤咖啡产品：可可制品、焙烤咖啡。

(21) 食糖：糖（白砂糖、绵白糖、赤砂糖、冰糖、方糖、冰片糖等）。

(22) 水产制品：水产加工品［干制水产品、盐渍水产品、鱼糜制品（即食类和非即食类）］，其他水产加工品（水产调味品、水生动物油脂及制品、风味鱼制品、生食水产品、水产深加工品）。

(23) 淀粉及淀粉制品：淀粉及淀粉制品，淀粉糖（葡萄糖、饴糖、麦芽糖、异构化糖等）。

(24) 糕点：糕点（烘烤类糕点、油炸类糕点、蒸煮类糕点、熟粉类糕点、月饼）。

(25) 豆制品：豆制品（发酵性豆制品、非发酵性豆制品），其他豆制品。

(26) 蜂产品：蜂产品［蜂蜜、蜂王浆（含蜂王浆冻干品）、蜂花粉、蜂产品制品］。

(27) 特殊膳食食品：婴幼儿及其他配方谷粉（婴幼儿配方谷粉、其他配方谷粉）。

(28) 其他食品。

4. 加贴食品市场准入标志后产品出现质量问题的法律责任界定

食品市场准入标志是生产企业按照国家有关规定，对其产品质量进行自我声明的一种表达形式，而不是政府监管部门对生产企业产品质量的承诺或保证。因此，加印（贴）QS标志的食品，在质量保证期内，非消费者使用或者保管不当而出现质量问题的，由生产者、销售者根据各自的义务，依法承担法律责任。委托出厂检验的产品，检验机构按照与生产者订立的合同规定，承担相应的民事责任。

第五节　追溯体系

一、概述

可追溯体系的建立，将使食品、饲料、畜产加工品、加工食品及饲料原料，或可能成为这些产品的材料，其在生产、加工、流通的所有阶段均可追踪掌控，这好比一个环环相扣的链条，涉及产品的原材料生产企业、产品生产企业、产品二次加工的企业、物

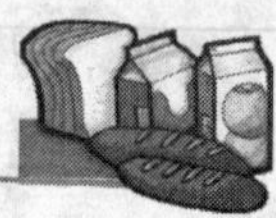

流运输的企业、销售企业等多个环节。可追溯体系也是建立农产品成监控体系、有机产品生产、良好农业规范和召回制度的基础。

实施可追溯性管理的一个重要方法就是在产品上粘贴可追溯性标签。可追溯性标签记载了食品的可读性标识，它包括两个途径：一是从上往下进行追踪，即从农场、食品原材料供应商、加工商、运输商到销售商，这种方法主要用于查找质量问题的原因，确定产品的原产地和特征；二是从下往上进行追溯，也就是消费者在销售点购买的食品发现了安全问题，可以向上层层进行追溯，最终确定问题所在，这种方法主要用于问题召回。

二、相关法律法规

我国相关法律法规提出建立食品（农产品）溯源的要求，制定了一些相关的标准和指南，如2007年中共中央国务院关于积极发展现代农业扎实推进社会主义新农村建设的若干意见，2007年7月温家宝总理签署的第503号国务院令，公布《国务院关于加强食品等产品安全监督管理的特别规定》；2006年《奥运食品安全行动纲要》中规定奥运食品将全部加贴电子标签，实现全程追溯；《畜禽标识和养殖档案管理办法》（中华人民共和国农业部第67号令）对畜禽等肉食品源的标识代码和信息管理做了明确要求；《农产品质量安全法》于2006年11月1日施行，要求农产品生产企业和农民专业合作经济组织应当建立农产品生产记录；国家食品药品监督管理局于2006年3月16日下发《全国食品放心工程三年规划（2005—2007）》，文件中明确规定积极推进农产品质量安全追溯，探索农产品质量安全追溯有效途径。《出境水产品追溯规程（试行）》（质检总局，2004年6月17日起施行）；另外在《农产品包装和标示管理办法》和《农产品地理标志管理办法》中均提到要建立可追溯体系。从以上介绍中可知我国缺乏完整的与追溯体系相配套的法规和标准体系。

三、对建立体系的要求

1. 有机生产体系中对追溯性的要求

为保证有机生产完整性，有机产品生产、加工者应建立完善的追踪系统，保存能追溯实际生产全过程的详细记录（如地块图、农事活动记录、加工记录、仓储记录、出入库记录、销售记录等）以及可跟踪的生产批号系统。

2. 良好农业规范中对追溯性的要求

农业生产经营者组织应建立内部管理体系，包括书面的质量手册和程序文件、可追溯性及内部审核控制程序等。符合良好农业规范标准的产品及其销售应具有可追溯性，并用防止与非良好农业规范认证的产品混淆的方式进行处置。应建立并保持程序文件对认证产品进行有效识别并确保所有产品是可追溯的，包括对所有适用的模块场所的符合/不符合；应对认证产品的产量进行计算，以表明其符合性。对于果蔬类产品必须建立可保证认证产品经过采摘、储藏、运输及可追溯的程序。具有动物的识别系统和供宰动物的可追溯性。应建立并保持有效程序以降低已认证的产品与未认证产品发生标志误用或产品混淆的风险。

3. 生产者建立的可追溯性系统

建立并保存能追溯实际生产全过程的记录（生产活动记录、储藏记录、出入库记录、运输记录、销售记录等）以及生产批号系统。

四、食品跟踪溯源的基本要求

分析食品供应链，确定食品供应链的节点：食品跟踪溯源，首先要分析供应链过程，确定各环节的参与方和关键控制点（节点），各节点对上一节点具有溯源功能，对下一节点具有跟踪功能。食品供应链的稳定有利于食品可追溯性体系的建立。

五、射频识别（RFID）技术在可追溯性体系中的应用

利用射频识别（RFID）技术实现的食品安全追溯实时数据记录的方法，由电子标签、标签读写器、检测外界环境参数的传感器、数据处理器芯片组成。其中带传感器的电子标签嵌入在食品内或包装箱上，传感器读取的数据包通过网络传送到食品安全数据库，通过质量评估模块进行分析并提供相应服务。RFID 技术是食品链物流与信息流之间的联系纽带，RFID 现场控制和后台控制技术，可极大提高追溯系统的可靠性。图 4－2是基于 RFID 的食品追溯系统的例子。

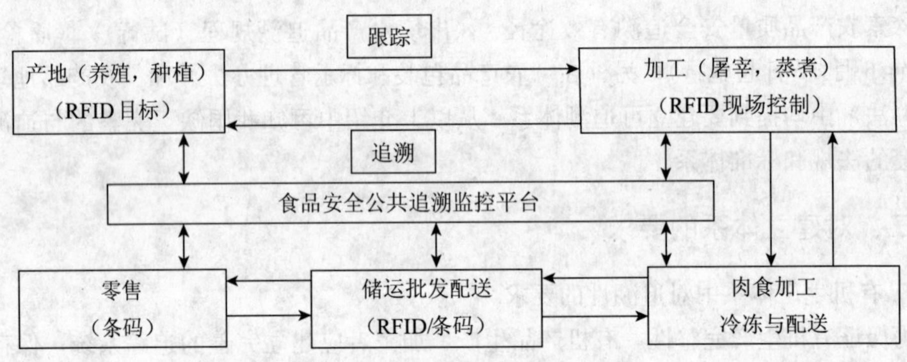

图 4－2　RFID 的食品追溯系统

六、可追溯体系的实施情况介绍

早在 2003 年，国内的部分蔬菜、牛肉产品开始拥有了属于自己的身份证，这是我国食品追溯体系成功的雏形。自 2004 年以来，农业部对农产品质量安全追溯制度进行了积极探索，在京、津、沪等 8 城市开展了农产品质量安全监管试点工作。在“进京蔬菜产品质量追溯制度试点”中初步实现了农产品的源头追溯和流向追踪，尤其在产品标签信息码的开发、管理、使用、查询等方面取得了很大进展。在山东寿光等地开展了以条码为主要手段的“无公害蔬菜质量追溯系统”的研究与建设。在南京市启动了农产品

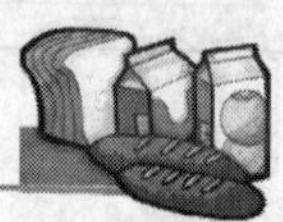

质量IC卡管理体系试点。在上海市开展了畜产品质量追溯制度建设试点工作，实现了部分鸡蛋产品的源头可追溯。

2008年7月11日，农业部在北京举行“农垦农产品质量追溯系统建设项目”签约仪式，农业部农垦局与15个省级主管部门及23家企业签订了“农垦农产品质量追溯系统建设项目”合同。按照合同要求，农垦各项目承担企业在2008年年底前按照“生产可记录、信息可查询、流向可跟踪、责任可追究”的总体要求实现申报产品可追溯。各类产品追溯规模分别为：北京鸭400万只、肉猪33万头、肉牛2万头、大米19.2万亩、茶叶2.77万亩、水果5.86万亩。

作为地方政府农产品市场准入要求，部分省市初步搭建了食品追溯信息系统和网络交换平台，如2008年2月北京市畜禽产品追溯系统投入使用，无法提供源头信息的相关食品将遭到逐步淘汰。2006年上海、成都、浙江用于畜禽类；2006年北京、2004年海南用于出口水产品；2002年北京、河北，2004年山东，2005年南京对蔬菜类均实施了追溯制度。

第六节　食品召回制度的建立

一、概述

食品召回就是使一些对公众健康和安全产生不可接受风险的食品采取撤出销售、分销和消费领域的行动。食品召回体系是一个涉及食品生产者、销售者、消费者等多个利益主体，并且涵盖法规制定、市场监管、部门协调等多个管理环节的庞大系统。2002年11月北京开始实行“违规食品限期追回制度”，成为我国食品召回的开端。作为实施召回制度的基础和前提是要有一整套的食品追溯体系。在我国目前尚未出台召回制度的实施细则的情况下，近年来，在研究和实施食品追溯体系过程中，逐步制定了一些相关的标准和指南，各有关部门和地方开展了食品追溯试点示范，初步搭建了食品追溯信息体系和网络交换平台。

二、相关法律法规

1. 法律法规

(1)《食品安全法》　目前，《食品安全法》对即将在国内推行的食品召回制度有了进一步的要求。从生产和经营两个方面确立了不安全食品召回制度。规定国家建立食品召回制度。食品生产者发现其生产的食品不符合食品安全标准，应当立即停止生产，召回已经上市销售的食品，通知相关生产经营者和消费者，并记录召回和通知情况。食品经营者发现其经营的食品不符合食品安全标准，应当立即停止经营，通知相关生产经营者和消费者，并记录停止经营和通知情况。食品生产者认为应当召回的，应当立即召回。食品生产者应当对召回的食品采取补救、无害化处理、销毁等措施，并将食品召回和处理情况向县级以上质量监督部门报告。食品生产经营者未依照本条规定召回或者停止经营不符合食品安全标准的食品的，县级以上质量监督、工商行政管理、食品药品监督管理部门可以责令其召回或者停止经营。

（2）《国务院关于进一步加强食品安全工作的决定》（国发［2004］23 号文件） 该决定中相关规定要求“严格实行不合格食品的退市、召回、销毁、公布制度”。

2. 部门规章

（1）《食品召回管理规定》 2007 年国家质检总局第 98 号局令《食品召回管理规定》发布实施，是食品召回制度正式开始在我国实行的标志。规定将食品召回分为主动召回和责令召回，主动召回是指食品生产者确认其加工制作的食品存在安全危害，决定实施主动召回的，应及时制订召回计划。规定明确了食品生产者是预防和消除不安全食品的责任主体，应当对其生产加工的不安全食品负责。要求食品生产者必须按照规范程序及时对不安全的食品通过更换、退货、补充或修正消费说明等方式，减少和消除不安全可能导致的危害。

食品责令召回是指食品生产者故意隐瞒安全危害问题，不主动实施召回的，因食品生产者的过错造成食品安全危害扩大或再度发生的，以及国家监督抽查发现不符合食品安全标准的食品经调查、评估确认属于不安全食品的，国家质检总局发出通知或公告责令企业召回不安全食品，并发布消费警示。

同时，规定根据食品安全危害的程度的评估对食品召回分为三级，其中一级召回针对可能导致难以治疗的健康损伤甚至致死的产品；二级召回针对可能对健康产生可以治疗的暂时影响的产品；三级召回针对不会产生健康威胁、但内容与标识不符的产品。同时，每一级召回都有相应的召回法则。

（2）《出境水产品追溯规程（试行）》（国质检食函［2004］348 号）。

3. 地方法规

上海市于 2006 年 6 月出台了《缺陷食品召回管理规定（试行）》。

三、召回制度的实施情况

据 2007 年中国的食品质量安全状况白皮书报道，近年来，国家质检总局在开展食品监督抽查和执法检查中，对发现存在致病菌、化学性污染、使用非食品原料等重大安全隐患的食品加大了召回力度，对于造成严重后果的，吊销了生产企业的食品生产许可证，降低了不安全食品可能带来的危害，切实维护了广大消费者的健康安全。

第七节 有关进出口食品的监管体系

一、中国进出口食品安全的法规、标准和检测体系建设

目前，由全国人大颁布的与进出口食品安全有关的法律主要有：《中华人民共和国

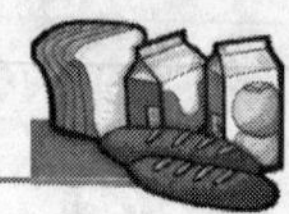

食品安全法》、《中华人民共和国国境卫生检疫法》、《中华人民共和国进出境动植物检疫法》、《中华人民共和国进出口商品检验法》、《中华人民共和国产品质量法》。此外，中国政府还发布了大量的行政法规，如《中华人民共和国进出口商品检验法实施条例》、《中华人民共和国国境卫生检疫法实施细则》、《中华人民共和国进出境动植物检疫法实施条例》等。另外，国家质检总局还会同政府其他部门根据工作需要，制定了与进出口食品安全有关的配套规章100余种，强化了对食品安全的质量监督管理。国家质检总局已批准发布了与食品有关的国家标准991项，另外有关部门也批准发布了一批与食品加工有关的行业标准1100多项。同时，质检总局还加快了食品质量安全、卫生标准的制修订步伐。到目前为止，国家质检总局已批准发布了食品卫生及其检验方法、食品质量及其检验方法、食品添加剂、食品包装、食品储运、食品标签等方面的标准986多项，其中约有23％采用了国际标准（CAC等）。

近几年来，中国在进出口食品安全方面参照国际惯例，依据中国的法律规定，结合国情实际，实施了有效的管理模式，已取得成效。

二、负责进出口食品安全管理的机构

1. 主管机构

我国负责进出口食品安全的主管机构是中华人民共和国国家质量监督检验检疫总局(简称国家质检总局，AQSIQ)，国家质检总局是国务院下设的主管全国质量、计量、出入境商品检验、出入境卫生检疫、出入境动植物检疫和认证认可、标准化等工作，并行使行政执法职能的正部级直属机构。

2. 职能部门

（1）进出口食品安全局　在AQSIQ内负责进出口食品安全的部门是进出口食品安全局，该部门负责的与进出口食品安全有关的职责是拟订进出口食品安全、质量监督和检验检疫的工作制度；承担进出口食品的检验检疫、监督管理以及风险分析和紧急预防措施工作；按规定权限承担重大进出口食品质量安全事故查处工作。

（2）中国国家认证认可监督管理局　中国国家认证认可监督管理局（CNCA）由国务院设立并授权统一管理、监督和综合协调全国认证认可工作的副部级主管机构，行政上隶属于AQSIQ管理。CNCA主管中国进出口食品生产企业卫生注册工作，制定进出口食品生产、加工单位的卫生注册登记管理制度，组织实施对进出口食品生产企业的检查审核批准，根据国外卫生要求注册办理注册通报和对国外推荐注册等。

（3）动植物检疫监管司　动植物检疫监管司拟订出入境动植物及其产品检验检疫的工作制度；承担出入境动植物及其产品的检验检疫、注册登记、监督管理，按分工组织实施风险分析和紧急预防措施；承担出入境转基因生物及其产品、生物物种资源的检验检疫工作；管理出入境动植物检疫审批工作。

3. 分支机构

国家质检总局在全国各省、自治区、直辖市及主要口岸设立了35个直属出入境检验检疫局（CIO），并在全国各口岸和货物集散地设立分支机构。国家质检总局对全国出入境检验检疫局的业务、人事、财务实施垂直管理。各地出入境检验检疫机构具体负责进出口食品、化妆品的检验检疫和监督管理工作，并负责对出口食品生产企业的注册和监督管理。

4. 实验室机构

AQSIQ 共有 452 个涉及食品检验的实验室，其中直属局检测中心（省级）36 家，其中包括 8 家农药、兽药残留物检测基准实验室和 28 家残留物检测批准实验室，其余分支机构实验室（市级实验室）分布于全国各地承担相关检测任务。AQSIQ 负责全国直属局实验室的规划、设备投入以及提出检验检疫的技术要求；各直属技术中心负责具体实施 AQSIQ 提出的检测技术要求，开展检测技术研发和培训；各直属技术中心对分支局实验室开展技术指导和技术管理。

三、进出口食品安全管理体系

1. 关于进口食品的监管体系

（1）建立科学的风险管理制度

按照 WTO/SPS 协定及国际通行做法，中国政府对肉类、蔬菜等高风险进口食品实行基于风险管理的检验检疫准入制度，包括：对出口国申请向中国出口的高风险食品开展风险分析，对风险可接受的食品与出口国主管部门签署检验检疫议定书，对国外生产企业实施卫生注册，对动植物源性食品实施进境检疫审批等。如果出口国发生了动植物疫情疫病或严重的食品安全卫生问题，及时采取相应的风险管理措施，包括暂停可能受到影响的食品进口等。

（2）建立严格的检验检疫制度

进口食品到达口岸后，中国出入境检验检疫机构依法实施检验检疫，只有经检验检疫合格后方允许进口。入境地海关凭检验检疫机构签发的入境货物通关单办理进口食品的验放手续，之后在中国市场上销售。在检验检疫时如发现质量安全和卫生问题，立即对存在问题的食品依法采取相应的处理措施。2006 年，出入境检验检疫机构在进口口岸共检出不合格进口食品 2458 批。2007 年上半年，共检出 896 批，均依法做出退货、销毁或改作他用处理，确保了进入中国市场的进口食品质量安全。

（3）建立完善的质量安全监控制度

在依法对进口食品实施检验检疫的同时，对风险较高的食品以及在口岸检验中发现问题较多的食品和项目实行重点监控。对发现严重问题或多次发现同一问题的进口食品及时发出风险预警，采取包括提高抽样比例、增加检测项目、暂停进口在内的严格管制措施。

（4）建立严厉的打击非法进口制度

国家质检总局与海关总署建立了关检合作机制，联合打击非法进口食品行为。2006 年与欧盟委员会签署了《中欧联合打击非法进出口食品行为合作安排》，明确了双方将通过开展信息通报、技术合作、专家互访和联合专项打击行动措施等，共同打击欺诈、

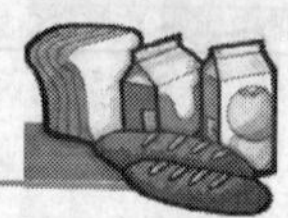

夹带、非法转口、走私等非法进出口食品行为。2006—2007年上半年，仅非法进口的肉类就查获12292吨。

2. 关于出口食品的监管体系

(1) 建立出口食品安全风险分析系统

根据我国国情，首次在国内确定了进出口食品安全风险分析的一般性原则，建立了食品安全风险分析信息平台以及食品安全风险分析的理论体系；根据食品安全风险分析的一般性原则，结合近年来中国进出口贸易中出现的热点问题和国际热点问题已在有关口岸开展了应用实践，如对酱油中三氯丙醇，苹果汁中甲胺磷、乙酰甲胺磷残留，禽肉中氯霉素残留，冷冻加工水产品中金黄色葡萄球菌（及其肠毒素），油炸马铃薯食品中丙烯酰胺，水产品中金属异物的风险评估等，为进出口食品检验监管提供了极大的便利，产生了良好的社会效益和经济效益，使进出口食品检验与监管工作步入更加科学化、规范化和标准化管理的新阶段。

(2) 推行农产品认证认可体系及食品认证认可制度

2003年，国家质检总局与国家认证认可监督管理委员会、农业部、国家经贸委、外经贸部、卫生部、国家环保总局、国家工商总局、国家标准委九个部门提出了建立农产品认证认可工作体系的具体措施，即建立统一、规范的农产品认证认可体系；实行统一的农产品认证机构、认证咨询机构和认证培训机构的国家认可制度。根据国家有关认证认可规定，从事农产品认证、认证咨询和认证培训业务的机构要办理审批和登记注册，并取得国家认监委授权的认可机构的资质认可。对农产品认证培训机构、农产品认证人员实施注册、备案制度；制订有利于社会监督和促进有序竞争的农产品认证标志（标识）管理办法，适时对直接食用的农产品实行强制性产品认证制度和出口验证制度；在农产品生产、加工企业中积极推行HACCP（危害分析与关键控制点）管理体系认证；推动建立贯穿农产品种植、养殖、加工、储运、经销全过程的质量卫生安全管理体系。

全国食品认证认可工作由国家认监委统一管理、监督和综合协调。此外，该委还负责制定国家食品认证认可、卫生注册方面的要求，协调并指导全国食品认证认可工作，监督管理相关的认可机构和人员注册机构，对进出口食品生产、加工单位的卫生注册登记进行评审和注册，监督和规范食品认证市场。

(3) 在出口食品加工企业中积极推行HACCP和GMP体系

我国为保证出口食品的质量，除积极有效的出口食品检验检疫措施外，在出口食品企业积极推行HACCP和良好操作规范（GMP）质量管理模式，在生产加工过程中对食品安全进行有效控制，确保了出口农产品和食品符合相关的安全卫生要求。

(4) 建立"一个模式，十项制度"出口食品安全管理体系

一个模式，就是出口食品"公司＋基地＋标准化"生产管理模式。这个生产管理模式符合我国的国情，符合出口食品的实际，是出口食品质量的重要保障，也是企业走规模化、集约化和国际化发展的必由之路。经过多年的不懈努力，我国的主要出口食品，特别是肉类、水产、蔬菜等高风险食品基本实现了"公司＋基地＋标准化"。

十项制度，包括源头监管三项：对种植、养殖基地实施检验检疫备案管理制度，疫情疫病监测制度和农兽药残留监控制度；工厂监管三项：严格实施卫生注册制度，全面实行企业分类管理制度，稳步推行高风险食品大型出口生产企业驻厂检验检疫官制度；产品监管三项：对出口食品的法定检验检疫制度，质量追溯与不合格品召回制度，风险预警与快速反应制度；诚信建设一项：对出口食品企业实施红黑名单制度。

四、进出口食品安全管理的实施

1. 进口食品安全管理的实施情况

(1) 实施风险管理制度

根据国际惯例和信息资料情报，在风险分析和风险管理的基础上，制定了检验检疫和市场准放政策，加强了对进口食品的检测和监管，发现并处理了不合格食品，截获了大量动植物疫情。

(2) 实施检验检疫制度

制定并实施《中华人民共和国动物及动物源食品中残留物质监控计划》并建立相应的实验室，加强了对进出口食品残留的检测。

(3) 实施风险预警和快速反应制度

充分发挥风险预警和快速反应措施的作用。发布《出入境检验检疫风险预警和快速反应管理规定》，针对在进口食品中检出的有毒有害物质，为防止境外有害污染食品流入境内，质检总局先后发布多个进口食品风险警示通报或通告，将有问题的食品有效地抵御在国门之外。

(4) 对进口食品加工厂实施有效的卫生注册登记制度

严格食品卫生注册登记标准，只有达到标准的，才有资格从事进口食品生产和经营活动，产品才可进入市场。近两年，先后发布了《进口食品国外生产企业注册管理规定》、《进口食品国外生产企业注册管理规范》等规章，开展了对国外进口食品厂家卫生注册的工作。

2. 对出口食品的安全检测与监督管理

以加强食物链全过程（即从生产、加工、保藏、运输、销售出口每一个环节）的监控作为出口食品安全的根本保障；以强化管理、抓好关键环节的控制为根本措施。

建立和完善了出口农产品安全卫生质量管理体系。从源头抓起，推行从养殖场、农田、茶园等原产地到出口离境的全过程监管；规范农药、兽药的管理和使用，指导农场和饲养场能够科学用药，对养殖场、农田实行备案管理；明确对养殖场中饲料、饲料添加剂的使用规定，在生产过程中对农药、兽药污染和残留进行有效控制；建立健全责任兽医、植保员管理体系和责任追究制度，强化对兽药、农药、疫苗使用的管理，建立食品的安全卫生监控体系，保障养殖、种植环节的食品安全和质量。

建设有规模的出口基地，使更多的农产品和食品打入国际市场。国家质检总局结合地方政府的产业调整工作，建立了具有一定规模、管理规范的出口基地，制订出口工作

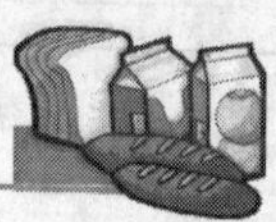

计划；全面实施农产品认证制度，加大对出口生产加工企业生产加工过程的监管力度，规范出口检验检疫工作秩序，确保检验检疫工作质量，严禁不符合安全卫生的食品出口。对于进口国检出问题或遭预警通报的农产品、食品进行调查、了解原因，帮助企业进行整改，提高企业自身的质量意识和产品质量。

对出口食品实施有效的卫生注册登记制度和市场准入制度。对生产、卫生、检测等条件符合要求的企业方允许注册，则该企业才有资格从事出口食品生产和经营活动，其生产的食品方可进入市场的资格。到目前为止，全国已有 9000 多家食品企业获得了出口食品的卫生注册资格，其中有许多家符合国外的有关食品要求，达到可以和国外先进食品企业媲美的水平，近 4000 家企业获得了国外官方卫生或兽医当局的注册资格。

3. 在“一个模式、十项制度”方面的工作

（1）建立“公司＋基地＋标准化”生产管理模式

出口食品“公司＋基地＋标准化”生产管理模式符合我国的国情，符合出口食品的实际，是出口食品质量的重要保障，也是企业走规模化、集约化和国际化发展的必由之路。经过多年的不懈努力，我国的主要出口食品，特别是肉类、水产、蔬菜等高风险食品基本实现了“公司＋基地＋标准化”生产管理模式。

（2）加强种植、养殖源头监管

为有效控制动植物疫情、疫病风险和农兽药残留，从源头保障食品的质量安全和可追溯性，出入境检验检疫机构对存在疫情、疫病和农兽药残留风险的出口食品原料基地实行检验检疫备案管理。只有获准备案的种植、养殖场的原料才可用于加工出口食品，所有获准备案的原料基地在国家质检总局网站上公布。截至目前获准备案的养殖场 6031 个，种植基地 38 万公顷。对备案基地加强疫情、疫病的监测和防控，加强对农业投入品的管理，实行严格的农兽药残留监控制度，使备案基地的疫情、疫病问题和农兽药残留问题均得到了有效控制。近几年来，全球范围内禽流感疫情高发，但我国实施备案管理的养殖场无一发生疫情。

（3）加强食品生产企业监管

我国对所有出口食品生产企业实施卫生注册登记管理制度，只有获准卫生注册登记的企业方可从事出口食品生产加工。截至目前，获准卫生注册登记的企业共 12714 家，其中有 3698 家企业的 HACCP 体系通过出入境检验检疫机构验证。对获准卫生注册的生产加工企业，由各地出入境检验检疫机构统一实施日常监督管理，确保原料来自备案种植、养殖基地，确保生产加工活动符合要求。对肉类等高风险食品大型出口生产企业，出入境检验检疫机构根据需要派驻检验检疫官，实行驻厂监督管理。出口食品的包装上还要加贴符合要求的具有可追溯性的标签或标识，确保产品的可追溯性和对问题产品的召回。

（4）加强食品出口前检验检疫

我国法律规定，所有出口食品只有经过检验检疫机构检验检疫合格后方可出口，出境地海关凭检验检疫机构签发的出境货物通关单办理出口食品的验放手续。对经检验检疫合格的出口食品，如进口国有要求，出入境检验检疫机构还要出具卫生证书，证明该

批食品已经出入境检验检疫机构检验检疫合格，并注明生产企业名称、地址、卫生注册号、生产日期、出口日期、起运口岸、到达口岸等可追溯信息。货物到达离境口岸后，口岸检验检疫机构还要对出口货物进行查验，检查货物是否完好，货证是否相符，确保货物的可追溯性。

(5) 加强出口企业诚信体系建设

全面实行出口企业质量承诺和红黑名单制度，着力强化企业产品质量第一责任人的意识，促进企业形成自我管理、自我约束、自觉诚信经营的良好机制。对自控体系健全有效、诚信度好、产品安全风险能够得到有效控制、在进口国享有良好声誉的企业，列入“优良企业名单”，给予优惠和鼓励政策；对于被进口国家或地区通报发生严重质量违规问题或逃避检验检疫，以及有欺骗检验检疫机构行为的出口企业，在依法处罚的同时，列入“违规企业名单”上网公布，促进出口企业增强自律意识。截至目前，列入“违规企业名单”的企业共55家。

第八节　食品中有毒有害物质监控体系

残留监控体系是国际上目前通常的食品安全卫生监管体系。残留监控体系通常由动物源性食品残留监控体系、植物源性食品残留监控体系、污染物与食源性疾病监测体系。在我国动物源性食品残留监控体系是最早建立并运行的。本节主要以动物源性食品残留监控体系为主进行介绍。

一、动物源性食品残留监控体系

1. 概述

1996年8月，欧盟以我国动物防疫检疫体系和产品的安全卫生监管体系不符合其要求为由停止从我国进口禽肉，1997年7月停止从我国进口部分水产品，1998年只允许我国三家兔肉加工厂对其出口。1998年9月，欧盟派出考察团检查中国的兽医卫生体系和禽肉、兔肉以及残留控制等，检查结束后，欧盟要求我国提供全面的残留监控计划，否则将决定全面禁止从中国进口任何养殖的动物源性食品。在上述背景下，为了确保我国生产和进出口的动物源性食品安全，保护国内外广大消费者的身体健康，促进我国食品的对外贸易，1999年3月，农业部和原国家出入境检验检疫局参照欧盟96/22与96/23指令的要求，制定了《中华人民共和国动物及动物源食品中残留物质监控计划》。从此，动物及动物源食品中残留物质监控工作在全国展开。经过9年来的不断改进和完善，残留监控物质已由1999年的46种增加到2007年的104种，出口动物及动物源性食品覆盖地区已由1999年的12个地区增加到2007年的34个地区，残留监控体系已渐完善和成熟，残留监控计划的科学性、时效性、合理性不断地提高，促进了我国动物源性食品出口。并多次通过欧盟、美国、加拿大等的考察并得到肯定。

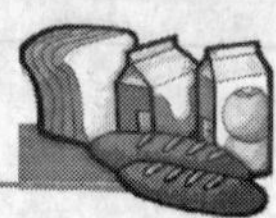

2. 残留监控的组织机构

(1) 残留监控管理机构

农业部和国家质量监督检验检疫总局同为主管部门。按照《中华人民共和国动物及动物源食品中残留物质监控计划》的规定，我国动物及动物源食品中残留物质监控工作由农业部及其所属机构负责，国家质量监督检验检疫总局负责对进出口动物源性食品中的残留物质监控工作。两部门共同制订年度国家残留监控计划和撰写年度国家残留物质监控报告，并根据各自分工分别向省级畜牧兽医系统和检验检疫系统下达年度残留物质监控抽样和检测计划。

国家质检总局进出口食品安全局负责起草有关进口和出口动物及动物源食品的残留监控计划和取样计划，并监督管理进出口的动物及动物源食品。

农业部畜牧兽医局负责全国动物健康和兽医公共卫生，负责全国动物疫病的防治、诊断、疫情控制、疫情通报、兽药管理、残留控制、对畜禽及其产品实施检疫等工作。对设在全国各地的31个省级畜牧兽医局（厅）的工作进行行业指导等。

设在全国各地的省级、地级与县级畜牧兽医局负责本地区动物疫病的防治、诊断、疫情控制、疫情通报、兽药管理、实施残留控制、对供应当地市场的畜禽与畜禽产品实施检疫等工作。

在有关残留监控中农业部负责国内市场的动物源食品，活动物（无论出口与否）和兽药产品（进口、出口和国内市场）的监控。

(2) 残留监控体系运行的保障机构

鉴于兽药残留监控是一项政策性、技术性都非常强的工作，农业部于1999年批准成立了全国兽药残留专家委员会，该委员会是在农业部领导下，对我国动物及动物源性食品中药物及有毒有害物质的残留进行预防和监控的技术审议咨询组织，委员主要由兽药残留、食品卫生、进出境检疫检验、农药残留和体育运动兴奋剂检测等方面的研究专家和检测专家组成。委员会的成立，标志着我国兽药残留管理及检测工作已步入正常化轨道。其主要职责是：

①拟定、修订动物及动物源性食品中兽药最高残留限量标准；

②根据有关研究报告，拟定、修订动物及动物源性食品中兽药残留的检测方法；

③制定、修订年度兽药残留监控抽样计划并对年度检测结果进行评估；

④收集兽药使用情况及有关环保监控信息，组织评估实施兽药残留监控计划的效果，及时调整年度抽样计划。

残留专家委员会办公室设立在中国兽医药品监察所，负责委员会的日常事务。

(3) 执行机构

在农业部负责的残留监控任务中，地方畜牧部门承担抽样工作，按照《官方取样程序》抽取样品；农业部指定的兽药残留实验室和省级兽药监察所承担检测工作，按照发布的检测方法和残留限量标准进行检验。

在质检总局承担的残留监控任务中，各直属出入境检验检疫局制订残留监控计划实施方案，确定被抽样的企业，并将抽样和检测任务落实到具体的抽样和检测人员。

地方畜牧部门和各直属出入境检验检疫局同时还负责对监控数据的汇总上报，对不合格结果的追踪处理。编写本辖区的年度监控报告等。

在各地有中央政府直属的 33 个省、自治区和直辖市；333 个地级市、自治区（州）和区；2861 个县和县级市，分别设有兽医主管部门及直属 AQSIQ 的检验检疫局。根据残留监测计划要求，上述地方主管部门具体实施残留控制计划。

各级兽医部门直接向当地政府机关负责，但接受农业部法规或技术方面的指导；各级检验检疫局在国家局直接指导下工作，因此不对各地政府机构负责。MOA 和 AQSIQ 下设机构负责实施监测计划，在其辖区内采集样品并进行分析工作，即农业部管国内市场的农场和养殖场，AQSIQ 管出口型企业。

国家质检总局在全国各省、自治区、直辖市和主要口岸设立了 35 个直属检验检疫局，国家质检总局负责管理该 35 个直属检验检疫局的业务工作，并对其人、财、物统一实施垂直管理。各直属检验检疫局在海陆空口岸和货物集散地设立分支机构，全国共有 282 个检验检疫分支局和 281 个办事处，共设有 452 个实验室，约有 35000 人，其中负责进出境动物及动物产品的检验、检疫、出证和出口食品加工企业的监督管理等工作的约有 6000 人。现有专职官方兽医 2700 名，拥有动物产品和食品的检验检疫设备 10000 台（套）。

国家质检总局在各地设有地方组织机构——地方检验检疫部门（CIQ），直属国家局领导，不依赖当地政府。国家质检总局委派各省的 CIQ 负责当地国家残留计划的执行。该机构被授权对出口企业颁发质量许可证，负责对出口动物源食品的监控特别是对食品的取样。他们也参与对活动物的管理，同时也对出口定向饲养场进行管理。参与监控动物源食品的官方兽医对有关企业进行全工作日监控，并得到这些企业技术人员的支持。

(4) 负责兽药经销管理（包括饲料药物添加剂的生产和销售）的管理机构

我国兽药审批的技术性审查工作由农业部兽药评审中心组织专家完成，然后由农业部依据专家审评结果进行行政审批。设在中国兽医药品监察所（IVDC）的全国兽药残留专家委员会办公室（残留办 OECRVDF）的职责是：负责残留委员会的日常业务工作；对承担残留研究项目和残留检测任务等单位的业务联系和材料收集、汇总工作；承办残留专业会议的会务工作，起草会议纪要；拟定残留委员会工作办法，研究工作经费及使用计划；受理残留检测结果的技术仲裁的申请，并负责安排仲裁检验；定期向农业部提出工作分析报告、年度工作总结及工作建议和调整方案；承办农业部交办的有关事宜和对外技术咨询工作。

在法制上以《兽药管理条例》为最高法律文件，在生产上以《中华人民共和国兽药典》、《农业部兽药质量标准》为执行最高标准；在行政上以农业部畜牧兽医局药政处为主，以各省农林厅畜牧局药政处（科）为分支的行政执法机构，具体指导兽药生产、经营使用、科研、教学、许可证发放、新兽药审批、兽药质量标准和行政处罚措施发布等；在兽药监察上以农业部中国兽药监察所为最高专业技术机构，辅以各省市的兽药监

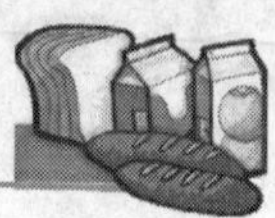

察所为分支，全面负责与兽药有关的具体业务，如新兽药审评，兽药质量监督、抽查、残留监测标准的制定，兽药质量标准的起草，药典的修订等工作。还负责选任兽药监督员和检察员，加强对兽药的管理和监督。

①根据《兽药管理条例》，农业部对兽药生产厂核发生产许可证，对药品核发批准文号，对经营场所进行审批核发经营许可证。

②各省、市、自治区药检所定期或不定期对市场经营单位进行检查，对生产企业进行检查，发现问题进行处理。

③对大型养殖场，派官方兽医定期或不定期指导其用药，检查其用药卡和药品仓库及出入库单等。取饲料和水样，对其兽药采购进行备案等，防止使用违禁药和滥用准用药。

3. 有关兽药管理的规范要求

（1）兽药生产质量管理规范及检查验收办法

必须根据规定抽取样品，必须在被抽样单位存放产品的现场进行，包括兽药生产企业成品仓库和药用原、辅料仓库；兽药经营企业的仓库或营业场所；医疗机构的药方或药库；以及其他需要抽样的场所。

（2）兽药的使用管理

兽药使用单位和个人应遵守国务院畜牧兽医行政管理部门制定的兽药安全使用规定。禁止使用假兽药、劣兽药、无批准文号兽药和禁用兽药以及走私进口的兽药。农业部规定在动物饲养过程中，限制 8 种兽药用于动物促生长剂。

（3）兽药名称的管理

兽药国家标准、行业标准、地方标准中收载的兽药名称为兽药法定名称，即通用名称。兽药生产企业可以根据需要拟定兽药专用商品名，并应在报批兽药产品或申请产品批准文号时向兽药管理部门提出申请。

（4）兽药标签和说明书的管理

根据《兽药标签和说明书管理办法》规定，兽药标签和说明书必须注明规定的内容，经农业部或省级畜牧兽医行政管理部门审核批准后方可使用。

（5）人用药品转为兽用药品的管理

兽药经营单位、兽医医疗单位和个体兽医为满足兽药使用管理需要，以人用合格药品补充兽药品种的不足时，采购的人用药品必须是兽药国家标准、行业标准收载的品种，并加盖“兽用”标志。

（6）有关饲料药物添加剂的管理

①农业部批准具有预防动物疾病、促进动物生长，可以在饲料中长时间添加使用的饲料药物添加剂，其产品标签上必须用“药添字”，含有该添加剂的饲料产品的标签必须标明所含兽药成分名称、含量、适用范围、停药期规定及注意事项等。

②农业部批准用于防治动物疾病，并规定疗程，仅是通过混饲给药的饲料药物添加剂，其产品批准文号必须用“兽药字”，各畜禽养殖场及养殖户需凭兽医处方购买、使

用，所有商品饲料不得添加。但是，经批准后，养殖场（户）可以凭兽医处方委托具有条件的饲料厂代加工生产含药饲料。

(7) 进口兽用生物制品粘贴用标签管理制度

进口兽用生物制品的单位必须按照《进口兽药许可证》载明的品种、生产厂家、规格、数量和口岸进货，并必须粘贴专用标准。专用标签由中国兽医药品监察所统一制作，并直接供应各口岸兽药监察所。

(8) 有关渔药管理的规定

有关渔药管理的规定有《关于进一步加强渔药管理和水生动物防疫工作的通知》、《农业部进一步加强鳗鱼养殖用药管理》、《水产品药物残留专项整治计划》。

4. 有关实验室建设与管理的要求

有关实验室建设与管理的要求包括《进出口商品检验实验室认可管理办法》和《残留分析质量控制指南》。国家质检总局 2002 年 3 月 19 日发布了《残留分析质量控制指南》，对实验室职责、取样和样品处理、分析方法及其质量控制条件等做了明确规定。按照该指南的规定，检验检疫系统残留检测实验室必须建立质量保证体系，完善内部管理，建立残留检测人员持证上岗和实验室管理责任制度，确保检测结果真实可靠。

5. 出口定向（EOS）系统

AQSIQ 对禽、兔、养殖水产品、蜂产品等产品的养殖场实行备案管理，对养殖场设施设备及环境提出了明确的备案要求；对出口产品的包装上加施标识与编号，确保出口产品能有效追溯到来源养殖场；对出口产品与内销产品分别存放于专门的冷库中；并对出口产品实施监装，防止出口产品与内销产品的混装。

有关在出口控制体系中的兽药管理，企业直接从农业部批准的药厂或兽药批发经销店购买药品，企业由指定部门（如动物保健中心）负责对购进药品进行统一控制，养殖场凭处方到指定部门领取所需药品。由于企业直接从农业部批准的药厂或兽药批发经销店购买药品，企业指定部门对药品使用进行控制，可有效保证不使用违禁药品，对允许使用药品按规定停药。检验检疫部门对出口企业兽药采购、使用进行监管。

6. 实验室体系

实验室机构设置：国家质检总局共设有 6 个残留检测基准实验室和 31 个批准实验室，农业部共设有 2 个残留检测基准实验室和 32 个批准实验室。

(1) 残留监控基准实验室

国家残留基准实验室主要职责是：基准实验室负责协调批准实验室的工作，尤其是制定和协调残留物质的分析方法和标准；协助主管当局制订残留物质监控计划和组织实施；参加国际间的水平测试和比对试验；定期有针对性地组织进行比对试验；保证批准实验室遵守规定的限量；传递国际上有关残留物质监控的信息；保证有关检验、监督人员能够参加国际有关组织的培训，以利于有关人员专业水平的提高。

这些基准实验室均按 ISO/IEC 17025：2005 的标准编制了质量体系文件，并获得实验室认可委员会的认可；在其作为基准实验室所负责的残留物质检测方面，有经过残留

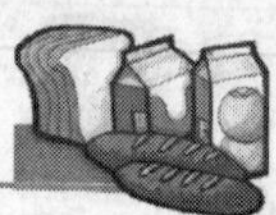

物质分析方法培训的合格人员，熟悉国际标准和惯例；拥有本实验室负责的残留物质分析项目所必需的设备和材料，具有完善的行政组织机构，具有足够的数据处理能力，能迅速地将统计资料和其他信息报告主管部门，并通报其他基准实验室和批准实验室，有最新的带证标准物质及其相关信息。

（2）残留监控批准实验室

批准实验室承担监控计划中指定的检测任务，出具检验结果；严格执行指定的残留物质分析方法标准；严格遵守规定的限量；积极参加基准实验室组织的比对试验；向基准实验室提出改进分析方法的建议。

目前这些批准实验室均按 ISO/IEC 17025：2005 的标准编制了质量体系文件，并获得实验室认可委员会的认可；在其作为批准实验室所承担的残留物质检测方面，有经过残留物质分析方法培训的合格人员；拥有本实验室承担的残留物质分析项目所必需的设备和材料；具有完善的行政组织机构；具有足够的数据处理能力。

（3）国家残留监控中各级单位之间的关系

国家残留监控计划（NRCP）中涉及的各级单位之间的关系如图 4－3 所示。

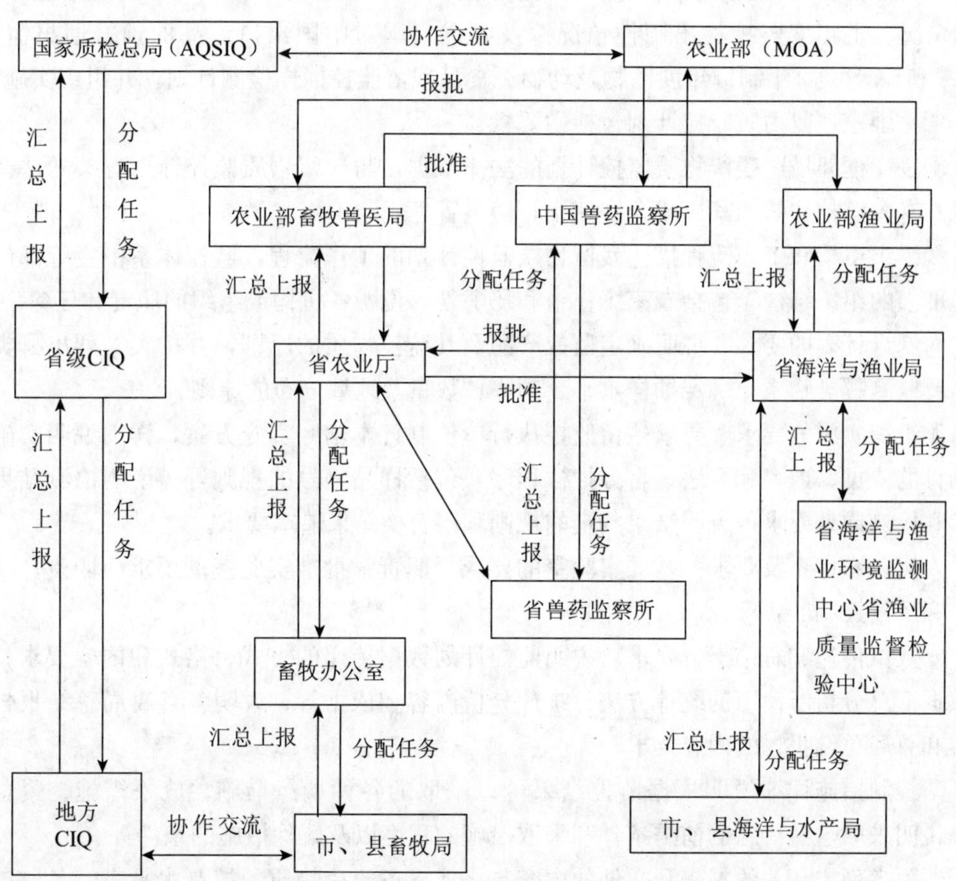

图 4－3　NRCP 中涉及的各级单位之间的关系

7. 国家残留监控计划的制订

MOA 和 AQSIQ 联合制订年度残留监测计划并起草年度残留监测报告，报告附摘要和分析结果的讨论。MOA 的中国兽药监察所是起草残留监测计划和残留监测报告的工作机构。

1999 年 3 月，农业部和原国家检验检疫局参照欧盟 96/22 与 96/23 指令的要求，制定了《中华人民共和国动物及动物源食品中残留物质监控计划》。该计划主要包括：有关法律法规以及有关受监控物质的禁用或允许使用、销售管理规定；监控体系中主管部门和有关部门的组织结构；实验室检测网络；官方抽样细则；计划检测的物质，分析方法，计划抽取的样品数量；对阳性结果的处理措施。

（1）国家残留监控计划制订的原则

残留监控计划是我国进出口食品安全控制体系中的一项重要制度，每年由各直属局根据本地区的实际情况提出本地区的监控计划草案上报国家质检总局，国家质检总局组织专家结合产品进出口检验检疫情况和上一年度残留监控情况等制定全国计划后下达。

根据 1999 年中国残留监控计划的总体框架，结合我国兽药的生产、使用情况、动物及动物源性食品的生产和地区分布情况，对于出口动物源性食品的残留监控重点考虑出口情况、上年度监控检出阳性情况以及各进口国对中国出口产品的预警通报情况，MOA 和AQSIQ每年制订年度动物及动物源食品残留监控抽样检测计划，并组织实施。

（2）国家残留物质监控计划包括的要素

①法律框架描述残留物质监控计划的法律依据，与残留物质监控计划有关的法律法规以及有关监控物质的禁用或允许使用、销售管理规定等。

②组织机构和工作流程描述残留物质监控计划的工作流程，监控体系中主管部门和实施部门的组织结构，包括专家工作组和秘书处，说明各机构或组织的职责和任务。

③制订计划的要求　说明确定监控产品及其监控物质的原则，并按大类列出哪类动物需要监测哪类物质；确定抽样水平、频率、数量及地域分布的原则。

④组织实施的要求　要求残留监控执行单位制订本辖区实施方案，详细说明实施方案制订的依据、内容和方法；官方抽样程序，包括样品编号的规则等；说明检测结果的要求和检测周期要求；说明结果判定的规则和不合格结果追踪要求。

⑤实验室体系及要求　基准实验室的要求、职责；批准实验室的要求、职责；检测方法和质量控制的要求。

⑥数据传递和总结报告要求　说明监控计划数据传递的方式、格式和内容要求；说明数据汇总分析所使用的统计方法、统计分析内容和依据等；说明各直属局总结报告的内容和总局总结报告的内容要求。

⑦控制措施详细说明根据监控结果可以采取的各种加严措施、放松措施、紧急措施，说明采取这些措施的前提条件和采取措施的程度以及解除措施的条件等。

⑧附表列出相关的报表和文件的内容与格式，各监控物质的控制水平表、各监控物质检出限要求表等应作为附件列出。

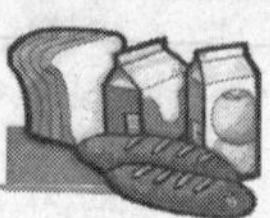

(3) 有关年度监控计划的制订

①年度监控计划制订的依据。上年度监控计划的总结；国内外关注的农用化学品；国内外限量要求；产品进出口量；历年监控结果；产品地域分布；国外预警情况。

②年度监控计划的内容与年度监控计划的实施周期；监控内容；年度需要监控的产品及其监控物质，用表的方式列出；抽样和检测任务分配，即制订年度各监控产品抽样和检测任务分配计划；年度监控计划的调整说明，包括监控产品和监控物质调整的说明，对控制水平、检测方法及方法检出限要求调整说明，监控计划指南内容调整说明，其他内容调整说明；年度监控计划实施的新要求；残留监控计划负责人和样品接收人。

③年度监控计划的调整：

a. 监控物质调整的主要依据　往年进出口动植物源食品残留监控结果；我国农兽药登记、注册和使用情况；主要进口国家和地区对动植物源食品中残留物、污染物限量要求及其变化情况；主要进口国的预警通报信息；进出口动植物源食品中化学残留物和污染物风险评估报告；主管当局认为需要调整的其他因素。

b. 监控产品调整的主要依据　往年进出口动植物源食品残留监控结果；我国动植物源食品进出口品种、数量、地区分布及变化；主要进口国家和地区对动植物源食品限量要求及其变化情况；主要进口国的预警通报信息；进出口动植物源食品中化学残留物和污染物风险评估报告；主管当局认为需要调整的其他因素。

c. 实验室检测任务调整的主要依据　实验室检测能力的提升或变化；实验室职能的调整或变化；监控食品和监控项目的调整和变化；监控食品进出口地区分布变化；主管当局认为需要调整的其他因素。

8. 质检系统有关残留监控计划实施要求

(1) 直属局制订实施方案

①制订实施方案的主要依据　年度监控计划，本辖区农用化学品使用情况，本辖区产品生产和出口情况，包括出口量、生产企业分布、种养殖周期等。本辖区国外产品进口情况，包括产品种类、数量、生产国别，日常检测情况、预警情况等。

②实施方案的主要内容　直属局监控计划实施的组织机构；年度监控计划中本辖区任务的抽样具体安排，包括抽样的时间、地域、要求、方法等；根据本辖区产品结构特点制订的补充计划。

③样品的抽取、传递和保存　抽样人按照实施方案的规定抽取官方样品。抽样人应按照官方抽样程序及时将样品传递到实验室。实验室应按照残留物质监控计划的要求保存官方样品。

④实验室检测　实验室收到官方样品后，应按年度监控计划的要求实施检测。检测方法应符合《残留分析质量控制指南》的要求，灵敏度应满足年度监控计划需要，并按《残留检测标准操作程序（SOP）编写指南》编写实验室标准操作程序。检测过程应符合《残留分析质量控制指南》的要求。

⑤结果及总结的上报　直属局的业务主管部门应按规定的时间、格式、方式上报结

果，并完成直属局监控总结报告。总结报告应包括但不限于以下内容：年度监控计划执行情况；年度监控计划调整情况；年度监控计划结果统计分析；不合格结果分析及处理情况；存在的问题及原因；对年度监控计划的意见和建议；本辖区下年度监控计划任务的建议。

（2）年度监控计划的总结

专家组应对各直属局上报的数据和总结进行汇总分析，起草年度监控计划总结报告。总结报告应包括：年度监控计划执行情况；年度监控计划调整情况；年度监控计划结果统计分析；不合格结果分析及处理情况；存在的问题及原因；下年度监控计划的建议；各局建议、意见及其采纳情况说明；各局对下一年度监控计划任务的建议。

（3）监控计划的实施流程

直属局根据总局计划制订残留监控计划实施方案，分支检验检疫局（以下简称分支机构）或相关处室根据直属局的实施方案制订分支机构实施方案和执行具体的抽样工作，在取样的同时需要填写一式三份取样单，分别由取样单位、主管处室和被取样单位保存。

样品经抽样单位签封和加贴残留监控标签后连同填写好的送样单一起送残留监控批准实验室。残留监控批准实验室收到样品后需对样品和送样单进行检查，确认无误后填写收样回执单（即送样单的第三联），及时反馈送样单位。残留监控批准实验室收到样品后需要在15个工作日内（最长不超过一个月）完成样品检测工作，并向送样单位出具残留监控检测结果报告单。

直属局需要在每年的7月10日和1月10日前向食品局反馈残留监控计划执行过程中存在的问题、建议以及报告要求的表格，并在1月10日前上报新一年度的本辖区残留监控计划和上一年度的本辖区残留监控报告，残留监控报告须包括不合格结果汇总表、完成情况统计表、存在问题与建议反馈表、进出口食品的种类和产量信息表等内容。食品局每年年初需要召集专家对上一年度的全国残留监控情况进行总结和统计分析，并根据直属局年度监控计划和直属局反馈的问题和建议，以及综合进出口检验情况、进出口食品的产量情况、用药情况、环境污染情况和国外预警通报等其他因素，制订新一年度的全国性进出口残留监控计划。

必要时，分支机构可在直属局进出口食品中有毒有害物质监控计划的基础上制订本辖区的进出口食品中有毒有害物质监控计划，并自行进行总结汇总。对于重要的出口食品不合格信息需要逐级上报至食品局，对于进口食品不合格信息必须及时逐级上报给食品局。

9. 农业系统有关残留监控计划实施要求

（1）实施流程

残留监控计划实施流程如图4-4所示。

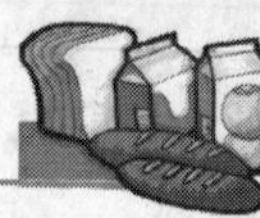

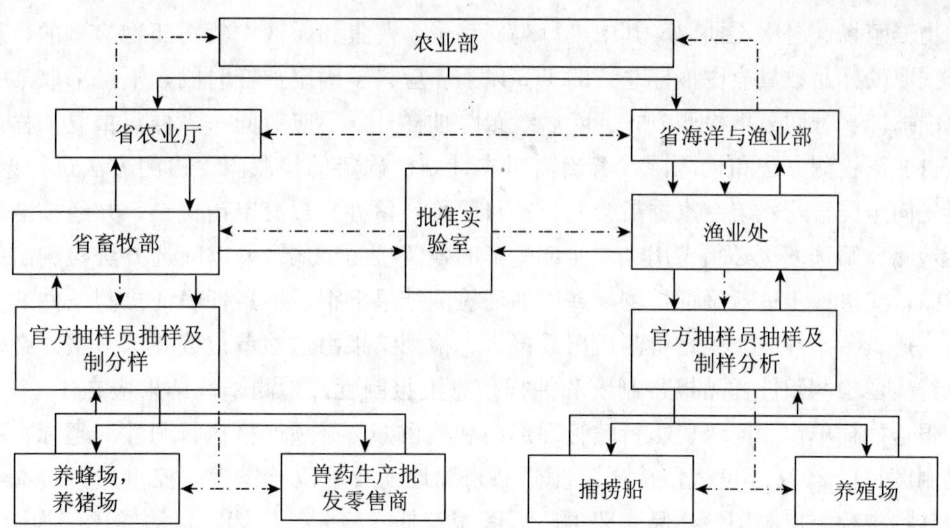

图 4－4　残留监控计划实施流程

农业部畜牧兽医局和农业部渔业局分别向省农业厅和省海洋与渔业局下达该年度的残留监控抽样和检测计划。

省农业厅向省畜牧兽医机构下该年度的除水产外的残留监控计划，畜牧兽医机构根据下达的“残留监控计划”制订管辖地区的残留监控计划实施方案。

有关水产品的残留监控任务由省海洋与渔业局下达至渔业处，渔业处按照所制订管辖地区的残留监控计划实施方案在养殖场和捕捞船中抽取官方样品。

官方兽医根据该实施方案在规定的日期内随机抽取指定动物品种的规定数量的样品。执法抽样时，必须在指定的日期到指定的养殖场抽取。农业部指定的兽药残留实验室和省级兽药监察所承担检测工作，按照发布的检测方法和残留限量标准进行检验。

（2）实施要求

按照《中华人民共和国动物及动物源食品中残留物质监控计划》，农业部在下达年度残留监控计划时要求如下。

①各级兽医行政管理部门要认真组织落实《监控计划》，并在完成本计划的同时，制订本辖区残留监控计划，监控数量不得低于本计划的 20％。

②中国兽医药品监察所、省级兽药监察所和农业部指定的残留检测机构承担本计划检测工作。

③本年度兽药残留检测按照我部发布的残留检测方法和限量标准（附件 2）执行，确证方法按照农业部发布的方法或参照国际公认的方法执行。

④兽药残留抽样、检测和结果上报按已发布的《官方取样程序》和《2008 年度兽药残留抽样检测技术操作要点》（简称《操作要点》）执行。

⑤为保证抽取样品具有代表性和可追溯性，检测结果具有科学性和公正性，发挥残留监控效能，抽样和检测单位要遵守以下要求：严格按《操作要点》要求抽样。样品应

从动物养殖场、屠宰厂抽取。其中进行鸡、鸡蛋、鸭蛋和尿液中禁用药物检测的，从养殖场抽取的样品数量应占抽样总数的1/3以上。应科学确定抽样时段，不得采取某一时段集中抽样、分期分批检测方式。除后续跟踪抽样外，不应对同一采样点重复抽样。不得擅自变更检测方法和检测限，若确需对本计划已确定的检测限、检测方法进行调整，应事先向全国兽药残留专家委员会办公室（简称残留办）提交申请材料，并经核准后再进行检测。筛选方法必须采用经农业部备案的残留检测试剂盒，以筛选方法检测出的阳性样品，应进一步进行确证检测，并以确证检测结果上报。不具备确证检测条件的实验室，应送具备条件的实验室检测后出具报告。检测结果由送检单位按要求上报。必须严格执行残留检测阳性样品报告制度和抽样信息上报制度。检测阳性结果应在10个工作日内报送抽样单位、同级兽医行政管理部门和残留办。必须严格执行阳性（超标）样品追溯制度。以2007年度残留检测阳性样品来源地（或单位）作为监控重点。对本年度监控计划中检测出的阳性样品，要进行后续跟踪抽样检测。后续跟踪抽样比例为1∶5，即每发现一个阳性样品，对被抽样单位连续跟踪抽样2次，每次5个样品。如在此程序中发现阳性结果，除上报兽医行政管理部门进行处理外，还要继续按上述跟踪检测程序进行检测。后续跟踪抽样检测样品数可预先列入辖区残留监控计划。

⑥各地兽医行政管理部门接到残留超标的检测报告后，应按照《兽药管理条例》依法实施处罚。处理结果及时报我部兽医局和残留办。要做好调查处理记录，记录存档2年以上。

⑦承担抽样和检测任务的单位要密切配合，及时沟通情况，按规定对抽样样品进行登记、保存、交接、检测，按《操作要点》和统一格式（见附件6）要求，将检测结果分别报残留办和样品来源所在地省级畜牧兽医行政管理部门，并报抽样单位。各地要将工作中存在的问题和建议及时反馈我部兽医局和残留办。

⑧残留办负责兽药残留检测结果汇总和实施监控计划总结工作。阶段性工作总结和全年工作总结分别于每年7月15日和12月20日前上报我部兽医局。

⑨水产品中兽药残留监控计划由渔业行政管理部门组织实施。阳性样品处理结果和检测结果按本通知相关要求分别报我部渔业局、中国水产科学研究院和样品来源所在地省级渔业行政管理部门。

⑩各地要高度重视本计划组织落实工作，在做好协调、督促检查的同时，对承担抽样、检测单位给予必要支持。要加强领导，落实责任，强化措施，按规定要求完成残留检测和结果上报工作，充分发挥兽药残留监控效能，保障动物性产品质量安全。

10. 阳性结果处理程序

MOA与AQSIQ分别负责各自系统内药物残留检测结果的汇总分析，再由全国残留专家委员会汇总整理全国的年度残留监控报告。MOA和AQSIQ下属的各地行政机构负责对不合格结果进行处理。

CIQ：样品经确证残留物质超标或禁用药物阳性。取样单位在收到阳性结果后，应在48小时内通报被取样单位，并以文件形式通报所在地农牧渔业部门和被取样单位，

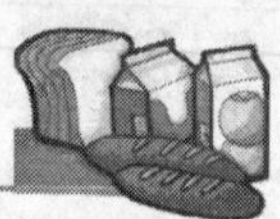

进行追踪调查。有关动物源性食品尚未出口的，不准出口；已经出口的，应立即通知有关出口公司召回。取样单位对阳性样品应调查追踪至产品来源的饲养（养殖）场，暂停该场的原料用于出口加工，并在该饲养（养殖）场至少抽取两个以上样品送至有关项目的基准实验室进行确证。跟踪调查样品检测结果仍为阳性时，检验检疫部门将视情况暂停或取消企业该产品的出口，查出超标原因，对有关的企业和饲养场应限期整改。

农业部门：检测阳性结果必须在10个工作日内通报同级兽医行政管理部门，并上报农业部（全国兽药残留专家委员会办公室）。相关的兽医行政管理部门依照《兽药管理条例》第八章第62～68条调查处理，并将处理结果反馈农业部和全国兽药残留专家委员会办公室。阳性样品必须组织后续跟踪抽样检测，后续抽样比例为1∶5，即发现一个阳性样品，要对被抽样单位连续抽样5次，每次追加抽取5个样品，后续跟踪抽样检测列入辖区残留监控计划。

（1）来源调查

官方检测实验室发现并确认阳性样品以后，首先通知样品来源地官方兽医，同时上报本省（自治区、直辖市）农牧行政管理部门。各省（自治区、直辖市）农牧行政管理部门将监督并指导整个事件的调查过程，如获取有关动物饲养场的信息及涉嫌动物的饲养、用药情况，动物产品的储存、运输、分发或销售等情况。

根据调查结果，鉴别涉嫌饲养场使用了违禁药品还是允许用的药品使用不当（包括用药过量、不按有关药品停药期规定使用药品等情况），在调查结果未出来之前，任何动物都不能离开养殖场。当有关调查涉及授权出口的加工厂时，官方兽医和国家质检总局将立即对该出口加工厂的其他动物或动物产品进行取样，对样品所采集的动物群进行识别并立即通知有关农牧部门。

（2）区别处理

对于出口加工厂，经调查证实饲养场使用了违禁药品，应立即将检验结果为阳性的动物群置于官方监控之下，进行官方标识，并立即将调查结果通报国家质检总局。当地检验检疫部门应尽力识别和追回可能受到影响的其他动物或动物制品，并停止相关出口企业的生产加工出口，及至吊销其卫生注册证书。对于国内产品，省（自治区、直辖市）农牧部门根据当地官方兽医通报的情况，则立即将检验结果为阳性的动物群置于官方监控之下，进行官方标识，对使用过违禁药品并经残留检测为阳性结果的相关动物源食品均作销毁处理。

对于出口加工厂，如果调查证实有滥用许可药物的现象或未遵守停药期规定导致残留量超出最高残留限量，则立即责成相关企业采取适当的预防措施，并暂停该批产品的出口；如果再次违规将吊销其出口注册证书；对于国内产品，如果调查证实有滥用许可药物的现象或未遵守停药期规定导致残留量超出最高残留限量，则立即责成相关企业采取适当的预防措施，并推迟对上述动物的屠宰直至确认残留量未超过允许值，在样品的分析得出结果之前扣留有关制品或胴体，只要有结果表明残留超出最高限量，对有关制品或胴体则宣布为不适于人类食用。

11. 有关残留监控各机构实施过程中的相互关系

中央主管单位、地区（州）主管、地方兽医机构（取样单位）之间和实验室（开展残留检测工作）之间的关系如图 4-5 所示。

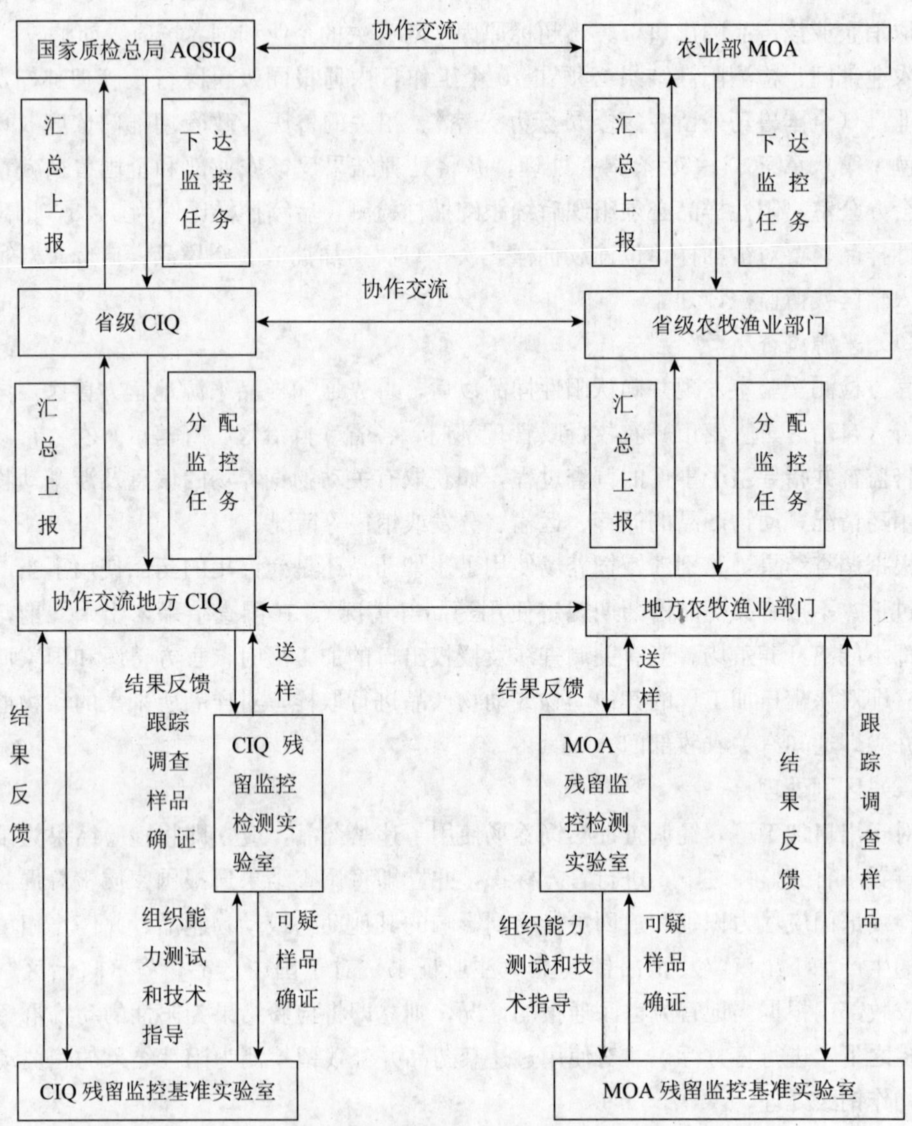

图 4-5　有关残留监控各机构实施过程中的相互关系

12. 残留监控计划的实施情况

（1）有关监控对象

1999 年度残留监控抽样计划将肉鸡、家兔、蜂蜜与鱼列为监控对象；2000 年度抽样计划将牛、猪、马、羊、小龙虾和肠衣列为新增监控对象，水产品对己烯雌酚的监控检测由鱼改为鳗鱼。2001 年与 2002 年监控对象没有改变；2003 年国家质量监督检验检

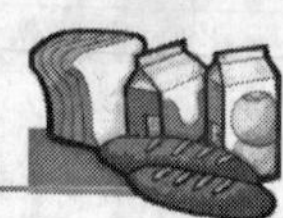

疫总局考虑到对于蜂王浆和蜂蜜可以分别出口的实际情况，增加了对蜂王浆的监控。2004 年抽样计划将小龙虾和虾合为甲壳类并分为养殖虾和其他。2005 年增加了对蛋类的监控。2006 年鉴于 2005 年马产品无出口，故取消对马组织的监控。2007 年监控对象与 2006 年相同。

（2）残留监控物质的种类与名录

①1999 年出口残留监控物质有 13 类 43 种。

《1999 年度残留抽样计划》中规定的残留物质实施监控，但其中有许多残留监控对象仅以类别列出。

②2000 年出口残留监控物质有 17 类 62 种。

③2001 年出口残留监控物质有 17 类 64 种。

残留监控物质种类在 2000 年的基础上，在类固醇类中增加了氢化泼尼松（强地松龙）；在磺胺类中增加了磺胺-5-甲氧嘧啶。

④2002 年残留监控物质有 18 类 87 种。

⑤2003 年进出口残留监控物质有 18 类 90 种。

首次增加进口残留物质的监控，其监控的物质种类在出口残留监控物质种类的基础上，保留了抗生素类中的四环素、土霉素、金霉素、强力霉素、环丙沙星、丹诺沙星、沙拉沙星、氟甲喹、卡巴氧、青霉素、苄青霉素、邻氯青霉素、双氯青霉素；保留了磺胺类中的磺胺嘧啶、磺胺二甲嘧啶、磺胺喹噁啉、磺胺二甲氧嘧啶、磺胺间甲氧嘧啶、磺胺甲氧嗪、磺胺甲噁唑；保留了驱虫剂中苯亚砜咪唑、噻苯达唑、苯硫达唑、丙硫达唑、噻苯咪唑酯；保留了抗球虫药中的尼卡巴嗪；保留了有机氯类中的多氯联苯；删除了硝基咪唑类、氨基甲酸酯类、拟除虫菊酯类、非类固醇抗炎药、有机磷类、真菌毒素类、染料类、添加剂类以及其他药理活性物质共 9 大类物质。

⑥2004 年将鸭单独列入残留监控计划。2004 年残留监控对象包括牛、马、羊、猪、禽、兔、水产品、蜂蜜、蜂王浆、肠衣、甲壳类共 11 类动物或产品，共 20 种分析材料，涉及 92 种残留物质。

⑦2005 年对出口产品的监控包括牛、马、羊、猪、禽、兔、水产品、蜂蜜、肠衣、甲壳类共 10 类动物或产品，共 27 种分析材料，涉及 90 种残留物质。对进口产品的监控包括鸡组织、甲壳类、奶制品、牛组织、鸭组织、羊肠衣、鱼类、猪肠衣和猪组织，共 31 种分析材料，涉及 49 种残留物质。

⑧在 2006 年，对出口产品监控包括牛、羊、猪、禽（蛋）、兔、水产品（含甲壳类）、蜂蜜、肠衣 8 类动物或产品，共 32 种分析材料，涉及 102 种残留物质。进口产品监控包括鸡组织、甲壳类、奶制品、牛组织、羊肠衣、鱼类、猪肠衣和猪组织 8 类动物或产品，共 39 种分析材料，涉及 56 种残留物质。

⑨在 2007 年，出口监控的动物源性食品种类主要包括牛、羊、猪、禽（蛋）、兔、水产品（含甲壳类）、蜂产品（蜂蜜、蜂王浆）、肠衣 8 类，共 32 种分析基质材料，涉及 8 大类、117 种残留物质；进口监控的动物源性食品种类主要包括鸡、甲壳类、奶制品、

牛、羊肠衣、鱼类、猪肠衣和猪组织8类，共48种分析基质材料，涉及59种残留物质。

1999—2007年残留监控物质种类对比如图4-6所示。

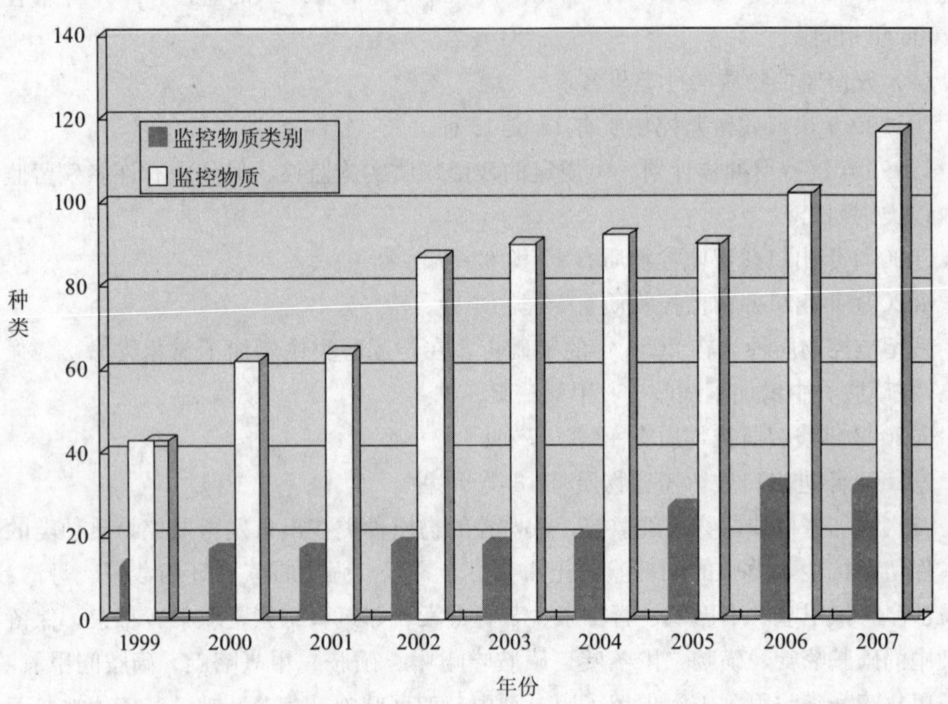

图4-6　1999—2007年残留监控物质种类对比（类别为监控物质小类）

(3) 残留监控取样数量、结果数与项目情况

国家质检总局根据上一年度残留监控结果反馈情况，特别是阳性结果的检出情况，结合各国预警通报的情况，每年适当增加对应监控的检测项目的取样数量；尤其是针对欧盟每次考察报告中对我国残留监控计划提出的合理化建议和近年来欧盟通报的氯霉素和硝基呋喃问题，增加了满足欧盟、日本、韩国、瑞士以及我国香港等国家和地区残留监控要求的项目。对残留监控项目在新一年的残留监控计划中进行不断的完善和改进。

1999年6月1日至12月31日取样数4174个。

2000年检测数据12590个。由于当时没有规定一个样品只能测定一类物质，因此各地做法不一致，导致实际抽取的样品数无法统计。2000年在上一年基础上新增加10个监控项目。

2001年抽取并检测样品5425个，得到检测结果9883个。2001年在上一年的基础上又增加了18个监控项目。

2002年取样数6021个，检测数据14375个。2002年在上一年的基础上增加了59个监控项目。

2003年取样数8106个，检测数据18884个。2003年在上一年的基础上又新增加了

29个监控项目。

2004年实际抽样数量为7428个，实际获得检测结果数20204个。

2005年抽样数量为10340个，获得检测结果数28635个。

在2006年取样数13862个，获得检测结果数35349个。鉴于2005年马产品无出口，无法取样，故取消对马组织的残留监控。

在2007年进出口监控计划总抽取样品16343个，获得检测结果数为44553个。

2001—2007年我国残留监控取样数量、残留监控结果数对比如图4-7所示。

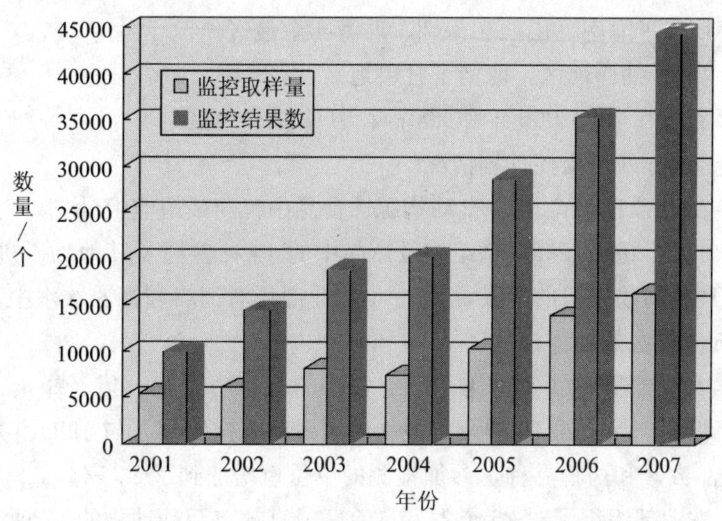

图4-7 2001—2007年残留监控取样数量，残留监控结果数对比

(4) 取样程序、送样程序的建立与完善

为确立官方取样程序和官方样品处理的公正性、合法性和科学性，保证样品的代表性，参照欧盟98/179/EC指令和FAO/WHO农药残留法典委员会所推荐的取样方法，在“1999年中国动物和动物源食品残留物质监控计划”中规定了残留监控样品的“官方取样程序”。

2000年2月原国家出入境检验检疫局对检验检疫机构实施《中国动物及动物源食品残留物质监控计划》的工作流程图、CIQ残留监控取样流程图、CIQ残留监控取样单、CIQ残留监控样品标签、CIQ残留监控送（收）样单、CIQ残留监控检测结果报告单、CIQ残留监控结果统计报表进行了修订完善，并在实施2001年度残留监控计划中开始应用。

2001年进一步规范了官方抽样程序。农业部每年制订《年度兽药残留监控抽样计划技术操作要点》和《残留监控取样实施方案》；原国家出入境检验检疫局针对牛、马、羊、猪、鸡、兔、肠衣、鳗鱼、小龙虾和蜂蜜等不同产品制定了不同的、详细的取样程序。上述技术指导性文件随年度残留监控计划一并下发。官方抽样程序保证了抽样工作的随机性和不确定性。

（5）监控地区和抽样检测任务

国家质检总局在每年发布的年度残留监控计划中对各地区的抽样和检测任务均作适当调整。

①1999 年的 12 个抽样地区：山东、辽宁、吉林、广东、江苏、河北、黑龙江、北京、天津、浙江、上海、四川。

②2000 年增加了内蒙古、河南、湖南、湖北、安徽、重庆、陕西、福建、新疆 9 个地区。

③2001 年增加了甘肃、贵州、厦门、江西、宁波、青海、宁夏、云南 8 个地区。

④2002 年增加了海南、山西、深圳、珠海 4 个地区。

⑤2003 年 32 个抽样地区，取消了甘肃地区。

⑥2004 年、2005 年、2006 年和 2007 年 34 个抽样地区。

（6）农业部实施残留监控计划情况

1999 年，农业部下达了 1610 批动物源性食品中兽药残留监控计划。对来自 10 个省市的鸡、猪、蜂蜜、鱼、虾等动物组织及产品中的 16 种兽药及其他物质进行残留检测。同时，为抓住产生药物残留的源头，1999 年农业部还对饲料和饲养饮水中是否添加违禁药物进行了 2660 批次的抽样检测。

2000 年，农业部下达了对来自 15 个省市的马、牛、鸡、猪、蜂蜜、鱼、虾等共 4400 批动物组织及产品中的 19 种及其他物质的残留监控计划，与 1999 年相比，增加了监测地区、样品数量和药物品种，参加检测的单位也增加到了 24 家。

2001 年，农业部组织了对 25 个省、自治区、直辖市 9 种动物的 12 种组织，共 4460 批样品、22 种兽药及其他物质进行了残留监控和检测，检测的药物种类又增加了 3 种，检测地区增加到 25 个。

2002 年，农业部下达了对 25 个省、自治区、直辖市 10 种动物的 12 种组织，共 20660 批样品、25 种兽药及其他物质的残留检测任务，重点抽检氯霉素、呋喃唑酮、盐酸克伦特罗等禁用药物。

2003 年，农业部下达 17116 批动物性产品中兽药残留抽样、检测计划，北京市兽药监察所等 54 家单位承担兽药残留检测工作，抽样工作主要由各地具有官方兽医资格的单位承担，由组织抽样单位确定抽样单位。

2004 年，农业部下达 13810 批动物性产品中兽药残留监控计划。

2005 年共 14391 批次，其中畜禽等动物性产品中兽药残留监控计划 5001 批次，水产品中兽药残留监控计划 9390 批次。

2006 年度 15801 批次动物性产品中兽药残留监控计划，其中，畜禽等产品 10366 批，水产品 5435 批。

2007 年度 16358 批次动物性产品中兽药残留监控计划，其中，畜禽等产品 10366 批，水产品 5992 批。

2008 年度 14049 批次动物性产品中兽药残留监控计划，其中，畜禽等产品 10334

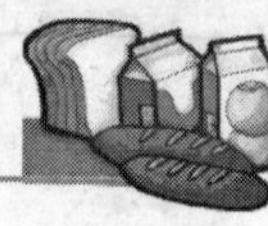

批，水产品 3715 批。

2000—2008 年农业部监控取样数对比如图 4-8 所示。

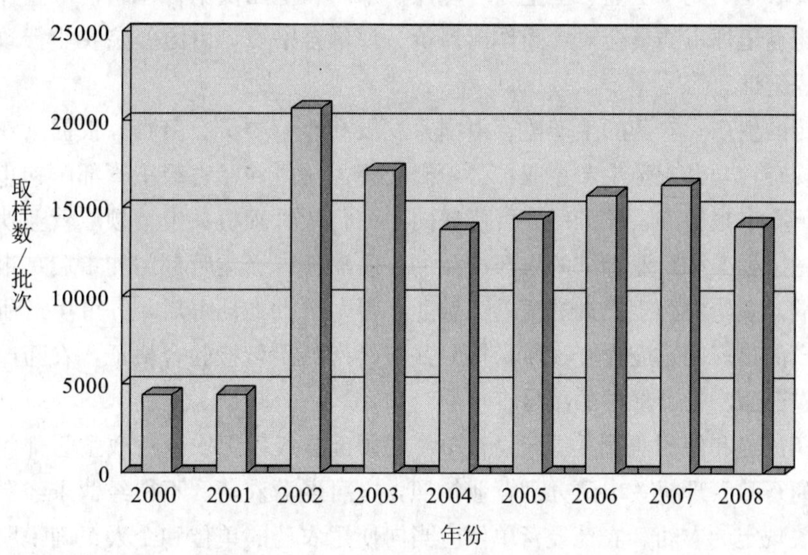

图 4-8　农业部监控取样数对比

二、中国植物源性食品残留监控体系

1. 我国农药管理体系

(1) 主要法律法规

我国与农药管理相关的法律法规主要包括《食品安全法》(2009)、《农药管理条例》(1997)、《农药管理条例实施办法》(1999)、《农药限制使用管理规定》(2002)、《农药生产管理办法》(2004)，其中《农药管理条例》是我国执行农药管理的基础性法规。

(2) 主要管理机构

农业部是我国农药的主要管理机构，依据《农药管理条例》全面负责农药监管及初级农产品中农药残留控制。国家发展和改革委员会依据《农药生产管理办法》负责农药生产的监管，卫生部依据《食品安全法》制定农药残留限量标准及管理消费环节与农药相关的食品卫生问题，质检总局负责生产加工环节与农药相关的食品卫生问题，工商总局负责流通环节与农药相关的食品卫生问题。地方政府和地方农业主管部门依据《农药管理条例》协助农业部开展本行政区域内的农药登记工作，并负责本行政区域内的农药监督管理工作。

(3) 管理措施

①农药登记注册　农业的登记注册由农业部农药检定部门负责。根据《农药管理条例》规定，生产农药和进口农药，必须进行登记。对于国内首次生产的农药和首次进口的农药，登记时必须经田间试验、临时登记和正式登记三个阶段。只有在经正式登记且

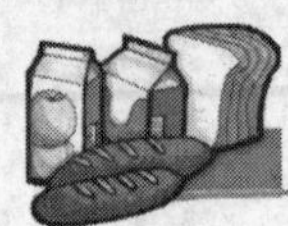

得到农业部颁发的农药登记证后，方可生产、销售。申请者在申请登记时，必须提供有关农药的产品化学、毒理学、药效、残留、环境影响、标签等方面的资料。申请资料分别经国务院农业、化学工业、卫生、环境保护部门和全国供销合作总社审查并签署意见后，由农药登记评审委员会对农药作出评价。评价合格后，由国务院农业行政主管部门发给农药登记证。

②农药的生产　农药的生产监管由国家发展和改革委员会负责。根据《农药生产管理办法》规定，开办农药生产企业，必须提交相关材料并经省级主管部门初审后，向国家发展改革委申报核准，核准后方可依法向工商行政管理机关申请领取营业执照。生产尚未制定国家标准和行业标准的农药产品的，应当经省级主管部门初审后，报国家发展改革委批准，发给农药生产批准证书。企业获得生产批准证书后，方可生产所批准的产品。农药产品出厂前，应当经过质量检验并附具产品质量检验合格证，农药产品出厂时必须标明农药生产批准证书的编号。

③农药流通和使用监管　农药经营单位必须经县级以上农业行政主管部门审查合格后，向工商行政管理机关申请办理营业执照，方可经营农药。不得经营未经登记注册或不符合相关规定的农药。农药经营单位应当向使用农药的单位和个人正确说明农药的用途、使用方法、用量、中毒急救措施和注意事项。使用农药应当遵守国家有关农药安全、合理使用的规定，按照规定的用药量、用药次数、用药方法和安全间隔期施药，防止污染农副产品。各级农业行政主管部门及所属的农业技术推广部门负责农药使用监管及科学使用技术和安全防护知识培训工作。

我国农药注册（包括新农药和进口农药）、生产、销售、使用监管流程如图4－9所示。

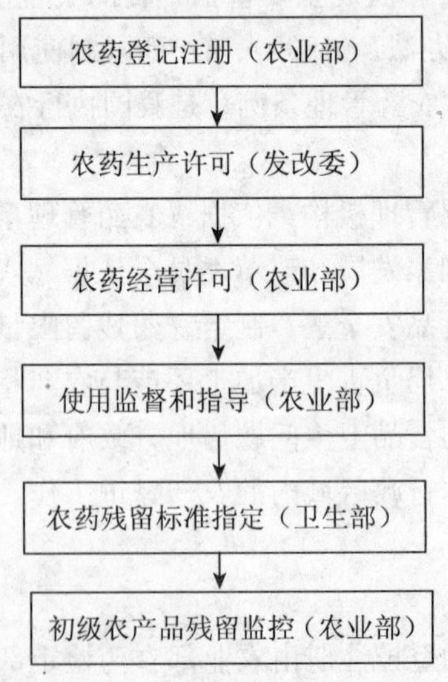

图4－9　农药注册（包括新农药和进口农药）、生产、销售、使用监管流程

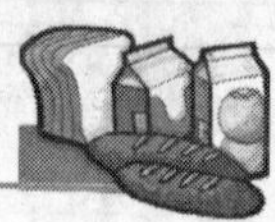

(4) 农药残留限量监管

农产品中农药残留限量标准由安全部制定。我国现行的农药残留限量标准涉及农药 137 种，残留限量标准 487 条。根据食品安全法和农药管理条例相关规定，禁止生产经营农药残留超过国家规定容许量的食品，禁止销售农药残留量超过标准的农副产品。县级以上农业行政主管部门负责农副产品农药残留量的检测工作，并公布检测结果。

2. 中国植物源性食品残留物质监控计划

(1) 质检总局的出口植物源性食品残留物质监控计划　我国植物源性食品因有毒有害物质残留而遭国外退货或销毁的案例时有发生，不仅使我国在经济上蒙受了巨大的损失，而且对我国出口食品声誉造成极为不利的影响。为进一步加强植物源性食品安全卫生的源头监管和质量控制，2004 年第四季度国家质检总局首次制定《中国出口植物源性食品残留物质监控计划》。经过 4 年来的不断改进和完善，商品品种已由 2004 年的 10 种增加到 2008 年的 46 种，残留监控物质已由 2004 年的 48 种增加到 2008 年的 112 种，参加的直属局（院）已由 2004 年的 23 个增加到 2008 年的 34 个，监控体系已渐入完善和成熟，残留监控计划的科学性、时效性、合理性不断提高，为促进我国植物源性食品出口，突破欧盟、美国、日本等国家和地区的技术壁垒措施，促进我国植物源食品出口作出了重要贡献，为保障我国进出口食品的安全奠定了良好的基础。

(2) 农业部的关于农药残留监控工作：

①检验检测体系　为了有效地加强对农产品质量安全的监督，农业部分别于 1988 年、1991 年和 1998 年分三批，在与农业有关的科研、教学和专业检验检测机构中择优组建了国家的产品质检中心 13 个，还规划建设了 179 个部级农产品质检中心，到目前已有 164 个部级农产品质检中心通过了国家计量认证和机构授权认可。经过 10 多年的建设，目前农业部所属的国家级、部级检测中心的管理水平明显加强，执法地位逐步树立，检测范围不断扩大，检测条件有了一定的改善，从事农产品质量安全检测的人员数量有了明显的增加，人员素质有了明显提高，具备对我国重点行业和重点产品的现有国家、行业标准所规定的各项指标要求的检测能力。在建好部级质检中心的同时，农业部还指导地方农业部门建立省级农产品质量安全检验站（所）480 余个，地、市、县级农产品质量安全检测站（所）1200 余个。我国农产品质量安全监测体系的雏形已初步形成。

②农药残留监控工作　农业部在 2000 年发出"关于加强农药残留监控工作的通知"，标志着我国农药残留监控工作的起步。通知要求各省、自治区、直辖市农业（农牧渔业、农林、农牧）厅（局）要充分利用现有条件，以农药检定机构为基础，至少建立一个具有农药残留检测能力的实验室，配备相应技术人员，积极开展农产品中农药残留监测工作。农业部农药检定所要做好技术指导和培训，为省级农药残留检测网络建设提供技术保证。在一些经济发达、具备条件的省市，要开展经常性的农药残留监测工作，为政府正确掌握农产品中农药残留提供科学、可靠数据。

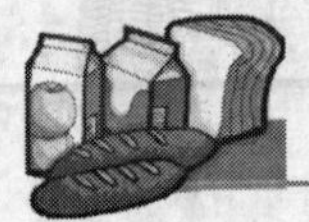

农业部在2000年已在5个省设立了15个农药残留检测点。为保证监控结果的时效性和准确性，农业部农药检定所要抓紧完善和推广农产品中农药残留快速检测方法，尽快在实际检测工作中发挥作用。

农药残留监控工作是一项长期的系统工程，各级农业行政部门要积极争取当地政府的支持，加强与有关部门的合作，切实搞好农药残留监控工作。

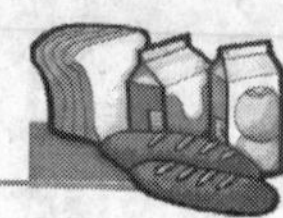

第五章　食品安全物联网构建

第一节　食品安全现状

食品是人类赖以生存和发展的最基本的物质条件，故民以食为天。在我国国民经济体系中，食品工业早已成为第一大支柱产业。根据有关资料显示，从1993—1998年的5年间，我国食品工业总产值就实现了从3430亿元至6000亿元的跨越，平均每年递增12%。2003年我国食品工业总产值更是首破12000亿元，远远超过汽车工业总产值9400亿元的水平。但是全球及我国接连不断发生的恶性食品安全事故引发了人们对食品安全的高度关注，也促使各国政府重新审视这一已上升到国家公共安全高度的问题，各国纷纷加大了对本国食品安全的监管力度。虽然中国政府也在不断加大食品的监管力度，但有关食品安全的负面消息依然不断，通过新闻媒体的深入追踪报道，我们知道了阜阳劣质奶粉、重庆火锅石蜡底料、太仓劣质肉松、山东“掺肥”龙口粉丝等，“三鹿”奶粉等重大食品安全事故的发生，更是严重地刺激了全国人民的神经，成为心中无法除去的痛。《中国青年报》社会调查中心完成的一项有关食品安全的调查显示，近期频发的食品安全事件已经引起了公众的广泛关注，82%的公众表示，这些事件“肯定会”引发自己对周围食品安全问题的严重担心，13%的人表示“可能会”。我国目前的食品安全监管较发达国家而言，起步较缓、问题较多，造成我国食品安全问题屡禁不绝的重要原因还是在于我国食品安全缺乏完整的保障体系。我们认为，在今后较长的一段时间里，我国应当把在整体上完善我国食品安全的保障体系作为食品安全工作重点和战略目标来实现。

食物安全管理又是一个系统工程，它涉及食物的生产、加工、储藏、流通和消费等诸多环节，其中任何一个环节的失控，都会影响食物安全的全局。同时食物安全还受社会经济发展、科学技术进步以及人们生活水平等多种因素的制约，因此，要想保证食物安全，就必须健全食物安全管理体系，统筹运作，以达到和实现安全的目的。我国是一个人口众多，生产资源却相对不足的农业大国，同时也是食物的生产大国和消费大国。无论从食物的质量安全还是从食物的数量安全来说，食物安全管理问题都是关系到我国10多亿人口生存与发展的重大问题，同时也会对全球食物安全产生很大影响。因此建立我国的食物安全和保障体系非常重要，而体系的建立需要有好的食物安全管理模式。借鉴国内外的食物安全管理模式对我国具有重要意义。

在我国，食品安全事故时有发生，严重地干扰了社会稳定和人民的正常生活。欧盟、美国等发达国家和地区要求对出口到当地的食品必须能够进行跟踪和追溯。如何对食品进行有效的跟踪和追溯，并对食品进行安全管理是一个极为迫切的课题。

食品供应链包括从产前种子、饲料等生产资料的供应环节，到产中种养生产环节，再到产后分级、包装、加工、储藏、销售环节，最终到达消费环节，即所谓的“从农田到餐桌”工程。随着工业化的发展和市场范围的不断扩大，现在越来越多的食品是通过这种漫长而复杂的供应链到达消费者手中的。多层次的加工和流通往往涉及位于不同地点和拥有不同技术的许多公司和人员，消费者很难了解食品生产加工流通到销售的全过程是否能够保证食品或原材料的安全。鉴于此，对于一些特殊食品（例如奥运食品）就需要有一个完整的食品供应链安全保障体系来实现这样的目标。

一、国外食品安全现状

1. 国外的食品安全问题

（1）疯牛病

1986 年在英国发现，20 世纪 90 年代流行达到高峰。2000 年 7 月英国有 34 万个牧场的 17 万多头牛感染此病，已屠宰焚毁 30 多万头，而发病率每年仍以 23%的速度增加，并由英国向全欧和亚洲扩散，牵涉国家超过 100 个。病牛发病后表现为后肢共济失调，震颤，神经错乱，最终死亡。专家预计人类发病流行颠峰大约是在 2015 年，届时每年将有 20 万人死亡，在最糟糕的情况下，可能会有 1000 万人最终死于“雅克氏症”，2002 年这一预计数字降为 5 万人。

（2）二噁英

1999 年，比利时、荷兰、法国、德国相继发生因二噁英污染导致畜禽类产品及乳制品含高浓度二噁英的事件。二噁英是一种有毒的含氯化合物，是目前世界已知的有毒化合物中毒性最强的。它的致癌性极强，还可引起严重的皮肤病和伤及胎儿。

（3）O157 事件

自 1996 年 6 月从日本多所小学发生集体食物中毒事件而发现元凶为“O157”大肠杆菌以来，日本全国至当年 8 月患者已达 9000 多人。其中 7 人死亡，数百人住院治疗。感染上大肠杆菌“O157”的患者往往都伴有剧烈的腹痛、高烧和血痢。病情严重者并发溶血性尿毒症症候群（HUS）和脑炎，危及生命。“O157”引起的食物中毒事件近年来不仅在日本，而且在美国以及欧洲、澳洲、非洲等地也发生过。据美国疾病控制和预防中心估计，“O157”在美国每年可造成 2 万人生病，250～500 人死亡。

（4）丙烯酰胺

2002 年 4 月，瑞典斯德哥尔摩大学的科学家发布一项研究报告指出，包括炸薯条在内的多种油炸淀粉类食品中含有致癌物质丙烯酰胺。这份报告指出，1 公斤炸薯片的聚丙烯酰胺含量是 1000 微克，炸薯条是 400 微克，而蛋糕和饼干中的含量则为 280 微克。丙烯酰胺这种物质人们并不陌生，在诸如塑料和染料等许多材料中都有使用。动物实验证明它有致癌危险，多项研究又陆续证实，在对土豆等含有淀粉的食品进行烤、炸、煎的过程中也会自然产生丙烯酰胺，这就逐渐开始掀起了一场新的食品安全风波。

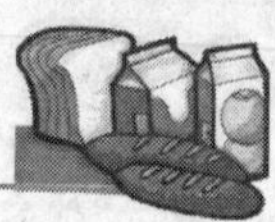

2. 国外食品安全监控现状（以日本为例）

日本《经济周刊》2004 年 2 月 24 日载文称，“日本国民陷入空前的食品安全危机”。文章指出，2004 年 1 月 12 日，日本时隔 79 年再次爆发禽流感，山口县一个养鸡场检测出 H5N1 病毒，此后大分县、京都市又先后检测出禽流感。2 月京都府船井农场的业主将大批病鸡宰杀后投放市场，该农场患禽流感的鸡的肉、蛋已经流入 23 个县，使已经饱受疯牛病袭击的日本消费者更加胆战心惊。

自日本 2001 年 9 月发现第一例疯牛病以来，日本社会对牛肉安全十分敏感。2003 年 12 月日本最大的牛肉进口国——美国发现了疯牛病，立即引发了社会的高度关注。

日本政府对美国牛肉实施进口限制加上人们对牛肉的心理防线极大地打击了以牛肉为主的餐饮业。以出售牛肉盖浇饭为主业的日本家喻户晓的“吉野家”已经宣布停业。关于取消牛肉进口限制的攻防交涉成为近年来日美之间最大的不和谐因素。

食品危机不仅来自传染病，流通和销售过程中的弄虚作假也使人们提心吊胆。如 2002 年 1 月日本最大的奶制品企业“雪印公司”将超市上卖剩下的过期牛奶收回再处理后包装上市；有的肉类、蔬菜批发市场更改食品产地、品种标签；有的在食品中加入未经许可的添加物；有的转基因食品无标示，等等。还有近年来流行的 O157 肠道传染病和媒体不断传来蔬菜农药含量超标的问题。此外，转基因食品对人体是否有害尚无定论。这一切不能不让日本人时刻担心“饭桌安全”，说“日本国民陷入空前的食品安全危机”并不过分。

（1）政府的食品安全对策有缺欠

日本《经济周刊》指出，食品安全如此引起社会不安与政府对策存在缺欠有很大关系。

①食品安全的风险管理机制不健全

2002 年 4 月日本疯牛病问题调查委员会报告批评食品安全的风险管理机制不健全。20 世纪 80 年代英国发现疯牛病时日本政府认为本国绝不会发生，所以全国完全不设防，结果造成后来的“牛肉冲击”。此后，也一直未改变食品进口渠道过于集中的问题，由于进口牛肉过于依赖美国，致使 2003 年年底美国发现疯牛病后农林水产省陷入一片混乱。

②食品安全对策不是消费者利益优先，而是经济效益优先

2003 年 7 月农林水产省成立了消费安全局，承担振兴牛肉生产和确保牛肉安全两方面的任务。但在实际工作中却明显向生产者倾斜，把发展牛肉产业放在优先地位，以企业的成本、利润为核心。在组织从全世界采购饲料时只考虑价格，进口了染有疯牛病的牛骨粉，造成日本国内也爆发了疯牛病的恶果。

③食品流通领域有结构性弊病，禽流感疫情凸显法规缺陷

随着食品产业的全球化、现代化和复杂化，流通过程中的监督机制和法制的健全显得十分重要。日本工农业标准（JAS）、商品表示法等已经赶不上需要，埋下了食品弄虚作假的祸根。2004 年 2 月京都府船井农场患禽流感的鸡的肉、蛋大量流入市场凸显出食

品安全法规不健全。

（2）潜在的食品恐怖危机

日本国立医药食品卫生研究所的山本茂贵部长说，日本面临食品恐怖的警告并非没有根据，事实上2001年在日本和歌山市就曾发生有人在公共集会的快餐——咖喱饭中投放毒药造成多人死亡的事件，还发生过有人从冷饮瓶盖向超市冷饮注射毒品，在面包内埋入毒针等恶意杀人事件。这些说明通过食品的生产、流通、消费渠道杀人的恐怖事件都已经出现过。山本茂贵指出，食品恐怖事件其影响不仅涉及食品的消费者，更波及食品产业、流通产业、国家的进出口贸易及社会安定等方方面面。它不仅会造成整个社会的混乱，甚至影响一个国家或地区的经济、政治形势。目前日本食品的供应渠道漏洞很多，一旦受到大规模的攻击，损失将十分巨大。所以，不仅要重视事后对策，更要研究防范措施。

日本政府为改进监督、指导食品安全，采取了以下一些措施：

①制定了“食品安全基本法”。该法于2003年5月出台。同年7月又成立了“食品安全委员会”。该委员会直属内阁，由七位公认能不受他人左右的专家组成，具有风险评估、风险管理及信息公开与交流功能。他们具有对农林水产省、厚生劳动省提出建议和监督、检查的权力。为有效地发挥该委员会的作用，厚生劳动省定期召开健康危机管理调整会，听取该委员会的意见和建议。

②农林水产省把消费安全局下属的食品安全与食品产业振兴两个部门分开，强调食品安全部门要站在消费者的立场为国民把好安全关。

③进一步明确食品检测、检验方法，提高检测、检验标准。自从2003年年底美国发现疯牛病后，立即宣布停止进口美国牛肉，为应对美国方面有关重新开放进口的强烈要求，日本提出了“全数检查”的条件。

④鉴于转基因食品对人体的长远影响尚未确定，为确保消费者对转基因食品的选择权，要求所有转基因食品必须明确标示进口来源和其他各项信息。

⑤运用现已公布的反恐措施对食品恐怖袭击保持高度警惕，积极研究和运用新的预防与检测手段，加强与世界卫生组织和国际反恐组织的信息交流。

⑥给予食品生产、流通、销售行业必要的风险补助，对由于疯牛病、禽流感已造成的经济损失给予适当的补偿。

（3）重视应用科技手段确保食品安全

日本政府和民间十分重视应用科技手段确保食品安全，特别是应用信息技术监测食品从生产、流通到消费的全过程。目前日本正在推广“产品履历跟踪监视系统”，广泛采用GPS、条码技术、无线射频识别技术等。2003年6月日本出台了“牛的个体识别信息管理及联络特别措施法”。该法规定每头牛从出生开始就要佩带耳标，耳标应注明牛的识别履历包括出生报告（时间、地点、母体识别号）、农家条码、种别等。屠宰分解后的每一部分也必须加上标签方能出售，要让消费者从货架上拿到的每一小包装牛肉盒上都能查到上述信息，违者将处以30万日元的罚款。为此全国建立了牛个体识别数据

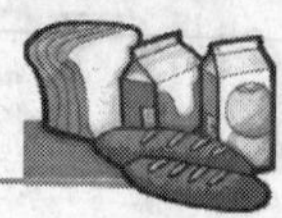

库，从 2004 年 12 月开始消费者将能直接从网上核对所买食品的各种信息。

由于修改后的“关于农林物资规格化及品质保证规范法”（JAS法）对原产地的标示等要求更为严格，处罚也更为严厉，食品产业不能不重视充分发挥信息技术的作用。现在，水产行业就运用 GSP 技术，记录和监督渔船的航程、码头、仓库的全部运作过程。

信息技术的应用不仅能进一步提高食品安全的保证，也给相关产业带来了可观的经济效益。日本经济产业省成立了“流通履历情报系统研究会”，2003 年 4 月向国际标准化机构（ISO）提出了关于“商品识别标准规格的提案”，如被采纳，日本食品企业可在国际贸易中率先掌握主动权。据“日本自动识别系统协会”调查，2002 年条码技术国内市场规模达 365 亿日元，条码机市场规模达 442 亿日元，辅助标签、包装用品等也达 677 亿日元。无线射频识别系统，由于具有非接触式、记录可储存等优势，市场前景更为可观。为防止在生产流通过程中有人篡改信息或提供虚假信息，还专门设立了“第三者验证机构”，产品须经验证后方可登录数据库。所以“第三者验证机构”也成了一个方兴未艾的新兴行业。

二、国内食品安全现状

1. 食源性疾病仍然是危害公众健康的最重要因素

据卫生部提供的信息，2003 年，卫生部共收到全国重大食物中毒事件报告 379 起，12876 人中毒，323 人死亡。与 2002 年相比，重大食物中毒的报告起数、中毒人数、死亡人数分别增加了 196.1%、80.7%、134.1%。但是，在我国规定的法定传染病报告制度中，大量肠炎、痢疾等散发食源性疾病病例以及病毒、寄生虫所引起的食源性疾病并不包括在其中。我国致病性微生物引起的食源性疾病现状表明，由肠道致病菌（沙门菌、副溶血性弧菌、大肠埃希菌 O157：H7、单核细胞增生李斯特菌、伤寒沙门菌、霍乱弧菌、痢疾杆菌等）污染食品而引起的食物中毒以及疾病散发是直接造成人体健康损害的主要食源性危害。目前，我国尚没有建立起完善的食源性疾病报告系统。根据世界卫生组织估计，发展中国家食源性疾病的漏报率在 95%以上。因此，在我国，致病性微生物引起的食源性疾病仍然是对健康的严重威胁。

2. 食品中新的生物性和化学性污染物对健康的潜在威胁已经成为一个不容忽视的问题

最近几年，各级政府纷纷制定了停止生产和使用部分剧毒化学农药的法规。根据《中华人民共和国农药管理条例》，农业部门将采取措施，停止批准新增甲胺磷、对硫磷等 5 种剧毒农药的登记；部分省市决定全面禁止在蔬菜区销售和使用高毒高残留农药。然而，国家产品质量监督抽查结果显示，已被禁止使用的两类高毒农药甲胺磷、氧化乐果检出率依然很高。二噁英及其类似物的污染在国际上一直受到关注，因其具有明显的致癌性、生殖毒性和免疫毒性。而我国每人每日二噁英膳食摄入量为 72.48pg，按体重折算成每日膳食摄入量为 1.21pg/kgbw，每月膳食摄入量为 36.24pg/kgbw，这一污染水平已经与发达国家使用垃圾焚烧技术造成的污染水平相当，也接近世界卫生组织和联合国粮农组织推荐（暂定）的每月耐受摄入量 70pg/kgbw。

3. 食品新技术、新资源（如转基因食品、酶制剂和新的食品包装材料）应用给食品安全带来新的挑战

近十年来，以基因工程技术为代表的现代生物技术，已经在农业和食品领域显现出极大的生产和市场潜力，丰厚的利润和高额投资使现代生物技术的快速发展成为不可阻挡的趋势。生物安全所致的食品安全成为国际社会关注的焦点。而用传统的毒理学试验方法和危险评价程序评价转基因食品的安全性存在的诸多困难，就目前的研究结果来看，还不能肯定转基因食品能否对人体健康产生潜在危害。

4. 我国食品生产经营企业规模化、集约化程度不高，自身管理水平仍然偏低

近年来，我国食品行业不断发展，2001 年全国食品生产经营单位比 1995 年增加 12.6%，达 432 万户，从业人员比 1995 年增加 5%，达到 17 万人。另据国家统计局资料，2000 年全国食品工业占全国工业总产值的 8.8%，其中食品加工业占食品工业增加值的 29.48%。食品行业涌现出一批达到良好生产规范（GMP）的、有实力的企业，出现了采用定牌加工（OEM）模式进行跨省合作的大型企业，他们以完善的质量标准和管理体系做技术保证，不断开拓市场。但是，食品行业中达到 GMP 的企业所占的比重还较低，规模小、管理水平低、加工设备落后、卫生保证能力弱的家庭作坊、食品摊点等仍然是影响食品卫生水平的重要原因。一方面食品行业特别是饮食业吸纳了大批城市下岗人员和农村剩余劳动力就业，但另一方面由于加工设施简陋、卫生知识缺乏、操作技能不熟练等，也给食品卫生带来隐患。

5. 防范犯罪分子利用食品进行犯罪或恐怖活动的重要性越来越突出

近年来，犯罪分子利用食品进行破坏活动的案件越来越多，2002 年 9 月发生在南京的特大鼠药投毒案就是一个典型的案例。2003 年因投毒导致的食物中毒事件起数与往年相比明显增多，是引起中毒死亡的最主要原因。投毒的物质主要是剧毒急性鼠药（大多数为毒鼠强），高居中毒致死原因的第一位。仅 2003 年全国共报告重大剧毒鼠药中毒 75 起，1316 人中毒，121 人死亡，病死率为 9.2%。这类破坏活动不仅危害人民群众的身体健康，更是扰乱了社会的稳定团结。

6. 食品安全监督管理的条件、手段和经费还不能完全适应实际工作的需要

自新中国成立以来，国务院卫生行政部门就致力于卫生队伍的建设，经过 50 多年的努力，我国已拥有 10 万人的卫生监督执法队伍和 20 万人的技术队伍，但是，这与 432 万户食品生产经营单位和 1117 万人的食品从业人员相比，卫生监督资源显得十分有限。

近年来，诸如疯牛病、禽流感、口蹄疫、猪链球传染病、食物中毒等食品安全事件频繁发生，不仅给全球造成了巨大的经济损失，而且严重地危害了人们的身体健康。因此，对食品的安全管理和追溯尤为重要。由于现有的手段不能很好地解决食品的追溯和评估问题，很多人只好选择因噎废食。对于绝大部分农产品，特别是肉类、牛奶、海鲜、水果以及清真食品等涉及广大群众利益的食品，如何找到一种有效的跟踪、管理、追溯与评估方法保证其安全，是目前亟待解决的重要课题。

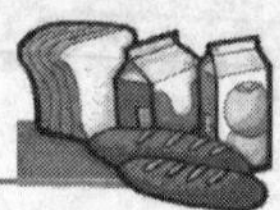

细观我国食品安全现状，造成我国食品药品安全事故时有发生的原因有很多，其中一个重要的原因，即科学技术的作用发挥不够。具体表现在食品药品安全管理的标准工作滞后；检验检测水平不高；防止和制止制假售假的技术手段不完备。“十一五”规划提出，要经过5年左右的努力，使我国的食品监管法律法规体系较为完备，技术装备进一步改善，食品安全标准建设和检测技术水平显著提高。

在目前的食品工业中，食品从生产到最终被消费，需要经过一系列的加工、运输和储存环节。如果任何一个环节出现漏洞，就有可能使食品处于不安全的状态，如接触到传染源或储存不当导致食品变质。理想的食品安全系统应该能为销售商提供供货顺序的咨询建议，为消费者提供食品质量安全报告，为生产商提供销路分析报告等。食品安全物联网中所应用的RFID技术为解决这一问题提供了有效的技术途径，利用它可以实现食品安全管理、追溯和评估。通过搜索国内专利申请情况，可以看到如果搜索关键词“食品安全”和“食品管理”，可分别得到14项和8项专利，若搜索“食品安全”和“射频识别技术”，则只有中科院自动化研究所的一项专利，可见，RFID在食品安全领域亟待进一步推广。

RFID是一种非接触式的自动识别技术，它通过射频信号自动识别目标对象并获取相关数据，结合有效的数据库系统及网络体系，可以实现全球范围内物品的跟踪与信息共享。和传统的条码技术相比，RFID技术具有识别工作无须人工干预、批量远距离读取、对环境要求低、使用寿命长、数据可加密、存储信息可更改等优点，其应用将给食品安全追溯管理带来本质性的变化。

根据RFID技术的特点，本书提出了基于RFID技术的食品安全可追溯系统解决方案。从食品种植、养殖及生产加工环节开始加贴电子标签，记录包括运输、包装、分装、销售等流转过程中的全部信息，能随时随地自动获得食品供应链上的信息，在流通过程中自动识别目标对象并读写相关数据，并可自动判断食品是否安全。

第二节　业务流程分析

目前，对食品供应链安全管理的手段还不是很多，传统的方法无法实现追溯管理，某些食品行业中用到了条码技术以进行安全追溯。但这种方法一般均采用人工方法近距离读取条码，无法做到实时快速地获得大批量食品的质量信息，而且其在流通环节上也无法提供食品所处环境信息的实时记录。

为了消除食品安全隐患，追查出现漏洞的加工、运输或储存环节，需要对这些过程进行追溯。在具体应用中有两种实现食品安全管理的方法：一种是从上往下进行追踪，即从农场—食品原材料供应商—加工商—运输商—销售商—POS销售点，这种方法主要用于查找造成质量问题的原因，确定产品的原产地和特征；另一种是从下往上进行追溯，也就是消费者在POS销售点购买的食品发现了安全问题，可以向上层层进行追溯，最终确定问题所在，这种方法主要用于问题产品的召回。

一、RFID 流程分析

通过对现有系统问题的分析，本节提出了一套通过射频识别技术从“农场到餐桌(From Fam to Fork)”对食品安全实行质量追溯与安全评估的方法，其业务流程大致如下：

1. 生产源头

在食品生产的源头，不管是畜类饲养过程中的饲料信息，还是蔬菜种植过程中的肥料信息，均可通过电子标签记录到食品安全数据库中，作为将来质量追溯的原始数据。

2. 加工环节

食品加工环节的厂家、操作员、加工方式和时间等信息也会记录到数据库的相应字段中。

3. 流通环节

在食品的流通过程中，每个环节都布置了集成多种传感器的读写器设备，可以实时记录该批食品的环境信息。

4. 运输环节

在运输过程中，安装在车门后的读写器每隔一段时间就会读取车内食品货箱的电子标签信息，连同传感器信息一起发送至食品安全管理系统中记录。由于车厢内的环境信息基本一致，因此在读写器而不是在电子标签上集成传感器有助于大幅度降低系统成本。

5. 仓储环节

食品在运输到物流仓库时，也将被读取信息和记录入库时间，并由系统自动分配存货区。仓库中也布置有集成传感器的读写器，同样按照一定时间间隔读取标签信息和记录环境信息。

根据记录的环境信息，物流仓库的质量评估系统将发挥作用，自动对库存食品进行评估，判断过期食品，确定发货顺序。这将改变传统“先入先出”（First In First Out，FIFO）的评估方法，而是根据环境信息综合判断，更有变质可能的食品应该先发货。

6. 销售环节

经过严格的流通过程，安全的食品将被运送到消费者手中。这样，不论是在餐桌旁还是在货架上，消费者不仅可以了解到自己所选购食品的原料产地、生产者、生产日期等信息，还可以根据食品安全评估系统对该食品进行认证，享受“放心食品”。

食品一旦变质，评估系统也会实时改变评估结果，提示消费者不要食用，或者通知零售商尽快将其撤下货架。此外，这个系统还可以为生产商提供他们最需要的销路分析功能。一旦发生紧急情况，不仅可以根据食品安全追溯系统找到每件食品的最终消费者，还可以找到流通或生产加工过程出现问题的环节，形成由政府统一管理、协调、高效运作的架构。这也是国际上食品安全追溯管理模式的发展趋势。

二、RFID 技术在配送中心的应用设计

配送中心是供应链管理（SCM）的重要组成。配送中心是根据用户的订单和销售预

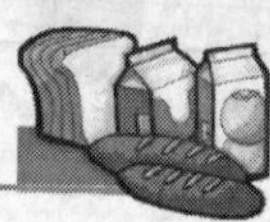

测，进行规模化采购、进货、加工、保管；然后，按客户订单所需商品及其数量，在规定的时间准时送达客户的物流场所。这里的“客户”是广义的，可以是下位配送中心，也可以是零售店、连锁店、专卖店、超市等，也可以是最终用户——消费者。由此可见，由配送中心集中地向各客户进行多频次的配送业务，众多客户原则上可以不设或少设仓库，不设或少设运输部门，减少了流通设施的投资和日常流通运行费用。由配送中心集中地进行规模化的采购、进货、保管，必然会降低商品的采购价，降低运输和保管费用。有的配送中心还进行一定的流通加工业务，以提高商品的附加值。配送中心的优点是明显的，是商业、流通企业大型化、规模化的必然产物。

配送中心系统网络、功能结构与其在供应链地位、经营模式、上下游客户的要求、服务项目与业务流程、设施与设备配备、部门设置与人员、内部操作流程与操作规范密切相关。配送中心信息系统与各种自动化设备和自动化技术密切相关。配送中心内作业流程的每一步操作都要准确、及时，是否快而且准关键在于数据的采集。如果没有一个高效率的数据采集技术，就不可能将信息快速、准确地传达给管理控制者。目前，国内配送中心大多采用的是条码扫描技术作为仓库管理货物流和信息流的主要载体，但随着企业对信息化要求的不断提高，条码技术在应用中也存在很多无法克服的缺点。

RFID技术的出现则改变了这一现状。RFID技术其实也是一种数据采集技术，它与条码技术相比，可以以动态的形式同时识别多个数据，而且识别距离大；RFID标签也可以存储大量信息，并可以不断更新，这样就可以用来标识商品，实现实时跟踪商品状态。因此，把RFID技术引入传统的配送中心工作流程中，充分发挥RFID技术的优势，从而实现温度实时监控，以及供应链的优化即提高物流效率。

三、RFID技术在运输环节的应用设计

运输是物流过程的主要职能之一，也是物流过程各项业务的中心活动。物流过程中的其他各项活动，如包装、装卸、搬运、物流信息等，都是围绕着运输而进行的。可以说，在科学技术不断进步、生产的社会化和专业化程度不断提高的今天，一切物质产品的生产和消费都离不开运输。物流合理化，在很大程度上取决于运输合理化，所以，在物流过程的各项业务活动中，运输是关键，起着举足轻重的作用。

对于运输来说，能够实时地掌握在途车的变化，才能保证货物到达收货点的时候是新鲜和安全的。为了实现这个目标，供应商用RFID温度标签取代了传统的条码，这种标签内部装有天线、RFID芯片和温度传感器，还有一个超薄的纽扣电池，电池能够持续使用三年以上，而且该标签还可以重复使用。

在运输的途中，电子标签内的温度传感器能够每时每刻收集到温度信息，这些信息不仅能够实时存储在RFID芯片里面，还能够通过标签内的天线通过GPRS系统实时传送到MIS，这样管理人员足不出户就能够在电脑前掌握车厢内实时的情况，如图5-1所示。一旦出现异常的情况，系统就会自动报警，管理人员可以通过手机第一时间通知司机采取措施，从而避免了因人为疏忽而导致的风险。

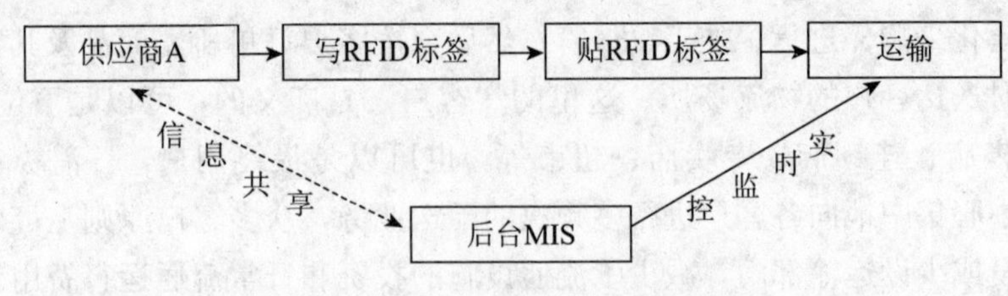

图 5－1　基于 RFID 技术的运输

四、RFID 技术在加工环节的应用设计

货车安全抵达配送中心后，要先验货，合格的才能进行下一步的加工。此时，验收人员不再需要用条码扫描仪对货物的条码一一扫描来验货。工人只需要将货物卸下装在一个也贴有 RFID 标签的托盘上（托盘贴 RFID 标签是用来识别托盘信息的，这样可以将货物和托盘相关联，如果货物出现问题就可以通过关联信息查询到是哪个托盘上的哪种肉类，便于及时找出原因解决问题），货物卸完后，再由叉车搬运至加工点。

当叉车穿过入口处时，门上方安装的固定式阅读器发送出一定频率的射频信号，货物箱和托盘上的 RFID 标签进入阅读器辐射范围产生了感应电流获得能量，于是向阅读器发送自身储存的信息。这些信息在叉车穿过大门的一瞬间，就被阅读器获取并传入计算机系统中，工作人员只要看一下显示屏就可以知道这批货物的数量、种类等一系列的数据，完全不需要手动操作验货。

同样，包装袋上用来识别商品的不再是条码，而是 RFID 标签。可以往 RFID 标签的芯片中写入商品信息，包括商品名称、重量、储藏温度、食用有效期，甚至可以写入食品“源头”信息、加工日期、加工工艺等。这些信息储存在 RFID 芯片中，当消费者购买该商品时，就可以在消费终端查询到他们想要了解的相关信息，如图 5－2 所示。

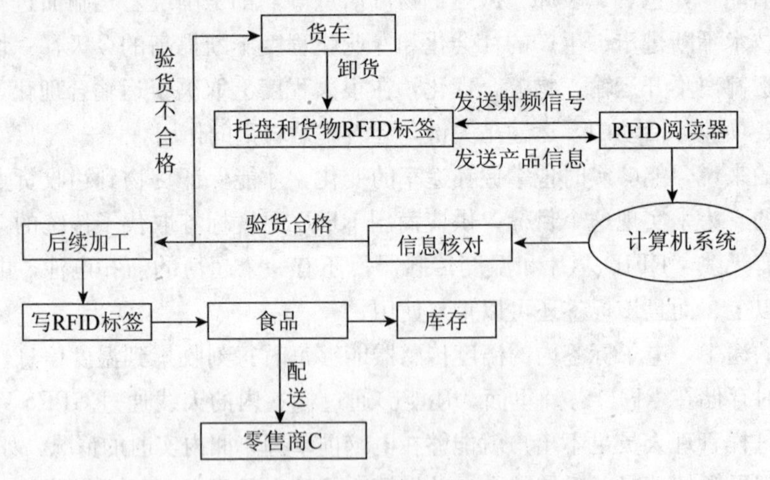

图 5－2　基于 RFID 技术的食品加工

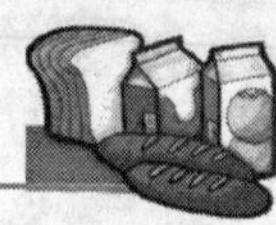

五、RFID 技术在储存和配送环节的应用设计

经过加工包装环节后，最后的成品作为商品要运往仓库进行储存等待销售。

首先，入库作业。当食品已经包装好后，为方便配送，工人可将它们按规定装箱。装好后，在外包装箱贴上 RFID 标签，芯片中已经记录了箱内货物的信息，标签内的温度传感器可以在货物存储和最后的配送过程中实时提供温度信息，来保证食品的质量。接着将一箱箱的货物装到同样贴有 RFID 标签的托盘上，托盘上的 RFID 标签中写入的信息包括托盘上商品的基本信息，以及托盘自身的信息，如编号、入库后放置的货架、货位等，最后利用叉车搬运入库。

货物入库作业由验货和入库两部分组成。当叉车穿过仓库大门后，门上方的阅读器读取 RFID 标签发出的信息，并传送至计算机系统，工作人员从显示屏上就可以验货，最后叉车将托盘运至已经安排好的存储货架货位，入库操作完成。

其次，储存作业。货物在仓库货架上都已经摆放好，等待出库。在出库前，仓库还必须要负责对这些食品安全储存，保证出库前，食品都是安全的。这时候，RFID 温度标签就可以发挥作用了。仓库管理员不需要每天到仓库去检查仓库温度的变化，他坐在电脑前就可以随时掌握温度信息。一旦出现异常，系统就会报警，管理员就可以及时检查进行补救。这里需要再强调的一点是，储存的货物一部分出库作为销售的商品，剩余部分则作为库存继续进行保管。前面提到的托盘的 RFID 芯片中写入了托盘的编号、托盘上货物的种类、数量、托盘所在的货架号、货位号等信息，目的就是为了把托盘和货物信息相关联。当该托盘上的货物出库，托盘的 RFID 芯片的信息会及时得到更新，系统中会显示此时货架 a 货位 b 的托盘 c 上无货，同时库存信息也会更新。如果又有新的货物要入库，系统显示托盘 c 是空的，于是就可以把货物安排在这个托盘上，货物上架后，托盘信息又再次更新为“有货”。所以 RFID 技术还有对仓库库存进行盘点的作用。

再次，出库作业。与入库操作相似，应用 RFID 技术后，核对信息（看商品名称、数量等和 c 的订单信息是否一致）和出库也是一步完成的，这里就不再重复。

总之，在整个入库到出库的过程中，采用了 RFID 技术后，从装货到上货架的操作、验货和出库的操作都可以一步完成，大大减少了工作量，节省了时间，提高了效率；而且减少了仓库管理的工作量，提高了储存安全性。

最后，配送作业。货物出库后，装上专业的货车，配送至零售商指定的交货点。这个过程与运输过程相似，这里也不再重复。设计流程如图 5－3 所示。

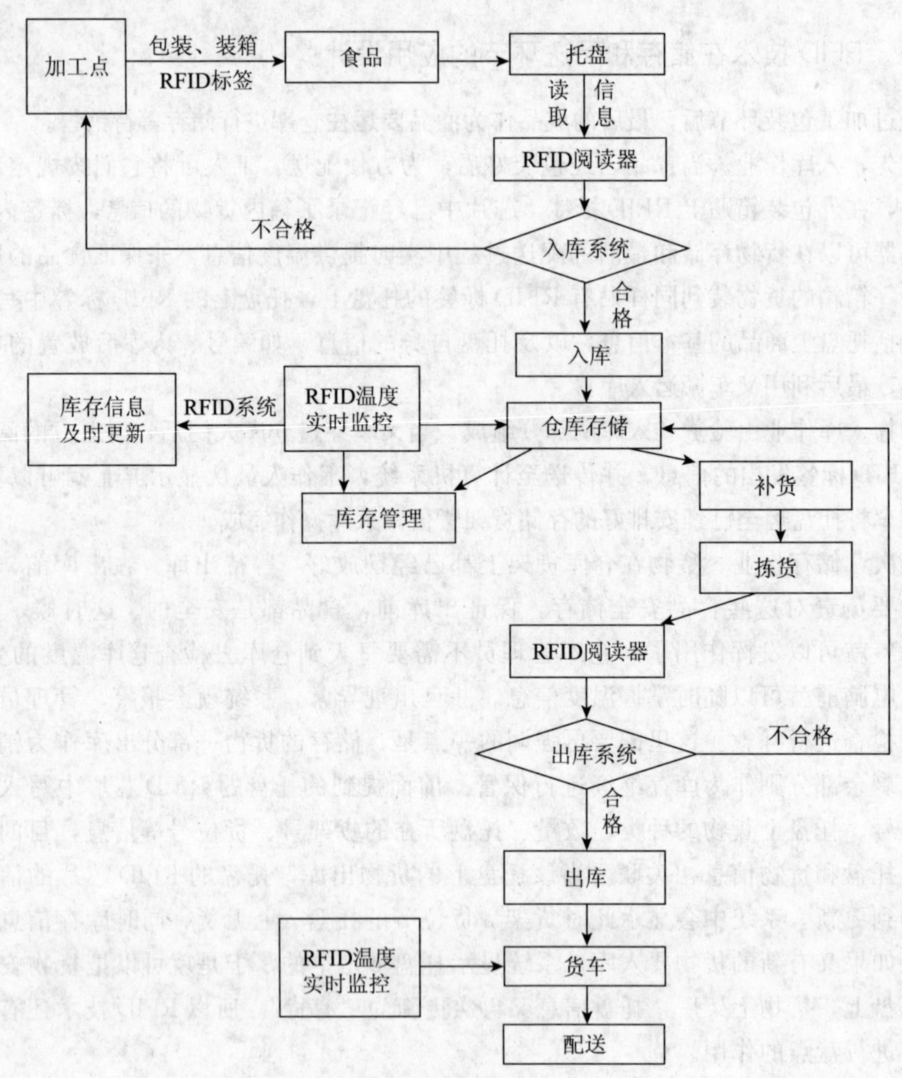

图 5-3　基于 RFID 技术的出入库

六、RFID 技术在销售环节的应用设计

零售业对 RFID 技术的关注是受公司的需求推动的，这些公司希望供应链的反应速度更快，并且可以监控供应链内部的物品运送情况，同时提高运营效率。有效的供应链运营可以确保在消费者准备进行购买时商品能够及时到货。除此之外，RFID 所产生的可见性的潜在收益包括：减少库存量，降低人力成本并提高销售额。

有了 RFID 技术，顾客排队等候付款的场景就不存在了。食品的外包装上贴的都是 RFID 标签，所以顾客只需推着推车将要买的商品选好，然后通过一个装有阅读器的门，阅读器可以一次性辨认出推车中的商品种类、数量、金额等信息，电脑显示屏会显示该顾客消费总金额，然后顾客付款离开。同时，零售商的销售系统立即自动更新，将所销

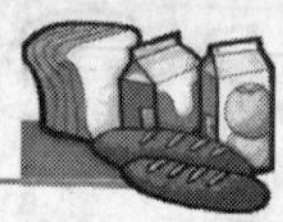

售的商品信息以及销售额全部记录下来。随着顾客走出超市大门，整个销售环节完成，如图 5 - 4 所示。

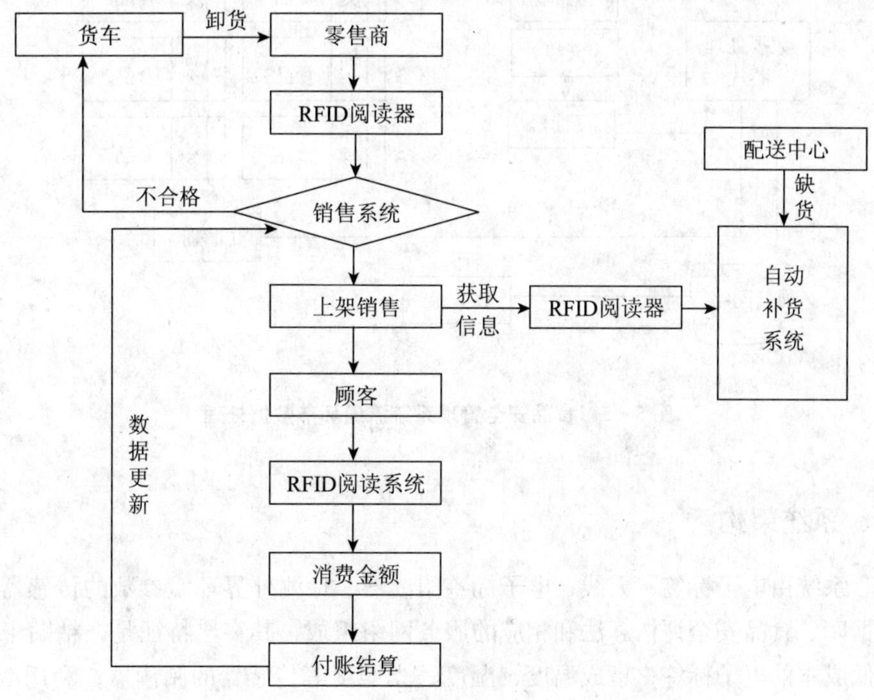

图 5 - 4　销售中的 RFID 流程

第三节　系统技术方案

一、工作原理

图 5 - 5 所示为食品安全管理系统流通环节数据处理示意图，系统工作原理大致如下。电子标签阅读器 1 开始工作后，向天线 2 发出读标签 3 的指令，食品 4 上的电子标签 3 在接收到天线 2 发出的无线电波能量后，向天线 2 发出序号信息，天线 2 接收此信号，并把此信号传送给电子标签阅读器 1，电子标签阅读器对接收到的信号进行相应的处理后，再传送给集成在阅读器中的数据处理芯片 5，与此同时，分布在本流通环节中的各个传感器 6 分别把测量的周围环境信息也发送给数据处理芯片 5，数据处理芯片 5 对接收到的信息进行综合处理，然后通过通信网络 7 把处理结果发送给食品安全数据库 8。

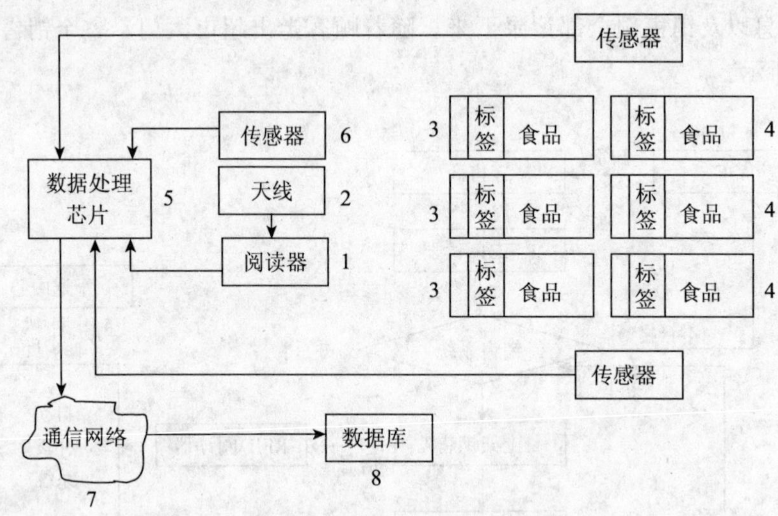

图 5-5　食品安全管理系统流通环节数据处理

二、系统架构

这套系统由电子标签、天线、电子标签阅读器、检测外界环境参数的传感器、食品安全数据库、食品安全评估算法和相应的服务网络组成，其突出特征是，粘贴于食品包装上的低成本的电子标签；集成温度、湿度、光照度等传感器的阅读器；利用 RFID 公共服务体系构建的食品安全管理系统；基于食品质量信息和环境数据的质量评估系统和追溯系统。

图 5-6 所示为 RFID 食品安全管理系统架构示意图。

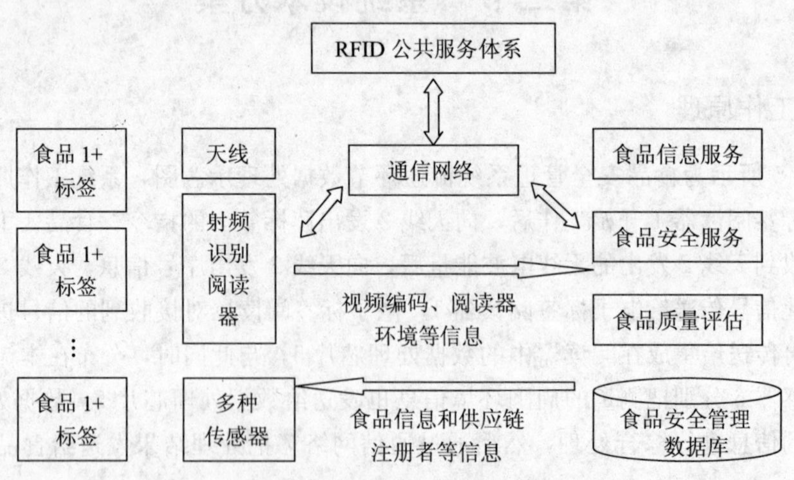

图 5-6　RFID 食品安全管理系统架构

电子标签粘贴在食品或食品包装箱上，阅读器与天线相连，传感器与阅读器集成，

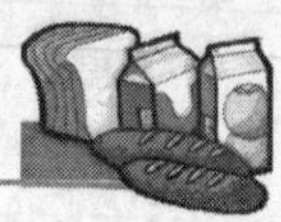

其读取的数据包通过网络传送到食品安全管理数据库中，而食品供应链中各环节的厂商及产品信息注册到RFID公共服务体系中，基于食品安全管理数据库，通过供应链信息整合，系统提供食品信息服务、食品安全追溯、食品质量评估等多种应用服务。

食品安全管理数据库是系统实现功能和服务的基础，它为每个电子标签对应的食品都建立了一条数据记录，用来描述其在食品加工、运输和仓储等各流通环节中的操作人员、环境参数、加工方式和时间等信息。

食品在原料生产过程中，牧场饲养畜类记录饲料、疫苗等信息，农场种植农产品记录品种、施肥等信息，这些信息均通过网络传送到食品安全管理系统中，写入数据库。

食品在生产及加工过程中，在其表面或包装材料上嵌入具有唯一性的RFID电子标签，其编码格式和位数由国家食品安全标准确定。生产商通过阅读器对电子标签进行操作，通过网络向食品安全数据库中写入能够影响该食品质量的各种信息，如原材料来源、加工工艺、加工者姓名、产品质量信息、建议食用期、食用方法等。

在运输和仓储环节中，对食品保鲜、储运有特定要求，物流供应商通过安装天线和阅读器等无线射频设备自动读取电子标签数据，并且通过在阅读器端集成传感器，用来监测温度、湿度、通风度、透光度等周围环境参量。阅读器读取的电子标签信息和相关传感器数据按照特定方式形成关联，成为一个数据包，实时地写入食品安全数据库。

三、应用服务

基于食品安全管理数据库和食品供应链信息的整合，系统可以提供以下多种服务。

1. 食品信息服务

用户通过查询可以享受到食品信息服务。餐桌上，可以获得每道菜的原料产地、生产（加工）者、生产日期、厨师、烹饪方式等信息；超市购物，可以获得所购食品的流动信息和安全信息。

2. 食品安全追溯

一旦爆发疫情，通过食品安全管理系统可以迅速查找到产品销售地、责任人和产品原产地等信息，不仅可以根据食品安全追溯系统找到每件食品的最终消费者，还可以找到流通或生产加工过程中出现问题的环节，并采取相应措施，如将有问题的食品全部撤下货架。

3. 食品质量评估

人们提出了一种食品安全评估方法，对于食品安全管理数据库中的记录，评估算法将根据生产商提供的该食品的加工工艺、建议食用期信息，以及运输、销售商在其流通过程中记录的环境参数和对应时间，通过食品安全评估算法自动对食品的安全等级和变质程度进行科学判定，并确定发货顺序。

该评估方法改变了传统的“先入先出”的判别方法，根据环境判断谁更容易变质，并为销售商提供供货顺序的咨询建议，使销售商了解哪些食品应该优先上架，哪些食品需要处理以及哪些食品需要进货等。如果超过保质期，则系统自动将“放心”变为“过期”，这样工作人员马上过来将食品卸下货架。同时，系统还可以为消费者提供食品质量安全报告，为生产商提供销路分析报告。

第四节 应用实施策略

物联网技术在食品工业中的应用是一项系统工程，涉及食品工业的各个环节，包括食品的生产、加工、运输、储藏以及销售、食用，构成食品物流供应链。将物联网技术应用于食品安全管理，使食品物质的流动与食品信息的流动互动起来，能有效地对食品安全进行管理。

基于上述业务分析和系统设计，本节提出了一系列基于 RFID 技术的食品安全追溯系统解决方案。它的实施需要涉及电子标签、天线和标签阅读器等无线射频设备的选取，电子标签在食品包装上的粘贴方式，通信网络和食品安全数据库的建设以及食品安全评估算法的设计实现等问题。

一、无线射频设备的选取

在食品安全管理系统中，每个流通环节涉及的食品数量可能比较大，并且周围环境的参量也可能随时发生变化。本系统适宜选用读取距离远的 HF 频段或 UHF 频段电子标签，以及具有较好防碰撞性能的相应频段读写器等无线射频设备。此外，由于本系统中的读写器需要和传感器集成，因此读写器需要具有一定的扩展性。

二、传感器的选择

在流通过程中，各个环节的周围环境参数对食品的影响不尽相同。可以根据食品的性质及其对周围环境的要求使用相应的传感器，测量对食品影响比较大的周围环境参数。另外，传感器输出信号的数据格式要和无线射频设备的数据格式相容，以保证二者能用同一个数据包传递数据。

三、电子标签使用

由于本系统中传感器信息直接在读写器端打入数据包，因此电子标签存储的信息量无须很大，只需存储由国家食品安全标准确定的唯一代码，可以选择低成本、低存储量的电子标签。根据实际情况，不适宜在每件单件食品上嵌入电子标签，因此选择在一个比较大的包装单位上粘贴一个标签，如一头牛、一箱牛奶、一筐海产品等。不同的包装形状和材质有很大的区别，具体的粘贴方式和粘贴部位需要视具体的包装而定，其原则是标签不易损坏、容易对标签进行读取。

四、通信网络和食品安全数据库的建立

为了使食品在各个流通环节中的信息都能够被及时准确地传递，需要建立完善的服

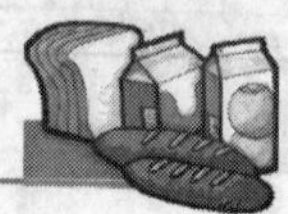

务网络，这个网络和数据库既可以由食品生产商或食品销售商运营，也可以由获得认可的第三方运营。本系统涉及的食品安全数据库为每个电子标签对应的食品都建立了一条数据记录，用来描述其在各个流通环节中的操作人员、环境参数和时间等信息。

五、食品安全评估算法的设计

不同加工、储藏条件对食品质量会产生不同影响，分析各种因素对食品质量的影响，选择适当的指标体系，建立质量评估模型。通过对一些典型食品的测定和评价，获得质量评估模型所需的经验值。基于 RFID 技术对食品安全进行全程监控，得到质量检测数据和流通过程的环境信息，形成食品安全数据库中的记录，再根据这些数据对食品质量做出结论。最后根据质量评估结果提供销售咨询建议。

由于各种食品的加工工艺和食用期信息不尽相同，因此评估算法也需要根据食品的具体参数和专家经验进行设置，并且可以根据实际情况进行调整。

第六章　食品安全物联网管理应用

众所周知，食品是一种易腐商品，它的流通过程包括一系列的运输和储存环节。在流通过程中，食品变质的程度不仅和时间有关，而且还和其在各个运输和储存环节中的环境有关，如温度、湿度、光照度、通风条件等。RFID技术与传统的人工检测和条码技术相比，拥有先进的技术优势。RFID能够从根本上解决食品安全管理的监控问题，无论对人、商品、车辆等都能进行身份标识。通过对食品（包括人员和运输车辆）粘贴电子标签，结合数字化系统支持的网络体系，能对食品流通环节中出现的问题一目了然。

目前，国际上已将RFID技术应用到食品监管领域并取得了很好的效果。如欧盟的食品可追溯系统，主要应用在牛肉的生产和流通领域，保持生产和监管的透明度及产品完整详尽的个体信息。澳大利亚已经建立了一个畜牧标识和追溯系统，主要用于牛和羊，加入NLIS系统的牛必须使用统一的电子耳标，羊使用统一的塑料耳标。

北京成功举办奥运会的首要条件之一就是保障奥运会食品安全，不但要严格控制食品本身的质量、严格控制和奥运食品相关的交通工具和人员等，还要打击人为地破坏，保障食品安全。因此，奥运食品需要实现“从农田到餐桌”的全程监控。从2000年开始，北京市全面实施了三项重大食品安全工程，以生产源为重点，质量问题为基础，通过推行市场准入制度，实行农产品的警示追溯和退出制度，促进了北京市及外埠农产品质量的整体提高。作为高科技项目的奥运试点工程，基于RFID的奥运食品安全监管工程是由政府牵头，联合相关企业承担建设和运营的RFID小标签，成为贴在大米、面粉、油、肉类、乳类食品身上的电子身份证，它将对食品的种植、生产、加工、运输、销售进行全程跟踪监控。

第一节　物联网在食品冷链物流中的应用

冷链物流的目标就是要保持特殊物品，如食品、药品等始终处于规定的低温状态，从而才能保证它们的质量和品质，减少物流中的物品损耗。因此，冷链物流过程中对温度控制的要求非常高，而任何一个环节的温度出现问题，都可能会造成物品的变质、腐烂或受污染。

以食品冷链物流为例，我国目前还处在这样一个水平上：水果、蔬菜不用冷藏车装运，往往是采用“土保温”的办法进行运输。所谓的“土保温”就是在车内货物包装间垒冰墙、加碎冰，或在一次性泡沫塑料箱内加碎冰，在车内铺稻壳、加塑料薄

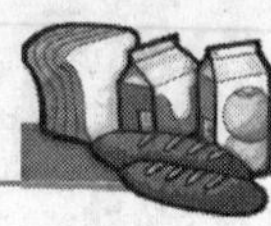

膜、盖草帘和棉被等，这样的做法使运输质量没有保证，货物腐损率高。试想，冰块的温度也只不过0℃，但很多食品需要的温度往往都低于0℃，而且棉被的保温效果又能持续多久呢？经过一路的颠簸，这些食品不变质都不可能！有数据显示，我国每年有总值达数百亿元的食品在储运过程中发生损毁、腐烂。更有一些易腐性食品，其售价中，有近七成是用来补贴在物流过程中损耗货物的支出。随着食品安全问题的不断出现，消费者对食品的要求也越来越高，这对中国目前落后食品冷链物流是一大挑战。

从表6-1可以看出，我国冷冻食品的消费与发达国家相比还有很大差距。

表6-1　　2007年中国与发达国家冷冻食品消费指标比较

	美国	欧洲	日本	中国
年消费量（单位：万吨）	2000	＞1000	3000	＜1000
品种（单位：种）	3000	1500	2000	400
人均年占有量（单位：公斤）	60	30	20	＜10

数据来源：于学军，张国治．冷冻、冷藏食品的贮藏与运输．北京：化学工业出版社，2007.

数据显示，美国在2007年冷冻食品的消费量达2000万吨，是我国的2倍多，而品种数比我国多6倍，人均年占有量则是我国的6倍；同样在欧洲和日本，冷冻食品年消费量、种类和人均占有量也都大大高于我国的水平。原因其实很简单，发达国家已建立了很完善的各类低温食品冷链系统，而且发达国家在冷链物流中广泛采用先进的信息技术，对生鲜食品的生产、储藏、运输、销售实施全过程控制，如美国、日本的计算机联网管理系统和欧洲的电子数据交换系统，都在冷链物流中发挥了很好的作用。

因此，我国也应积极建立有统一标准数据的计算机管理信息系统和电子交换系统，为冷链有关方面提供准确的市场动态和信息沟通，通过计算机系统可及时了解生鲜食品的生产、加工、储藏信息；掌握供应链中冷冻冷藏产品的数量及位置，进行及时地提货和补货，从而提高冷链物流的作业效率与管理水平。同时也对各种冷藏车的运输进行全面的动态监控，为食品安全审查提供可溯源性信息支持，对于问题食品可以追查到底。而之前提到的RFID技术，目前广泛应用于物流活动中，如果利用该技术则可以随时监测送货过程中的车厢内温度变化，进行实时货物追踪，从而保障食品的安全性。

一、RFID 技术在冷却肉供应链中的应用方法

A 是一个食品（假设为肉类）生产企业。B 是一个配送中心，负责从 A 企业接收肉类食品，对其进行冷冻加工、储存，并将加工好的冷冻食品配送到零售商 C 手中（以超市为主），如图 6－1 所示。A 企业向 B 企业提供不同种类的，需要控制在不同温度下的冷冻肉类，每种食品都有不同的产品编码。B 企业使用的 IT 系统和产品编码与 A 企业不同。在货物输入 B 企业的 IT 系统前，B 企业必须手工转化这些货物的产品编码，这样输入数据造成的延迟就可能会引起错误的存货数量和物流的低效率。而且在运输、储存过程中，一般情况下，如果没有实时的温度监控，很有可能会造成货物的变质等。

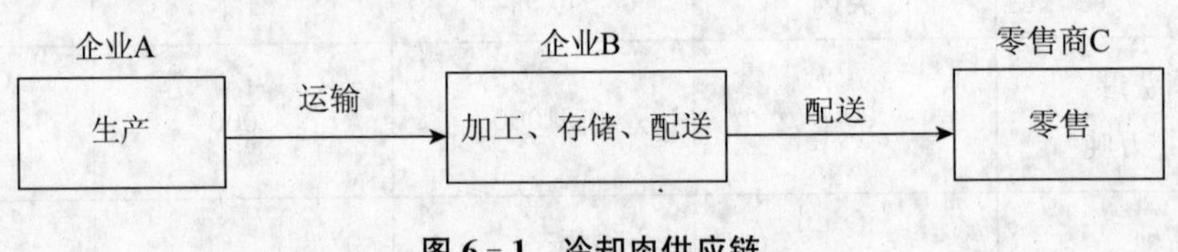

图 6－1　冷却肉供应链

在冷却肉的物联网管理中，使用 RFID 技术帮助实现从 A 企业到 B 企业再到 C 超市的全程实时在线的冷链物流，以及实现传输过程自动化从而提高整个供应链物流的效率。设计这个流程的目标是：

首先，证明如何利用 RFID 技术实现 A、B、C 三者的全程实时在线食品冷链物流，在供应链中提供完全透明度的能力。

其次，证明 RFID 技术的引入，可以大大提高整个供应链物流的效率。

要确保到达超市货架和餐馆厨房的冷却肉是食用安全的，这些肉类的“源头”即来源动物首先就要保证是安全的。因此，在供应链的生产环节，就可以采用 RFID 系统来提供冷链中的肉类与来源动物之间的可靠联系，通过 RFID 标签追踪到具体的动物个体情况。

在养殖环节，企业 A 系统通过 RFID 耳标记录动物的个体信息（父母系、品种品系、出生日期、出栏日期）、用药记录、检疫信息、销售信息等，对养殖企业进行管理，实现养殖的过程实时监管。养殖信息的实时提交可以完成养殖阶段的数据采集与信息跟踪、追溯。在屠宰环节，首先需要获取动物耳标的基本信息，包括动物个体信息与防无证信息（非疫区证明、产地消毒证、进京消毒证、车辆消毒证等）等，符合屠宰规定用药记录、检疫信息、销售信息等，并将信息提供给追溯与安全监管平台，以供追溯、查验及监管。在屠宰生厂线上，系统对整个生产过程中实时生产监控，并实时解决出现的问题，从而保障了肉类生产的安全性。流程如图 6－2 所示。

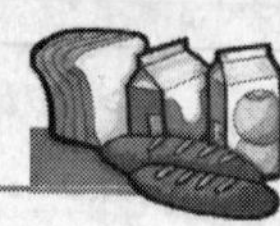

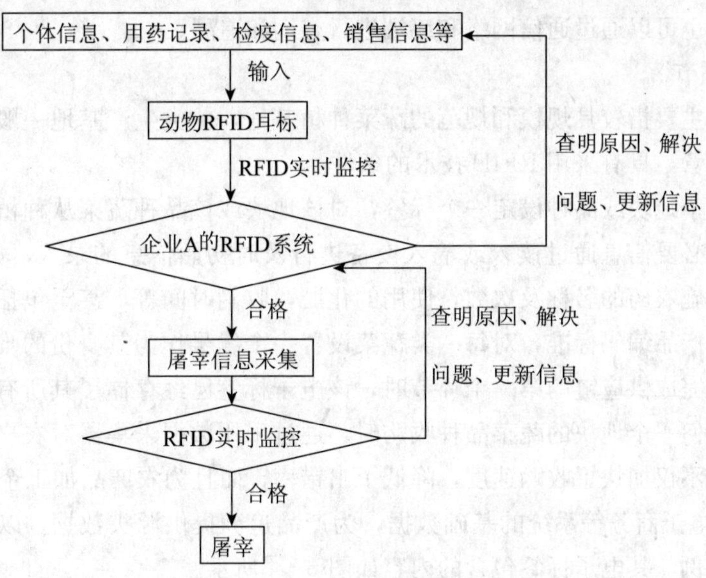

图 6-2　肉类生产的 RFID 追踪流程

二、RFID 技术在蔬菜供应链中的应用方法

蔬菜供应链和大多数农产品供应链一样，也包括生产、加工、仓储、运输和销售等几个环节，提高新鲜蔬菜供应链效率的关键也就是如何协调几个环节及如何提高每个环节的效率。目前国内新鲜蔬菜的供应链如图 6-3 所示。

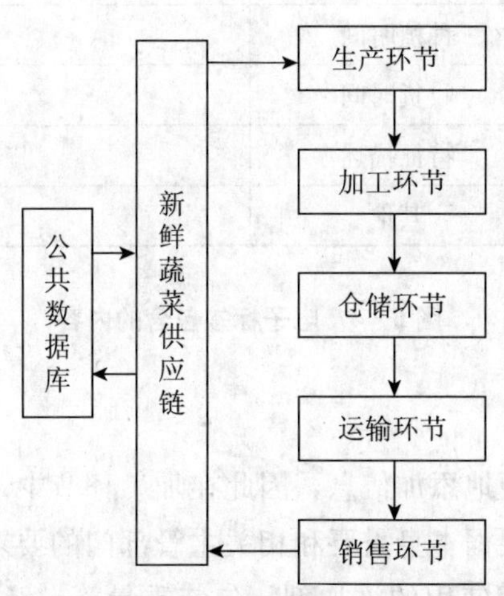

图 6-3　国内新鲜蔬菜供应链

从蔬菜供应链整体可以看到，通过使用 RFID 技术，能够方便地把整个供应链中各个环节的信息读入公共数据库，各个环节也可以方便地增加相应环节的数据。消费者和

相关主管部门也可以通过通信网络和终端进行查询和追溯。

1. 生产环节

生产环节主要指较具规模和规范的蔬菜种植基地，此类生产基地一般实行规模化种植、集约化经营，具有采用 RFID 技术的条件。

可为每一个地块或品种设定一个标签，对该地块或该品种蔬菜从种植到打包上市的整个过程中的必要信息通过读入或输入设备进行及时初始信息的录入，如蔬菜的品种、生长时间，喷施农药的名称及次数，使用的化肥，收割时间等，甚至包括该品种的特点描述。根据农产品编码标准，对每一类蔬菜设置一个编号作为其身份的唯一标识。这样在该品种蔬菜完成供应链的第一个环节时，该电子标签已经存储了其所有基本信息。当收购企业对任何一个地块的蔬菜品种收购时，通过采用数据采集器对农户以及农产品进行信息采集，不仅加快了收购速度，降低了出错率，而且为农产品加工企业提供了 POS 系统、EDI、电子商务等系统的基础数据，为产品追溯提供源头数据。以某地某种植基地的大白菜为例，其电子标签包含的内容如图 6－4 所示。

品名	
编号	
产地	
电话	
化肥明细	
农药明细	
种植时间	
收货时间	
特征描述	
其他	

图 6－4　电子标签包含的内容

2. 加工环节

由于电子标签可以方便地添加信息，因此在加工环节中，可以首先读得电子标签包含的信息，加工企业可以根据本身需要和相关主管部门的要求添加必要的信息，如加工单位、加工日期、加工过程使用的添加剂、包装重量等。经过加工企业的数据充实后，产地信息和加工环节信息都已经存储在该电子标签中，终端消费者在零售或批发市场通过查询终端查询该产品信息时，便可以对其相关信息一览无余，对于事故后追溯也变得容易可行。

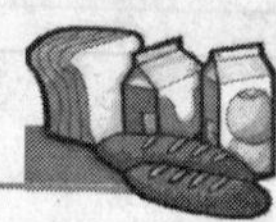

3. 仓储环节

蔬菜作为一种时令产品，其对仓储环境要求较高，尤其是在仓储环境欠佳的情况下，更应该减少蔬菜在仓库的存放时间。对于需要入库保存的蔬菜，在入库前通过对电子标签数据读取，其包装规格、包装重量等自动读入计算机，由计算机处理后根据仓库特点形成库存信息，并输出入库区位、货架、货位的指令。盘点时，终端读取蔬菜包装上的电子标签，并实时记录盘点的数量。现场清点完毕后，盘点人员确认清点的数量并上传至后台数据库中。后台数据库根据实时上传的资料与系统中的资料进行比较，数量若有差异，则系统将自动生成盘点清单差异表，然后将数据提交上级或指示终端重复盘点。出库时也无须过多的人工参与就可以对库存数据自动更改。RFID 技术的使用，在大大加快出入库及库存盘点速度、降低错误率的同时，也为使用计算机进行库存管理、提高仓库管理的自动化程度提供了方便。

4. 运输环节

RFID 技术在新鲜蔬菜运输环节中的应用主要体现为在途货物的监控、跟踪及道口检查。把 RFID 技术和 GPS（全球定位系统）结合起来，可以为物流公司提供实时监控和跟踪服务，同时对于业主而言也可以通过计算机网络方便地知道自己的货物到达了什么位置，是否被掉包等情况。在经过一些道口接受检查时，检查单位也无须拆开蔬菜包装，只要通过电子标签阅读终端就可以知道包装的具体内容，大大提高了道口检查速度并缓解道口拥挤的压力。

5. 销售环节

RFID 技术在零售环节中的应用体现为零售商店或超市内单位包装蔬菜防盗、蔬菜有效期监控和临时销售等。RFID 防窃技术就是将电子标签置入商品包装，由计算机系统通过现场的阅读器等配套设施实时监控商店中各种商品的标签。这样，零售商就能放心地开架销售了。一些智能电子标签还能够对某些具有时效性商品的有效期限进行监控，如对某种食物或药品进行跟踪，一旦它超过了有效期，标签就会发出警告。必要时，如在节假日的销售高峰时，还可以将 RFID 终端当做现金收款机使用，实现自动扫描和计费，以缓解客户销售时收银台结账的压力。

RFID 技术在新鲜蔬菜供应链中的应用不但可以确保该供应链的高质量数据交流，而且还能实现食品“源头”追踪以及蔬菜供应链的完全透明。这是因为 RFID 系统通过为每一件蔬菜产品提供单独的识别身份及储运历史记录，从而提供了一个详尽而具有独特视角的供应链，确保到达超市货架及餐馆厨房的蔬菜产品的来源是清晰的。

三、RFID 技术存在的问题和应用范围

1. 技术标准不统一

技术标准不统一主要体现为以下两个方面。

（1）RFID 技术标准不统一，目前 RFID 存在两大技术标准阵营，即总部设在麻省理工学院的 Auto-ID，center 和日本的 Ubiquitous ID，center。

（2）农产品编码标准不统一，不但不同国家之间没有统一的标准，即使在一个国家内部对于许多农产品的标准也不相同。

2. 成本较高

RFID 技术属于新技术并且比较复杂，本身造价就比较昂贵，再加上其安装配置也需要经过专业训练的专业人员，所以其快速普及存在障碍。而且其隐私问题也开始引起人们的担心。根据 RFID Journal 和市场研究机构 ABI 共同进行的一项名为 RFID Journal Live 的调查，RFID 的个人隐私安全开始有很多人关注。

上述原因使得 RFID 技术的推广需要一定的条件，它要求使用该技术的企业具有较高的计算机水平、网络化程度，同时还需要企业具有雄厚的经济实力。就蔬菜本身而言，目前也只能选择那些标准化程度较高的蔬菜（如大蒜、土豆等），对于一些不易标准化的蔬菜使用起来更加困难。

第二节 RFID 在畜牧业管理中的应用

一、RFID 在动物识别与跟踪中的应用

最近 10 多年以来，全世界的动物疫情不断爆发，如疯牛病、口蹄疫、禽流感等，给人们的身体健康和生命带来了严重危害，沉重地打击了全世界的畜牧业，从而引起了世界各国特别是欧洲各国的高度重视。为此，各国政府迅速制定政策和采取各种措施，以加强对动物的管理，其中对动物的识别与跟踪成为这些重大措施其中之一。例如，英国政府规定对牛、猪、绵羊与山羊、马等饲养动物都必须采取各种跟踪与识别手段。最近几年动物电子识别的实践表明，电子识别方法中的 RFID 在动物管理中起到的作用越来越重要。

1. 动物识别与跟踪

动物识别与跟踪是指利用特定的标签，以某种技术手段与拟识别的动物相对应，并能随时对动物的相关属性进行跟踪与管理的一种技术。

对各种动物进行识别与跟踪，能够加强对外来动物疾病的控制与监督，保护本土物种的安全，保证畜产品国际贸易的安全性：能加强政府对动物的接种与疾病预防管理，提高对动物疾病的诊断与报告能力，以及对境内、外动物疫情的应急反应。因此，对动物的识别与跟踪管理，不仅是畜牧业和商业方面的需要，而且是一种国家政府行为和国际行为。下面分别介绍对牛、猪和羊的识别与跟踪。

（1）对牛的识别与跟踪

目前，欧洲已经建立了对牛的跟踪系统。1998 年 9 月，英国宣布了牛跟踪系统计划。到 1999 年年底，欧共体各成员国都实施了这个系统计划。

英国政府规定，2000 年 7 月 1 日以后出生的或者进口的牛必须采取数字识别。牛的识别与注册包括标识、农场记录和许可证等方面。牛出生后 20 天内必须安装标识标签，

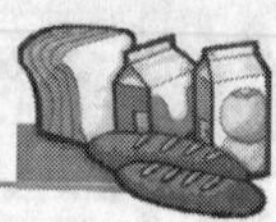

标识标签存储了这头牛的标识码，这个标识码将伴随牛的一生。在农场的记录中，记载有关每一头牛的出生、进口、活动、疾病与死亡的全部情况。每一头牛都有一个 CTS 许可证，它存储了牛的生命的全部记录。CTS 是英国建立的，对牛进行跟踪和管理的计算机系统，英国政府为它的建立和在使用的开始阶段支付费用。

（2）对猪的识别与跟踪

从 2003 年 11 月 1 日开始，英国开始实施新的猪的识别标准。新的标准对所有 1 年以下直接送到屠宰场的猪和超过 1 岁的送到其他任何目的地的猪进行了不同的识别规定。

（3）对羊的识别与跟踪

从 2008 年 1 月 1 日起，欧洲规定强制性对绵羊进行电子识别。为了验证电子识别系统的工作性能，Delta 公司于 2004 年 3 月开始，进行真实环境下的实时电子识别与数字传输试验。农场主、牧场和屠宰场将选择不同的电子识别系统。这项测试计划在 2005 年 3 月结束，同年 6 月提交报告。

此外，英国政府也规定从 2004 年 6 月 30 日开始，所有的马都要被识别与跟踪。

目前，广泛使用的动物识别方法包括耳标、背标、项链、尾标、冻印、文身、漆标和腿标等。电子识别的方法包括条码识别和 RFID 识别。

2. 使用 RFID 的动物识别与跟踪

在动物识别中使用 RFID，代表了当前动物识别技术的最高水平。在动物身上安装电子标签，并写入代表该动物的 ID 代码。当动物进入 RFID 固定式阅读器的识别范围，或者工作人员拿着手持式阅读器靠近动物时，阅读器就会自动将动物的数据信息识别出来。如果将阅读器的数据传输到动物管理信息系统中，就可以实现对动物的跟踪。

国际标准 ISO 11784 和 ISO 11785 规定了用 RFID 对动物进行识别的代码结构和技术准则。

ISO 11784 规定了动物识别代码总共由 64 位（8 字节）组成，并给出了各位的含义。27～64 位可以分配用于区别不同动物的类型、品种、所在区域、饲养者等，这些在此标签内未做规定，各国识别代码由该国自行管理。ISO 11785 则规定了电子标签数据的传输方法以及阅读器的规范，目的是让不同 RFID 制造商的电子标签可以使用一个共同的阅读器来识别。在标准中没有规定使用的电子标签的构造形式，因此可以设计成适合于涉及的动物的类型。

优良的 RFID 阅读器可以同时识别的电子标签数量多达 300 个。因此，使用 RFID 的动物识别与跟踪系统，能够用一个阅读器同时读取多头动物（带有电子标签）的信息数据，对动物的识别与跟踪能力大大提高，非常适合用在对动物群的识别与跟踪方面。这是任何其他识别技术都不能做到的。

3. 动物安装电子标签的基本方法

动物安装电子标签的基本方法包括颈圈式、耳牌式、注射式和药丸式电子标签，如图6－5所示。

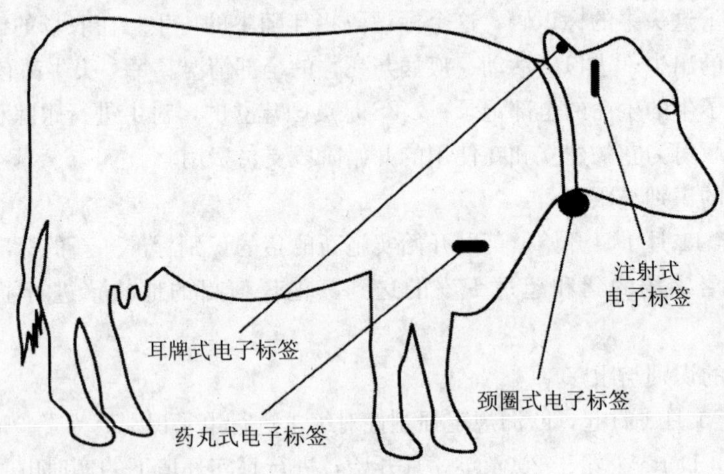

图 6-5 动物电子标签的安装

(1) 颈圈式电子标签能够非常容易地从一头动物身上换到另外一头动物身上，主要应用于厩栏中的自动饲料配给以及测定牛奶产量。

(2) 耳牌式电子标签的性能大大优于条码耳牌。因为电子标签比条码存储的数据多得多，而且能适用于有油污、雨水的恶劣环境。电子标签与阅读器相距最远数米都可以把数据读出来，而只有几个厘米大小的条码耳牌，要置于条码阅读器旁边，才能识别这些动物，因此条码不适用于全自动化过程。

(3) 注射式电子标签在近几年才开始应用，其原理是利用一个特殊工具将电子标签放置到动物的皮下，因此在动物的躯体与电子标签之间就建立起了一个固定的联系，这种联系只有通过手术才能撤销。目前能做到商用的注射式电子标签只有一颗米粒大小。2004 年，美国新泽西州的 Veri Chip 公司研究生产出一种米粒大小的 RFID 芯片，在植入人手臂的脂肪组织后，通过阅读器的扫描就可以读出芯片中存储的信息数据。在注入芯片时，手臂的伤疤只有一个小红点，看似被蚊子叮了一口。

(4) 药丸式电子标签是将一个电子标签安放在一个耐酸的圆柱形容器内，大多是陶瓷的。然后将这个容器通过动物的食道放置到反刍动物的前胃液内，一般情况下，药丸式电子标签会终身停留在动物的胃内。这种方式的最大特点是简单和牢靠，并且可以在不伤害动物的情况下将电子标签放置于动物体内。

二、RFID 生猪管理解决方案

随着市场的开放，生猪和猪肉市场也不可避免地产生了一系列的问题，如市场混乱、缺乏统一管理、卫生问题严重。这些问题的存在严重阻碍了猪肉市场的健康发展。动物跟踪与识别是利用特定的标签，以某种技术手段与要识别的动物相对应，可以随时对动物的相关属性进行跟踪与管理的一种技术。生猪管理系统就是动物跟踪与识别的一个应用，它为加强牲畜的饲养，定期检查牲畜的健康提供了绝佳的条件。RFID 是利用

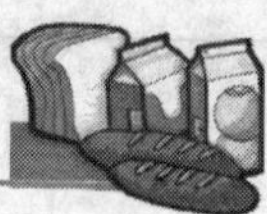

射频信号自动识别目标对象并获取相关信息的，是自动识别领域的一个重要分支。在农牧渔业中可用于羊群、鱼群、水果等的管理以及宠物、野生动物的跟踪。与目前应用广泛的基于光学技术的自动识别方法（如条码和摄像）相比，RFID具有一次处理多个标签并可将处理状态写入标签、不受大小及形状限制、耐环境性强、穿透性强、数据的记忆容量大、可重复利用等许多优点。

1. 需求分析

现代化生猪管理系统，要求管理无纸化、有序化、规范化、智能化。智能标签因为具有防水、防磁、防静电、耐磨损、信息存储量大、一签多用、操作方便等特点，所以完全能够满足这些要求。同时还应满足以下4点要求。

(1) 为使操作简单、方便、友好，要求采用全中文菜单式操作界面。

(2) 系统应提供完善的管理功能，自动形成各种报表。

(3) 政府需要加强对动物接种与疾病的预防管理。

(4) 由于食品安全危机频繁发生，严重影响了人们的身体健康，引起了全世界的广泛关注。因此，如何对食品进行有效跟踪和追溯成为一个必须解决的问题。

2. 系统组成

系统主要由硬件设备、系统软件和附加设备组成。其中，硬件设备包括耳标、数据采集器、数据传输器；系统软件包括数据采集、信息发布、数据库；附加设备包括计算机和打印机。

(1) 硬件设备简介

①耳标

耳标是凯泰科技有限公司利用先进技术自行研制的智能电子标签，专门用于标志和区分不同牲畜的基本信息。在2～8cm的距离内，内码标志均可读出。它采用美国大型集成电路，用半导体编码器进行编码，内置激光工艺刻录的64位二进制，全球唯一编码的芯片表面用强树脂材料封装，具有超强的抗冲击、防静电、防腐蚀、防水、防尘、耐摩擦等性能。

耳标是无源器件，现场安装无须布线，不受现场条件限制，无须日常维护，使用寿命在20年以上，是国际通用型信息标志物。将耳标钉入牲畜的耳朵，牲畜很难将它摘下，方便管理。耳标的技术指标如下：

- 重量为1g。
- 识读次数大于100万次。
- 使用寿命大于20年。
- 工作温度−40℃～85℃。
- 规格为硬币、钥匙牌、柱形等多种封装形式。

②数据采集器（阅读器）

非接触感应式数据采集器是采用射频识别技术开发的高科技产品。由于读取标示物内码时可避免接触，因此阅读器无接触性的损耗，寿命长。硬件特性为，采用压模金属外壳，坚固耐用，可以保护内部电子设备免受冲击和工作时的意外损伤，没有可拆动的零件，LED中文显示，可充电锂电池，实时时钟，非易失存储器，特别适合实际工作使用。阅读器的技术参数如下：

• 处理器为高速32位处理器。

• 显示器为LCD160×128点阵，四级灰度，EL背光LCD96×64。

• 工作电源为5.6V。

• 通信接口为LISB；工作温度为－20℃～50℃。

• 存储温度为－40℃～55℃。

• 记录容量为4095条，可扩充8190条，可扩展为8MB（NOR）＋128MB（NAND）。

• 充电电池为970mAH锂离子电池。

• 待机电流小于1pA。

（2）系统软件及数据库选择

根据项目情况，决定在Windows.NET框架上开发基于Windows平台的应用程序，信息采集部分采用B/S结构。在这种方式下，操作人员可以在任意地点进行处理，提高了各数据采集点工作人员的数据处理速度和安全性。并且，系统可以随时统计出各养殖区县的生猪养殖动态数量信息；随时统计出养殖场数量和规模信息；随时生成需要的各种统计报表；如果发现问题，可以随时查到问题猪肉的养殖场信息、加工厂信息，并自动生成事故处理建议方案。

数据库平台选用微软公司的SQL Server，其事务以及数据完整性逻辑都能作为存储过程和触发器直接存于服务器中。这种编程可避免被客户非法使用或误操作。此外，预编译存储过程的引入使SOL Server在使用关系型数据库高性能地进行事务处理方面树立起一个新标准。SOL Server Client/Server体系结构通过数据库的远程过程调用为Client/Server及Server/Server的通信提供了综合的、基于消息的支持。使用数据库的远程过程（RPC），任何SOL Server的Client或Server都可访问网络上的任何其他Client和Server，还能够实现跨服务器的事务，横跨多个RDBMS。SQL Server在分布式联机系统必须关注的8个主要问题上，即查询性能、事务处理能力、高可靠性、场地自治性、可扩展性、可互操作性、应变能力、数据完整性方面都拥有最佳的解决方案。

3. 系统简介

生猪管理系统工作原理如图6－6所示。它由饲养场、屠宰场和销售3个部分组成。方案按照现代化管理要求设计，实现对牲畜的来源、日常饲养、接种免疫等相关方面的全方位的计算机管理。它的目标在于提高牲畜的管理作业效率，提高牲畜的质量。

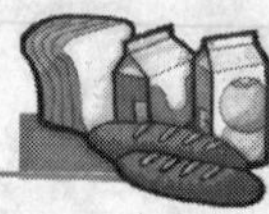

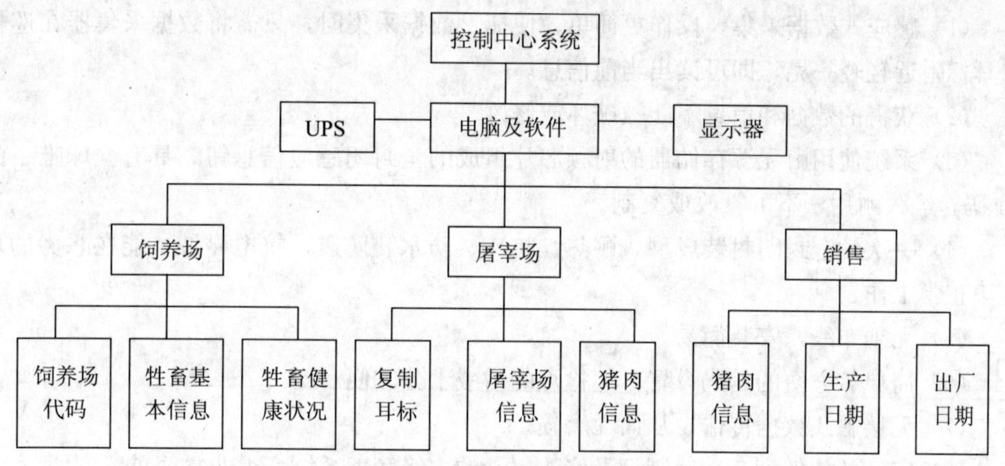

图 6-6　生猪管理系统工作原理

（1）饲养场管理模块负责牲畜的健康管理和日常管理，具有界面简洁、反应快速、运行安全可靠的特征。

它的主要功能如下：

①指定条件（牲畜编号、饲养员编号、出生时间、畜养时间、出栏时间）浏览查询。

②指定条件（牲畜编号、饲养员编号、出生时间、畜养时间、出栏时间）打印相关的数据统计报表。

③支持规模不同的饲养场。

④支持牲畜的日常管理。

⑤支持牲畜的健康管理。

⑥可进行牲畜的日常查询和健康查询等。

（2）屠宰场管理模块主要负责对生猪屠宰之后的管理操作。该部分在 Windows 系列的环境下运行，界面友好、便于操作、易学易用，而且功能强大、极易扩充。它的主要功能特征如下：

①强调以卫生安全为主的管理模式。

②生猪出场之后，每一步操作都要求有详细记录。

③生猪猪肉的等级管理。

（3）销售管理模块提供销售时间查询，销售的猪肉等级、重量查询，生产日期查询，出场时间查询等。

以上 3 个模块既可以联合起来，让领导层对整个过程有一个宏观的认识，又可以分散开，让各个部门管理自己的模块。

4. 使用 RFID 技术会带来的便利和优势

系统的性能特点如下：

（1）感应式数据采集，操作更简单、便捷。数据采集时，只需将数据采集器在巡检点耳标附近轻轻一晃，即可读出当前信息。

（2）获得的数据和信息不能被破坏或修改。

（3）系统使用由无源存储器的射频芯片组成的全封闭感应信息钮，具有全球唯一的ID码，经久耐用，不可篡改或复制。

（4）一次性全封闭封装成型，耐热、抗冻、防水、防震、抗电磁波，能在恶劣的环境下正常工作。

（5）无须布线，安装简易。

（6）简单、方便的编码设置，巡检点的增减十分方便。

（7）无接触式数据传输，从而无磨损。

（8）完整的软件配套，使制订及修改复杂的多级管理系统变得非常简单、方便。

三、RFID技术及其在奶牛精细养殖数字化系统中的应用

数字化精细养殖是数字农业的一个重要的组成部分，20世纪80年代，荷兰、美国、日本、新西兰、澳大利亚等国已经建立了一些数字化程度很高的奶牛场。数字化奶牛精细养殖的研究内容包括奶牛营养需要模型、饲料营养价值数据库、精细养殖数字化系统3个主要方面。营养需要模型是在大量营养、饲养试验基础上建立的奶牛年龄、体重、繁殖、产奶量、运动等与各种营养物质需要量之间的数量关系模型。饲料营养价值数据库是奶牛精细养殖技术的重要基础。而建立奶牛精细养殖、生产管理的数字化系统，可以加快奶牛营养学研究成果在生产中的应用，推进生产过程的动态管理，实现奶业生产的投入产出比例。实现精细养殖数字化系统的关键技术主要包括数据采集、管理、分析和精细养殖的工艺流程。

1. 系统体系结构

如图6－7所示，精细养殖数字化系统以数据库系统为基础，在分布式网络环境中实现各业务单元用户对数据的获取与更新、数据的存储与管理、信息的提取与分析，通过数字农业基础数据仓库机制形成基础数据的共享与信息挖掘。对精细养殖专家的知识和经验进行抽象，建立数据模型用于指导奶牛养殖，利用在养殖实践中形成的反馈对模型进行调整。

奶牛精细养殖数字化系统的逻辑结构分为数据层、服务层、应用层3层。数据层由数字农业基础数据库（包括元数据库、影像数据库、综合饲料养分数据库）、传感信息库（包括无线射频传感数据、视频监控数据等）、专家模型库等数据库群组成。服务层由数字农业精细养殖支撑平台和信息共享、交换平台构成，包括计算机网络系统、通信系统、监控系统、显示系统和操作系统等。应用层主要包括各种应用系统，作为客户端调用数据库服务器信息和服务。数据库服务器系统采用C/S、B/S体系结构，使系统的结构更加灵活，具有更好的伸缩性。软件架构遵循J2EE规范，使用Java开发中间层组件，为客户端提供功能服务，进行网上发布。在数据库服务器构成中，采用C＋＋实现

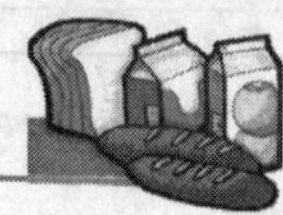

其数据处理和管理。

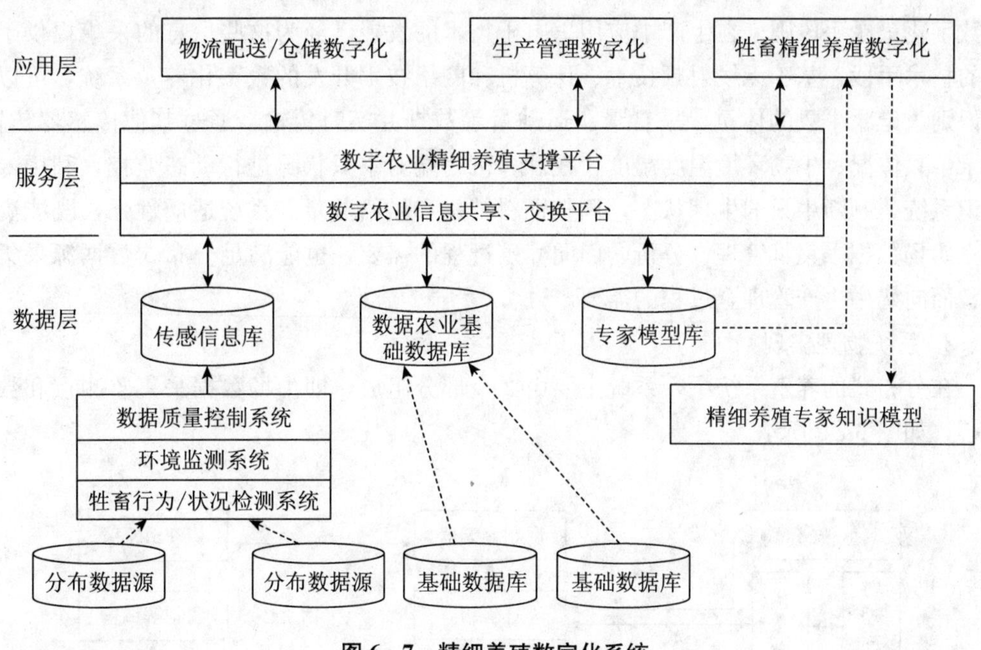

图 6-7　精细养殖数字化系统

2. 系统数据流程

实现奶牛精细养殖数字化的关键在于奶牛饲养和繁殖过程中动态数据的获取、管理和分析，在此基础上形成基于各种传感器数据的信息流控制模式，支持数据信息的动态查询，并形成反馈，如图 6-8 所示。

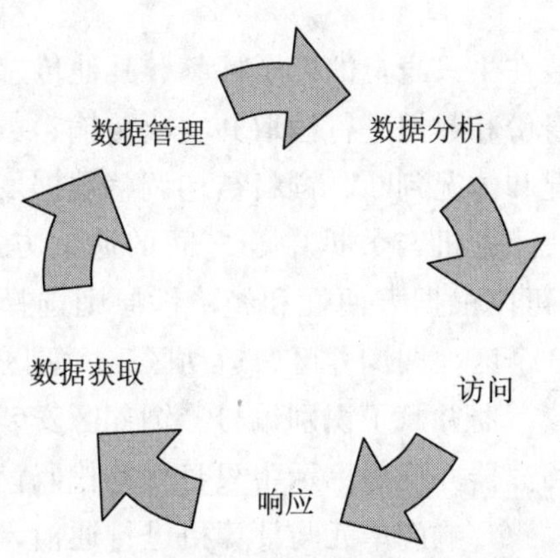

图 6-8　数字化养殖系统几个过程形成反馈

奶牛精细养殖的数据采集内容包括牛只识别、体重、采食量、体况、产奶量、运动量、环境温度和湿度，还包括养殖场的饲料存储数据。目前，奶牛运动量的记录通过自动计步器实现，产奶量的记录通过挤奶设备实现，在生产中还没有广泛运用，而且记录的数据只运用于生产统计中。牛只识别、体重、采食量、体况、环境温度和湿度等信息的数字化记录手段则未在生产中应用。电子技术的发展已经为这些信息的采集提供了完善的技术手段，基于无线射频技术、计算机和网络技术开发的数字化养殖系统，可以动态识别、记录牛只的体重、采食量、运动量等数据并实时传输，通过其他传感器传输、记录牛只体况、牛场环境温度湿度，在计算机终端对牛只状况进行动态监控，利用专家知识系统，判断牛只的生理状态，调整饲料结构和供给数量。系统适应性强，既能满足独立奶场数据采集、管理、分析、面向养殖过程的需要，也能满足分布式数据源采集调度、面向奶牛生产管理全过程的需要。

3. 系统物理实现

在分布式的养殖系统中，系统主要由 2 个部分组成，即牛场数据采集监测点和数据中心，如图 6 - 9 所示。

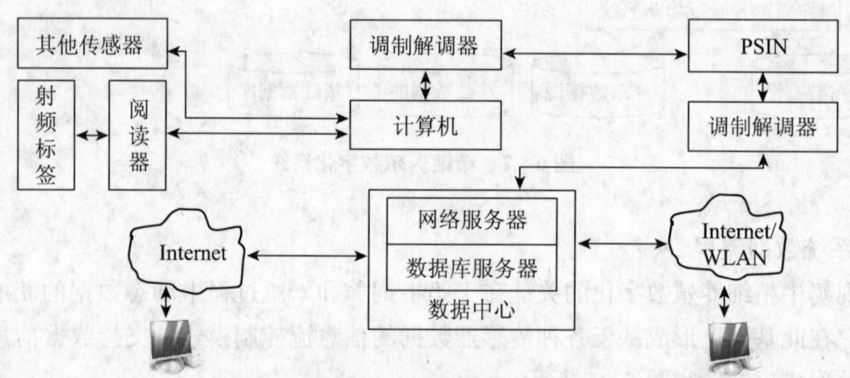

图 6 - 9　系统物理结构

数据采集监测点由安装在牛只身上的电子标签、其他传感器和在牛只活动范围内布设的阅读器构成，对牛只身份和数据进行读取并实时传输；数据中心完成标签管理、动态数据管理、牛只生理状况和体况判断、饲料结构调整数据发送，阅读器与计算机之间的通信采用 RS. 232 接口，计算机与数据中心之间的通信方式根据牛场位置可以采用 GSM、DDN 或者 PSTN，可以根据方便性和经济性原则选择使用。在牛场中，将牛的主要的活动路径范围分为 3 个区，即饲养区、运动区、挤奶区。

在这 3 个区定点设置读写器并赋予识别编号。饲养区安装读写器和体重计，牛进入饲养区后，在感应区触发阅读器并反射标示牛只身份的代码信息，读取单元经天线接收后传输到命令/响应单元，命令/响应单元与计算机进行通信，从数据中心调用牛只管理数据库数据，获取该牛只应该摄取的饲料数量、比例和结构，并将数据返回现场的计算机，计算机发送指令到饲料供给设备中，设备将各种比例的饲料释放到饲养槽中。牛只在进入感应区围栏时，通过埋设的体重计统计牛只重量并将数据传送到计算机中。牛的活动区和挤奶区的数据采集内容分别是牛只的每日移动距离和日产奶量。牛只的移动数

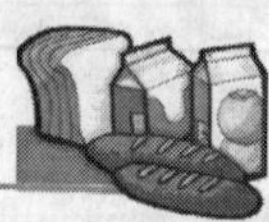

据采集主要通过计步器计算，日产奶量主要通过挤奶器测量，二者的统计数据结果与牛只识别代码建立映射，以牛只的识别标示符为索引将数据存储在牛只管理动态数据库中。

在射频系统的工作过程中，数据的传送是由一系列事件组成的，必须考虑工作流程的时序性、准确性、实用性。系统采用有效的16bit的循环冗余校验（CRC）检验数据的准确性，它有效地保证了只有合法的数据才能传递给控制器，当数据有误（由多种原因引起）时，读写器将反映出“没有读到”或“不合法”，提示感应器的操作重新进行，直到数据正确为止，从而保证系统接收传输信息的可靠性。

由于牛只的活动具有随机性，因此在牛只的3个基本活动范围内均存在读写区域中出现多个电子标签的可能。在这种事件状态中，阅读器处于先讲方式。阅读器通过发出一系列的隔离指令，使得读出范围内的多个电子标签逐一或逐批地被隔离（命令其睡眠），最后保留一个处于活动状态的标签与阅读器建立无碰撞的通信。通信结束后将当前活动标签置为休眠状态，进一步由阅读器对被隔离（睡眠）的标签发出唤醒命令，使其进入活动状态，再进一步隔离，选出一个标签通信。如此重复，阅读器可读出阅读区域内的多个电子标签信息，也可以实现对多个电子标签分别写入指定的数据。

系统设计还应该考虑数据结构、数据接口、数据库设计具备开放性，数据完整性、一致性、可移植性，通信数据交换及处理快速，网络拓扑结构的合理性，与其他系统衔接的兼容性。

第三节　RFID在酒类中的应用

一、背景介绍

1. 酒类产品现状及对策

酒类产品是人们日常消费品的重要一种，它的质量关系消费者的身体健康。但是目前我国酒类生产自动化水平不高，而且假冒伪劣产品充斥市场，给正规产品带来很大的冲击。自1998年山西假酒案曝光以来，酒类假冒现象日益引起社会各界的关注。以北京红星二锅头为例，每天的正规二锅头产品的销量大约是160吨，这样大的消费量给了造假者牟取暴利、铤而走险提供了可乘之机。假酒不但侵犯了正规厂家的利益，而且损害了消费者的权益甚至健康，制止假酒刻不容缓。

目前，由于我国消费者没有收藏旧酒瓶的习惯，很多不法分子通过旧瓶装新酒这一简单方式，实现了其非法目的。也有不法分子通过伪造激光防伪标识、防伪贴纸等方式进行制假，并且逐渐由单干向团伙制假方向发展。在我国广大农村市场中，由于对假酒的打击力度不强，逐渐成为假酒的泛滥区。

目前酒类防伪技术主要有两大类，即信息防伪和破坏防伪。前者是在产品上粘贴激

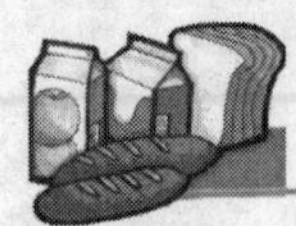

光标签或者在产品上给一个代码，消费者通过电话、短信等方式查询以辨别真伪。这一类防伪包装的生产具备一定的科技水平，但是也存在两个比较严重的缺点。其一，酒类的包装可以被回收再次使用，其外观特征与原包装没有什么差异，使得造假者很容易达到目的。其二，要对产品辨别真伪，必须要求消费者去拨打电话或者发送短信进行真伪查询等。

破坏性防伪技术最大的优点是包装物不可重复使用。如开瓶毁盖，瓶盖破坏后不再具备密封包装功能。瓶盖多采用塑料、铝合金等易破坏材料制造，所以毁盖技术相对来说比较容易实现。破坏性防伪的难点在于毁瓶。酒瓶一般采用硬度很高的玻璃或者陶瓷材料，即使开瓶时采用一些措施必须破坏酒瓶，其断口也异常锋利，会给消费者带来不便。可见目前主流的防伪技术不能完全满足生产者和消费者的需要。

针对酒类市场的情况，国家有关部门对酒类的质量做出了严格的规定，如质量等级规范性文件《食品质量认证实施规则——酒类》和商务部在 2006 年 1 月颁发的《酒类商品管理办法》。我们再关注专利申请情况，在国内专利搜索上，关于酒类生产、防伪和保鲜的专利很多，而采用“酒”和“射频识别技术”搜索的专利仅有两条，采用“酒”、“防伪”和“视频识别技术”仅有一条，如图 6－10 所示。这说明，国内酒类产品应用射频识别技术还很少，RFID 在酒类中的应用前景广阔。

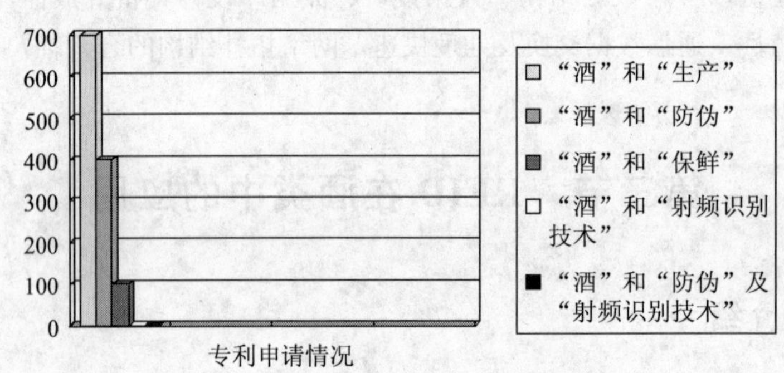

图 6－10　酒类产品中的专利申请情况

2. RFID 在酒类产品中的应用

RFID 应用于制造业、物流与服务业可以大幅提高企业的管理和运作效率，并降低流通成本。2006 年 6 月，国家十五部委联合发布的《中国射频识别技术政策白皮书》明确指出生产管理和现代物流是 RFID 在中国优先重点发展的领域。针对酒类产品，从制造、物流到上市、销售，RFID 都大有用武之地。基于 RFID 的酒类生产、流通系统，利用大规模集成电路制造，虽然加工难度高但成本低，可以由企业对商品信息进行认证，给酒类生产和流通带来了革命性突破。

RFID 作为新兴的防伪技术，其特点决定了其具有在酒类产品防伪中广泛推广的重要价值。普通的 RFID 防伪技术可以简述如下：将商品识别号（ID）即防伪码（它是通过硬

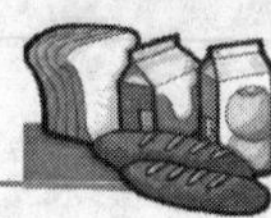

件或软件算法进行加密）写在 RFID 芯片中，这个 ID 在生产、销售等所有环节中是唯一的；芯片被制作成电子标签，电子标签被附加在商品上，使它成为商品不可分割的一部分。当电子标签“被迫”与商品分离时，商品的“完整性”被破坏，商品被认为已被“消费”，防伪结束。在上述环节中，通过各种技术手段保证此 ID 验证过程是不可伪造和篡改的。这样，在商品从生产、流通到消费的全过程中，都只有一个被唯一 ID 标识的拥有唯一验证手段的商品存在，从而达到防伪的目的。RFID 电子标签的识别 ID 数据是只读的，不可更改。若在此防伪机制上再加入密钥机制，则可使防伪机制更加保险，长期有效。

3. 酒类生产、物流和销售中 RFID 的应用

目前在我国的酒类产品生产中，RFID 还未得到广泛的认同，但在国外，RFID 技术已经开始大量应用在酒类生产中，大大提高了酒类产品生产的效率。

以英国一些著名的啤酒生产商家为例，在酒桶管理中，RFID 得到很好的应用。酒桶的整个使用周期实际上是如下的一个周期性过程。首先，在进入仓库等待发货之前，空酒桶事先应在酿酒厂装满酒。一旦有供货需要，火车就会拉走装满酒的啤酒桶，并分发到不同的分销库房，然后，由零售商将其运送到零售网点。最后，空酒桶再次被收集起来运回啤酒厂，开始一个新的循环。近年来很多啤酒厂开始将这些酒桶的资产管理任务外包出去，而Trenstar公司现在就承担着大约 120 万个酒桶的外包任务。该公司为啤酒商们提供 RFID 跟踪技术，可以在任何指定的时间确定某一个酒桶的位置，同时也免去了啤酒商们的容器维护工作。

4. 工业 PC 的选择

Trenstar 公司采用的 RFID 技术依赖于西门子自动化驱动集团的 SIMATIC Micro box 420 PC 产品，为 RFID 读写器模块和远程数据库之间提供接口。目前，这套设备所组成的 RFID 方案已经在 Coors、Carlsberg 等大厂成功实施。

据西门子公司介绍，该产品是一种面向机器装置的 Top-Hat 轨道安装型 PC，具有可扩展、紧凑、抗恶劣环境和无缝隙的特点，非常适合于工业开环和闭环控制之操作界面、显示界面、数据采集和处理，以及通信网络的应用。典型的应用还包括仓库系统、打印机器和刹车测试系统等。

5. RFID 酒桶跟踪系统简述

以 Coors 啤酒公司的 RFID 酒桶跟踪系统为例，这套系统与生产系统、仓储管理和运输系统集成在一起。每个酒桶都是按照射频识别技术标记量身定做的，在唯一的“每使用一次付费”基础上，这些标记记录了包括从生产流程到成品运输和交付的整个生产流通过程以便实现酒桶管理。

解决方案包括射频识别技术标记、人工和车载读卡机及天线装置。加上改进了产品的实时可见性，在运营成本和资金费用上解决方案也大大增加了净利润。“每使用一次付费”模式也明显使成本比实施前降低了。

从一个空桶回到啤酒厂开始，啤酒桶在其使用周期的各个阶段点的情况都被扫描记录下来。如果回收过程中发现某个酒桶有问题，就可以挑选出来送去维修护理。在随后

的一系列使用阶段中，如装满酒时，存放到仓库时，搬运到销售商的火车上时，到达零售商网店时，都会被逐一扫描记录；当销售完成，空桶返厂时，同样会被记录。整套系统使得Coors公司能够掌握自己营销网络中每个酒桶的位置。啤酒厂还可以监控到每个酒桶循环的时间，并且可以统计销售信息，及时查缺补漏，对整个供销过程了如指掌，节约了很多时间，提高了生产和销售的效率。

二、RFID在酒类保鲜中的应用

在我国国内，对酒类的保鲜尚处于物理保鲜阶段，即对于暂时没有喝完的酒，采用保鲜酒瓶、保鲜酒桶进行保鲜，并在储藏地点保持一定的温度和湿度来保证酒类的质量。在日本，对清酒的保鲜，已经应用了RFID，并且取得了不错的效果。

1. 日本清酒的特性

日本清酒历史悠久，入口清香，甘洌爽口，受到很多人的欢迎。但日本清酒对存放温度等环境因素要求严格，微弱的温度变化就会引起酒质的下降，甚至变味。同时，不同种类的清酒会随着温度差异使得酒质、香味、口感等产生复杂多样的变化。

日本优质米酒对温度的要求也比较高，必须在适宜的温度下储藏，才能保证米酒原有的风味和优良品质。但是在米酒的运输过程中，要想保持住适宜的温度却不是一件容易的事情。因此，RFID的应用应运而生。

2. 日本清酒运输过程中RFID的应用

由日本NTT公司召集，集合了NTT Data、Toppan、Forms、Nippon Access和Hino公司开展了一系列关于清酒运输的RFID试验，将RFID标签贴在酒瓶上，标签中有内置的温度传感器，随时感应周围的温度变化。同时，装有多瓶清酒的包装箱内贴有RFID有源传感标签。运输车辆上安装有传感器，将酒瓶标签传输的信号数据通过3G无线通信网络发送到HQ的运输母船总控制台，通过对数据的实时分析，HQ就可以知道装有酒瓶的货箱是否破裂、哪瓶酒正因温度变化而处于变质的危险中或者已经变质。当清酒进入商店或者卖场之后，安装在商店或者卖场的读写器会对酒瓶标签进行识读，消费者就会知晓这瓶酒经历过的温度历史记录，以确保这瓶酒能否保持新鲜品质。

3. 此种应用的推广价值

日本清酒，论其成分不过是高档米酒，按照成分分析，我国的米酒和很多种饮料都具有日本清酒的特性。所以在这些饮料的储存和运输中，保鲜的操作同样至关重要。因此，RFID在我国米酒产品和对保鲜要求高的饮料产品中具有很高的推广价值。

三、酒类防伪中RFID的应用

1. 射频识别瓶盖防伪

射频防伪识别瓶盖由识别器（读码）、防伪盖两部分组成。用户只要使用专用的射频识别器，在装有防伪的瓶盖外扫描一次即可读出内存的信息，以达到商品防伪的目的。防伪盖上标签的内置芯片可由ATMEL、TI等知名公司提供。

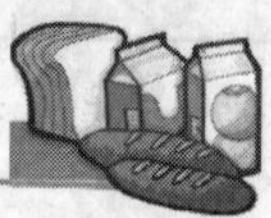

由于多数消费者在购买商品时，都没有使用特制仪器检验的习惯，因此，该产品的推广还有待厂商在宣传方面让顾客了解其基本原理，同时，还要提高消费者的防伪意识和降低使用成本。在销售领域，这种技术前景广阔，可以帮助正规经营的批发商、零售商鉴别真伪，做好产品的保真工作，避免伪劣产品进入市场。

2. 切割带条类 RFID 系统在酒类防伪中的应用

中科院自动化研究所 RFID 研究中心给出的解决方案如图 6－11 所示，还可以应用于其他带有瓶盖的容器的防伪中。

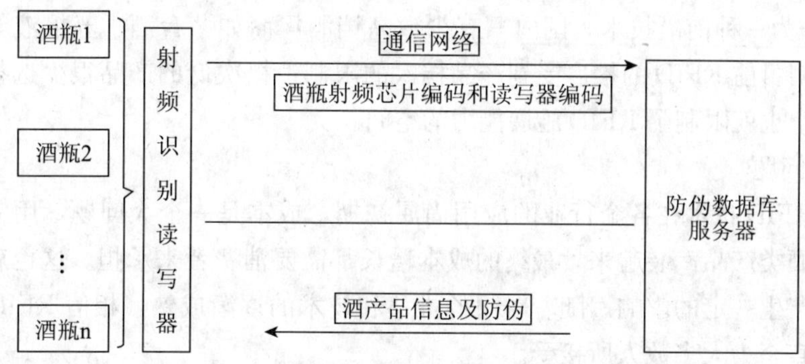

图 6－11　切割带条类 RFID 系统酒类防伪

该系统由经过特殊设计的瓶盖、瓶体、RFID 读写器、通信网络和防伪数据库服务器组成。射频芯片具有唯一编码，同样读写器也应具有唯一编码，并且在第三方数据库中注册。读写器唯一编码与注册使用者（饭店或零售商）绑定，只有已经注册的读写器才可以对芯片编码信息进行查询。

该系统实现的难度并不大，酒业厂商在生产线的瓶盖和瓶子的部分加装 RFID 相关设备，并建立防伪数据库即可。生产时利用集成技术在原瓶盖和瓶体上附加专用的射频芯片和天线等，并将这些标签对应的编码注册到防伪数据库的产品信息中。同时向该产品的销售商或饭店提供成本较低的专业读写器设备，并要求其在防伪数据库中进行注册。这样对于生产厂家来讲，不但可以对产品进行防伪认证，还可以随时对销售情况进行统计。

该系统的具体使用方法如下：对于未开启的酒瓶，瓶盖顶部内侧附有射频芯片，通过附于瓶盖内壁的引线连接瓶盖上不同位置的金属带条，位于酒瓶本体上的天线本体与金属带条构成通路，切割装置的位置位于芯片和天线之间的金属带条上。随着瓶盖的开启，切割装置的锐利面随瓶盖旋转可以切断二者之间的联系，RFID 读写器读取射频标签的编码，与读写器唯一编码一起通过无线传输发送到防伪数据库进行比对，如果两个编码均经过授权，则通过验证，并由读写器发回确认信息。酒瓶一旦开启，天线和芯片的联系被永久破坏，射频芯片由于无法获得足够电压而不能工作。

对于此种方案实现酒类防伪，硬件上使用大规模生产的射频集成电路芯片和标签天线等装置，实现起来并不很难，但造假者若想实现同样的效果，则有一定的困难。RFID

芯片和读写器的编码都是在总体协调下统一制订的，不会给造假者以可乘之机，厂家对这种双重认证机制进行严格管理和控制，提高了系统的可靠性。酒瓶开启后，无论是酒瓶还是瓶盖，通路的损坏是不可逆转的，杜绝了旧瓶装假酒重新上市的可能。在两种编码比对和不可逆转的损坏的双重保障下，这种 RFID 防伪手段的可靠性能够完全满足酒类产品防伪的要求。

四、RFID 应用于酒类产品可能存在的问题

1. RFID 应用与产品档次的关系

RFID 作为一种前沿技术，国内只有少数高档酒厂商如茅台酒、五粮液等开始引进并试用，说明目前 RFID 的推广受到产品档次的限制，档次低的产品很少选择这样的技术进行防伪，也就限制了 RFID 施展能力的空间。

2. 成本问题

目前，RFID 技术在各个行业的应用尚属初期，成本是一个大问题，用完整的射频识别设备将酒类产品武装起来，最终的成本增长都需要消费者来承担。这也就可能会对酒类的销量产生一定的影响。随着时间的推移和技术的逐渐成熟，相信 RFID 的成本将会逐渐下降直至为大多数人所接受。

3. 酒类应用 RFID 标准统一问题

对于集装箱、托盘等大宗包装，应采用 915 MHz 超高频 RFID，因为这个频段读写距离较远；而对于单个包装，最好采用已经广泛应用的 13.56 MHz RFID 产品，因为这个频率成本较低。相应的频段需采用 ISO 18006 和 ISO 14443 标准。如何使大宗货物与单个包装统一起来，也是一个值得探讨的问题。

五、展望与小结

综上所述，在酒类的生产、流通和防伪过程中，RFID 技术起到了重要的作用，国家 863 计划重点突出了 5 个方向的 RFID 技术应用，其中就包括酒类等物品防伪的应用，茅台酒和五粮液作为首批中标的国内高档酒类品牌，已经与 RFID 企业开展合作，研发酒类 RFID 应用技术。RFID 技术在酒类中的应用已经引起了全国高档酒类厂商的广泛注意，其大展宏图之日即将到来。

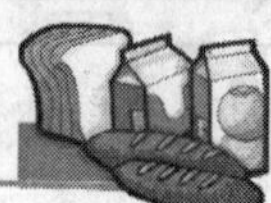

参考文献

[1] KLAUS FINKENZELLER. 射频识别（RFID）技术［M］. 陈大才，译. 北京：电子工业出版社，2001.

[2] 刘艺兵，等. IUID 技术及其在奶牛精细养殖数字化系统中的应用研究［J］. 银川：宁夏农林科技，2003（12）.

[3] KLAUS FINKENZELLER. RFID Handbook：Fundamental sand Applications in Contactless Smart Cards and Identification（Second Edition）［M］. John Wiley & Sons. 2003.

[4] http：//www. Epcglobal. org.

[5] http：//www. rfidchina. org.

[6] http：//www. Rfidworld. com.

[7] http：//www. rfid8. net.

[8] 李广明，黄立平，詹锦川，等. RFID 在食品安全追溯中的应用［J］. 科技与管理，2007（1）：57-60.

[9] 林金莺，曾庆孝. 可追溯体系在食品中的应用［J］. 现代食品科技，2006（4）：189-192.

[10] 陆滢，肖冬荣. 探析食品物流系统的安全性［J］. 微计算机信息（管控一体化），2006，22（9）：211-213.

[11] 刘铮铮. RFID 技术在安全食品供应链中的应用［J］. 物流技术，2006（6）：48-50.

[12] 王勇. RFID 系统在供应链管理中的应用［J］. 东莞理工学院学报，2007，14（3）.

[13] 刘禹，曾隽芳，田利梅. RFID 在食品安全中的应用方案［J］. 计算机工程与应用，2006（24）.

[14] 郑大宇，魏庆葆，冯建元. 给予 RFID 农产品包装追踪和溯源安全机制实施方法［J］. 包装工程，2006，27（5）.

[15] 周晓光，王晓华. 射频识别（RFID）技术原理与应用实例［M］. 北京：人民邮电出版社，2006.

[16] 孙洵. 射频识别（RFID）技术及产业发展现状研究［J］. 金卡工程，2007（7）：37-41.

[17] RFID 中国论坛［EB/OL］. http：//www. rfidchina. org.

[18] RFID 世界网［EB/OL］. http：//www. rfidworld. com. cn.

[19] RFID资讯网 [J/OL] . http://www. rfid360. cn.

[20] 中国无线射频网 [EB/OL] . http://www. cnrfid. net.

[21] 陈一天 . RFID及其在动物识别与跟踪中的应用 [J] . 金卡工程，2005 (7)：71-74.

[22] 中华人民共和国动物防疫 [EB/OL] . http://www. agri. gov. cn/zcfg，7nyn/t20070903-883555. htm.

[23] 我国建立肉牛全程质量安全追溯系统 [EB/OL] . http://www. agri. gov. cn/gndt/t20070213_773468. htm.

[24] 北京明年将加快食品安全立法进程 [EB/OL] . http://cccfna. mofcom. gov. cn/aarticle/xgfl/200701/20070104211388. html.

[25] 陈欣，马秀丽 . EM4469 在畜牧管理中的应用 [J] . 金卡工程，2007 (2)：38-42.

[26] 陈一天 . 无线射频识别技术及其在畜牧业动物管理中的应用 [J] . 南方农村，2005 (4)：52-54.

[27] 马广明，苏桂林 . RFID 生猪管理解决方案 [J] . 计算机应用研究，2007 (5)：226-228.

[28] 游战清，刘克胜，吴翔，等 . 无线射频识别 (RFID) 与条码技术 [M] . 北京：机械工业出版社，2007：174-178.

[29] 杨建国 . 英国百亿香烟贴 RFID 标签 RFID 行业受益无穷[EB/OL] . http://www. rfidworld. tom. en/. 2007.

[30] 宁焕生，张瑜，刘芳丽，等 . 中国物联网服务系统研究 [J] . 电子学报，2006 (4) .